中医名家医案精解丛书

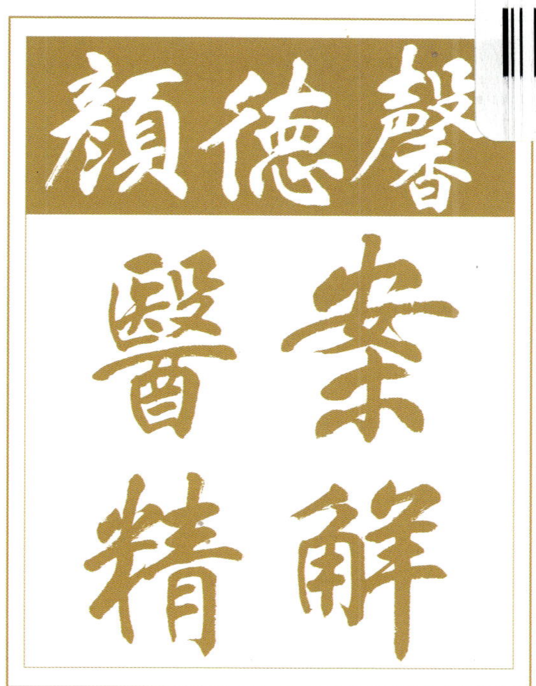

主　　编　颜　新　颜乾麟

副 主 编　吕章明　韩天雄

编　　委（按姓氏笔画排列）

王　杨　吕章明　刘　珺　刘爱华　孙春霞　苏子镇

杨　扬　沈一凡　张　辉　张　毅　张文雷　张美珠

陈英群　陈娑娑　胡晓贞　费鸿翔　徐步蔡　黄文琦

梁　琦　韩天雄　韩鑫冰　程　杰　颜　新　颜乾珍

颜乾麟　颜琼枝　潘　新　潘燕君

学术秘书　梁　琦

书名题字　孙信德

人民卫生出版社

·北　京·

图书在版编目（CIP）数据

颜德馨医案精解 / 颜新，颜乾麟主编 . -- 北京 ：人民卫生出版社，2025. 6. -- ISBN 978-7-117-37936-6

Ⅰ. R249. 7

中国国家版本馆 CIP 数据核字第 2025XW6141 号

颜德馨医案精解

Yan Dexin Yi'an Jingjie

主　　编：颜　新　颜乾麟

出版发行：人民卫生出版社（中继线 010-59780011）

地　　址：北京市朝阳区潘家园南里 19 号

邮　　编：100021

E - mail：pmph @ pmph.com

购书热线：010-59787592　010-59787584　010-65264830

印　　刷：廊坊一二〇六印刷厂

经　　销：新华书店

开　　本：710 × 1000　1/16　**印张：**18　**插页：**2

字　　数：304 千字

版　　次：2025 年 6 月第 1 版

印　　次：2025 年 7 月第 1 次印刷

标准书号：ISBN 978-7-117-37936-6

定　　价：85.00 元

打击盗版举报电话：010-59787491　E-mail：WQ @ pmph.com

质量问题联系电话：010-59787234　E-mail：zhiliang @ pmph.com

数字融合服务电话：4001118166　E-mail：zengzhi @ pmph.com

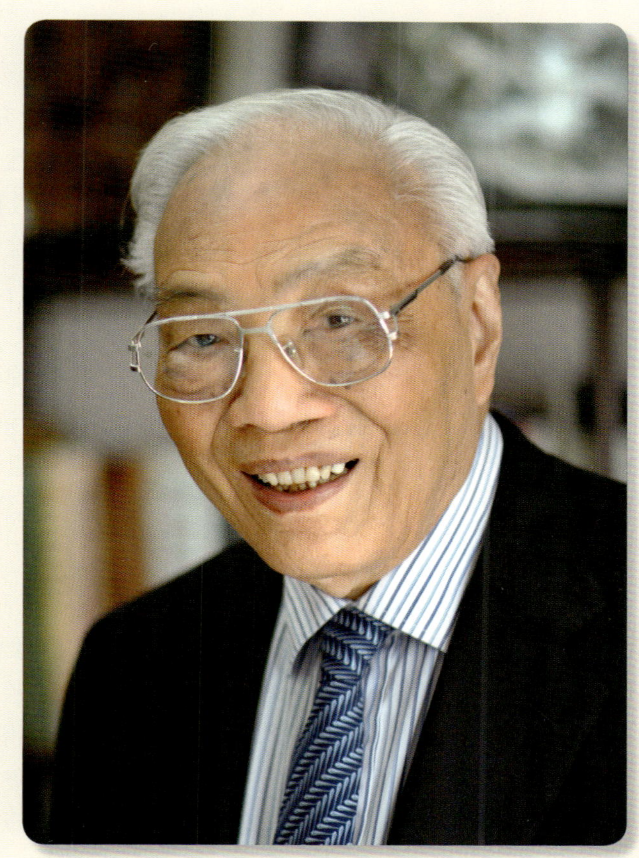

颜德馨先生

（1920—2017）

主编简介

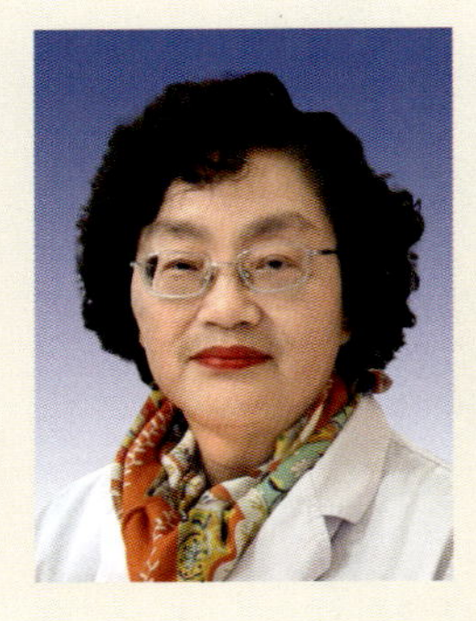

颜新，江苏丹阳人，医学博士，主任医师，海派中医颜氏内科第三代传承人，上海市文史研究馆馆员，上海市非物质文化遗产颜氏内科疗法代表性传承人。祖父颜亦鲁为著名中医学家，父亲颜德馨教授为首届国医大师。曾任上海中医药大学基础医学院中医各家学说教研室主任，同济大学中医研究所副所长、博士研究生导师，主要研究方向为中医学术发展史和中医疑难杂症治疗，发扬颜氏内科重视气血、重视脾胃的学术特点，治疗心脑血管疾病、代谢性疾病及其他内外妇儿疾病，强调辨证，用药轻灵。主要著作有《同济大学中医大师传承班授课精华录》《颜德馨用药经验集》《孟河医派脾胃证治存真》《气血与长寿》《古今名医外感热病诊治精华》《中国膏方学》等。

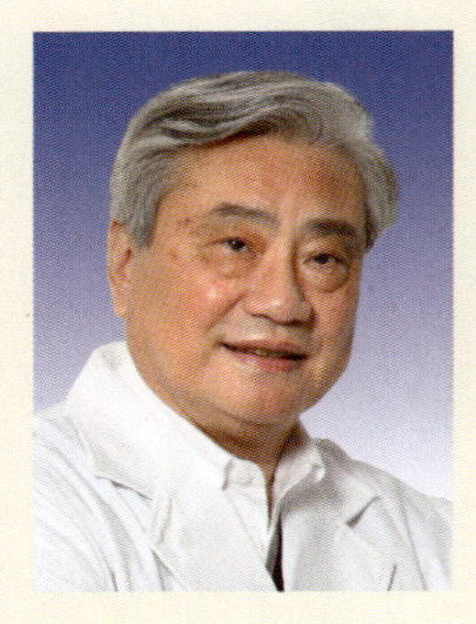

颜乾麟，江苏丹阳人，主任医师，海派中医颜氏内科第三代传承人，第四、五、六、七批全国老中医药专家学术经验继承工作指导老师，2007 年获得“全国首届中医药传承高徒奖”，2011 年被评为“上海市名中医”，2012 年被评为“全国名老中医药专家传承工作室”指导专家，2020 年获“上海市中医药杰出贡献奖”。长期从事中医内、儿、妇科疾病的临床、科研、教学工作，尤对中医心脑血管病的诊治有较深的研究。历年来发表论文 80 余篇，主编《中医气血证治学》、“颜德馨临床医学丛书”等著作多部，主持国家级、省部级科研项目多项，国家 973 计划课题“气血学说继承与创新的研究”于 2010 年通过鉴定。1997 年获上海市科学技术进步奖二等奖，2013 年获上海市科学技术进步奖三等奖、教育部 2013 年度高等学校科学研究优秀成果奖(科学技术)科技进步奖二等奖和第四届上海中医药科技奖特别奖各 1 项。

出版者的话

中医医案是医者综合运用中医理法方药诊疗疾病的最为真实的记录。仓公诊籍被视为我国现存最早见于文献记载的医案资料，淳于意亦因此名标青史。医案是医家济世活人的心血结晶，为读者提供了鲜活的临床资料，读者也可由此进入医家的精神世界。医案“称名也小，取类也大”，“师心独见，锋颖精密”，值得高度重视。

近年来，医案类图书佳作迭出，为广大中医学人提供了丰富的精神食粮，但也有许多读者在认真研读之后，产生了一些困惑，不少医案解析内容不足，读者难以理解医家辨证论治的原始思维和处方用药的真实意图，影响其对医案精华和医家经验的掌握，甚至出现了推己及人、私心自揣而离题万里的情况。

作为编辑，我们建议，成功的医案，应将医家的经验原原本本、清清楚楚、详明而无遗漏地摆在读者面前。吴瑭在著《温病条辨》时，“恐简则不明，一切议论，悉于分注注明，俾纲举目张，一见了然，并免后人妄注，致失本文奥义。”医案整理亦应如此，要在字里行间把临证意图一一点出来，令读者一见文章便了解专家的思想，便再也不会存疑，也不会产生歧解。

有鉴于此，我们策划了“中医名家医案精解丛书”，突出“精解”二字，创立新的解读体例，指导作者一步一步、扎实具体地阐述每则医案所蕴含的思辨精华和方药本心、独特经验，以期为读者临床提供帮助。

为真实、生动地再现临床，书籍内容首次专意按“冂冂”形式设计：左侧记录病案的完整内容，包括症状、诊断、治则、方药等；右侧对应解释医家辨证立法之由、处方用药之意；下方按语综论诊治规律和医家心得。左右下三部，巨细靡遗，对医案进行全面完整解析，“水皆缥碧，千丈见底；游鱼细石，直视无碍”，使读者开卷即见医案来龙去脉、医者临证精华，胸中雪亮，眼底光明。

为达上述目的，我们又明确了几个具体原则：①解析病案辨证思路，定为某证，要提示辨证要点（如属无证可辨，作者亦应有相应的说明），后期如果证型发生变化，也需再予分析。②首诊如出现作者经验方，要明确组成。③每次处方的每一味药（除外常规意义的生姜、大枣、甘草等）都要说明功用意图，首诊全面介绍；次诊每味药物的加减意图要介绍；个人独特的用药经验着重展示。④左侧医案内容与右侧解释内容位置要对应。

全心全意为读者、作者服务是我们出版工作的宗旨，出版的境界是为旱作润，为饥作浆，为弱作助，为暗作光，“何方可化身千亿，一树梅前一放翁”，通过这样的写法而成的书，便不再是一本普通的印刷品，而是将名医化身千亿，读者购书一册，涵泳其中，便如一名师在畔，耳提面命，深研细读，进步可期。

本丛书精选反映医家学验的代表性医案，分辑出版，文稿均由医家个人或其嫡传弟子编写，内容论述翔实，并彰显独特性、实用性。为方便读者学习，每册图书均构建了增值服务平台，读者扫码即入，如有疑问，可随时提交并能得到作者的及时答复，从而获得较好的阅读体验。我部服务及征稿邮箱为 fuwuduzhe5978@163.com，我们也期待与更多作者双向奔赴，共同努力为中医，共同努力出精品。

人民卫生出版社中医双创编辑工作室

2024 年 7 月

难忘的大师风范

——颜德馨国医大师百年诞辰之时的怀念

周明伟[①]

颜老离开我们已经三年有余。告别仪式时因在北京有重要公务无法脱身，未能回上海向老人家致以最后的敬意，至今仍是心头之痛。纪念颜老百年诞辰之际，有太多的感受需要抒怀。

但没想到动笔构思之时，发现居然是如此之难。因为同颜老的对话大都太难能可贵……尽管言谈交流之中对颜老博大精深的学识与经验的理解，对于我一个业余中医爱好者来说，至多只能是一知半解。颜老对我的影响，并不完全是因为喜欢医学而获得的。事实上，在向颜老求教、与颜老对话过程中，他的人生境界、他的思维和行事方式、他的理念和风范对我的影响更多。

一、跨界拜师

认识颜老，是二十多年前因为我父亲患病，经多人推荐，到颜老处寻医求教的偶然机会。第一次见面，仅仅半小时的时光，我们全家对颜老的共同印象是宽厚仁慈、医术精深。经过一段时间对我父亲的治疗，更感到他是一位真正通达诸子、辨证施治疑难杂症的大师。

我从小就希望长大学医，做个能治病救人的医生，但无奈“文革”时期错过读书机会，最后改考了文科。而工作多年后，发现自己仍有学一些医学知识的强烈念想。我同颜老开玩笑说，靠着自己的古汉语基础，希望在退休以后，正式拜颜老为师学习中医。颜老慨然应允，并提出先用对话交流的方式来开启学习的过程。那时我对中医中药的了解可能连皮毛都及不上，但每次请教颜老，他都是大处着眼、小处着手，由小见大、深入浅出，并类推其他地讲明原

① 周明伟简介：就读于复旦大学国际政治系、美国纽约州立大学洛克菲勒政治学院、美国哈佛大学肯尼迪政府学院，曾任复旦大学校长助理、校长办公室主任兼外事办公室主任，上海市人民政府外事办公室主任，中共中央台湾工作办公室、国务院台湾事务办公室副主任，中国外文出版发行事业局局长，中国翻译研究院院长，中国翻译协会会长及复旦大学、华东师范大学、中央社会主义学院、中国浦东干部学院等院校特聘教授、兼职教授等。

理。多数的情况下，与其说是在听颜老解读生理、病理、药理知识，不如说是在听他说自然、道法，说哲学、文化，说社会、人生。当时的我正处于人生和事业发展所面对的各种情况复杂、精神与体力的消耗与需求都很大的时段之一。颜老的启迪、指导和教诲，对我来说犹如一条全新的获取学养和经验的蹊径，终身受益、难以忘怀。

二、望闻问切的真谛

因为调任北京工作，使我有机会在颜老应邀请来北京时，陪同他为一些老同志作诊疗和保健咨询，亲眼旁观了颜老“望闻问切”的过程。约见颜老的大都是大忙人，诊前随行的工作人员一般会先来提醒一下：“只有半小时的时间，之后有活动安排，请一定掌握好，不要超时。”但实际的情况是，颜老用于对病痛“望、闻、问、切”的时间并不长，而明显感到他作了充分准备并花时间的，是与被诊疗者聊天，了解他们的生活情志习性、工作特点习惯，聊一些看起来与疾病与保健没有直接关系的问题。数次诊疗下来，才理解颜老高年还亲自前来北京，不仅是为了个性化地解析患者病痛的病理特征，还在于能感同身受地了解对就诊者的保健和疾患产生影响的内外大环境。当时颜老诊治的每一位患者，都担当着千钧重担和繁重的工作压力，都有着自己难以把握的作息安排，形成了自己日复一日、年复一年的生活习惯，有着不同的与家庭、子女、配偶的关系和相处方式，有着千差万别的接人待物和表达喜怒哀乐、宣泄情感的方式。颜老正是通过他独特的循循善诱、引人入胜的交流方式，来了解、把握这些千差万别的、深层次的个体特点，理清影响治疗、养生、防病各种因素的“大环境”，并找出其中的主要矛盾。与此同时，要让被诊疗者了解并接受合适的调节生活起居、调适饮食运动、调摄精神情绪、协调人际关系的方式方法，并辅之以因人而异的“颜氏膏方”，以达到治病、保健、防病、健身的效果。这样的“望、闻、问、切”，不仅是为人治“已病”，更重要的是治“未病”。在解决诊治病痛当务之急的基础上，洞察秋毫，安其未受邪之地，扶正祛邪，固本清源，这才是中医诊疗真正的意义。

作为一个外行，在这些被诊治者复诊的时候，我都能感到他们身体健康状况的明显变化，特别是他们对自己身体和各种症状的感知，已与诊治前后有明显不同。有意思的是，也有不少诊疗的对象答应了要建立自己健康的生活与工作方式，作了接受颜老要求的承诺，但一段时间下来，往往是“虚心接受，屡教不改”。因为在他们日常的繁忙中，并没有养生保健的时间，他们想的是“要

把损失和浪费的时间夺回来”,因此“废寝忘食”是理所当然的。对此颜老从不简单地说教,而是向他们表示发自内心的理解和敬重,同时辅之以更加切合实际、简单易行的调养方法,不厌其烦地帮助他们从不同的角度来理解健康人生与事业奋斗的相互关系,指导他们个性化养生防病的方法习惯……由此也感受到颜老作为一位大师和上医的非凡才学、人格魅力与深沉情怀。

经过颜老诊治的患友,每年都几乎无一例外地期盼着安排时间与颜老长谈,交流心得,调整诊疗与调养方案,有多位患友同颜老竟延续这样的关系有十余年之久。也因为如此,颜氏的医道与颜氏的膏方在北京甚至更广远地区,交流不断,常续常新,深得赞誉、口碑和信任。

三、贵在辨证施治　贵在触类旁通

颜老一直强调中医的优势在于辨证施治。如何在纷纷纭纭的各种症状中,实现理清矛盾,去粗取精、去伪存真,由此及彼、由表及里,依托不断更新与变化的各种技术与知识,触类旁通、举一反三,以实现居高临下、纲举目张、综合分析、辨证施治的效果,是开拓创新的主要努力方向。

而颜老对我的要求,是每次与他见面,都要清茶一杯,和他聊国际形势变化,聊国际关系中的战争、和平、危机、争端、互信、合作,聊中国面临的挑战与成就,聊科技发展的最新成果及其应用,聊中医中药与形形色色社会与自然现象之相通、相融的规律与原理……在颜老看来,辨证施治首先要从统揽各种有形和无形症状与信息的高度出发,认知和把握的知识与信息越多,视野就越开阔,视角就越独到,思维才会越深刻,经验与技法才越有价值,触类旁通的能力才会越强——颜老认为辨证施治的本质就在于此。高屋建瓴、不就事论事,旁征博引、思想激荡,才是辨证施治、决断举措的真正的境界。

当时颜老虽已达耄耋之年,但依然虚怀若谷、求知若渴、思想开放、敏锐活跃。在与颜老解读到各种复杂社会现象与人体病症变化的相通之处时,我们都会兴奋不已,而颜老对许多非医学问题的解读之精妙,令人常常有顿悟的感觉。

四、法国葡萄酒的启发

颜老喜欢品酒。一次在聊到法国葡萄酒时,我们都感到,同样年份,但因不同的产地、酒庄、不同酿造方法而形成差价,这个可以理解。而同一产地,不同年份的酒,因为光照、雨水、气温等对葡萄的生长产生的影响所形成品质和价格的差异，尽管见仁见智，但常常更让人心服口服。而对于同一中药药材，其药性会不会因为不同产地和不同年份的光照、雨水、温度的不同而产生差异？

至少从表面看，因为中药药性难以精准量化的诸多原因，使得中医药的发展和中医药的国际化受到影响，中医药的科学性也经常受到质疑。即使已经有了一些测试手段，对更大量的数据的采集和认知还是处在不断地探索之中。

2008 年，因一个偶然的机会，我到一个生产枸杞的大省工作了三个月。其间省领导专门陪我去看了一个可能是国内最大的枸杞生产种植基地，其生产和各种产品开发能力令人叹为观止。但我很快注意到，产品价格的差异，大都是依据产品的品相，而产地及不同年份的光照、雨水、温度对其药性和价格的影响，却常常没有充分的体现，或体现的依据不足。我国是枸杞生产的大国，但尚未有我们制定的相对完整科学的可测试指标。在同颜老的交流中，我透露了自己的这一观察。颜老告诉我，这确实是中医药发展的短板，但需要我们辩证地来看。一方面我们需要有更大的关注力度来研究和科学解决中医中药的定性定量研究，同时要运用与参考多年积累的经验和规范。比如有经验的老药工可以凭经验区分不同药材产地、不同年份药材的优劣，甚至可以达到非常细微的地步。另一方面，即使有了数据定量的能力，也可能存在其局限性，很多未知与难以量化的盲点，也可能恰恰是中医中药的生命力和它的神奇之处。

颜老告诉我，为了降低这些差别对药效的影响，颜氏中医的传承经验是，不仅要能精通望闻问切，还要精通药材，了解药房，知道各类药材不同来源的区别，了解药材的药性、品质，熟悉药工师傅，甚至要了解煎药师傅的不同风格和处理方式，以把握方剂的微调和疗效的预期，而不能药方一开了之。因此，颜老长年不断的“例行公事”之一，就是去药房、看药材、同药工师傅聊天，对他们的行事方式熟门熟路，其严谨负责的精神，实在令人钦佩。对医治每个环节的精准把握和对最佳医疗效果的追求，正是百年颜氏信誉与品牌的秘宝之一。然而，颜老一直认为，如何依托对中华文化的更深刻全面的理解，依托生命科学与技术的发展，来推动中医中药研究和认知水平的提高，依然是每个从医者长久的使命。

五、国医大师的案例卷

我告诉颜老，在哈佛大学读书时，让我得益最多的是她的案例教学。这不

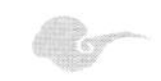

仅是哈佛大学二百多年来雄踞世界大学之首的重要学术优势，也是她的教学法、教案、教材等学术积累的王牌，对推动重大学术理论的形成和新的科学发现，特别是对培养世界顶级人才，发挥了重要的作用。

为此颜老让我看了他写的跨度五六十年的病案，每例每篇的字迹都工工整整、一丝不苟，文言文与白话文融为一体，重点突出、详略自如，任何一篇拿出来都可作教案。颜老告诉我，一方面中医的经典案例仍然会有较强的生命力，是中医药不断提高水平、传承与发展的重要基础。另一方面，因为新的疾病谱、新的药性、新的致病因素的发现和内外环境的变化，也包括国内外新的技术跨越式进步、新的利益合作和冲突、越来越多元的爆炸式信息的冲击，使得许多研究结果的不稳定性、不确定性大大增加，传统和经典、经验和实践都面临创新和进步的压力。在这个过程中，做好有典型意义的案例，提高做案例的水平，显得更加重要。同理，病例的记录、研究及其对临床工作的指导，亦需要有严格的训练和要求。

颜老一直强调，在中医药的传承和创新过程中，中医学家担负着特别的责任。与有些职业的特性不同，比如软件产业，几乎是年轻人职业的代名词，因年龄与经验的积累并不一定能成为优势。而中医学则不同，人生阅历、形形色色成功与失败经验教训的日积月累，往往是治病救人、养生健身、预防疾病的优势，是信誉、信任的代名词。当然年龄和积累不一定就等于自然有突破、有“绝招”，但如果没有足够的高水平的积累，是很难有突破和“绝招”的。当然，对一个医者而言，更重要也更难能可贵的，是医德，是仁爱，是奉献的精神。

国医大师的精神是中华医学的瑰宝。弘扬国医大师的精神，是弘扬中医中药、弘扬中华文化的组成部分。而颜老，如同一代又一代的杰出的中医学家，为中医中药事业所作的贡献，为国医大师的受敬重形象和丰富内涵所作的贡献，将被长久纪念。

目　录

上篇　敷扬学术

下篇　含英咀华

上篇

敷 扬 学 术

第一章
颜德馨国医大师学术思想

第一节　气血学说与气血病机理论

气血学说是中医理论中的重要组成部分。国医大师颜德馨教授在传承古贤有关论述的基础上，结合自身的临床实践，先后提出“气为百病之长，血为百病之胎”“久病必有瘀，怪病必有瘀”等观点，创新和补充了气血学说，并创立和应用“衡法”治则，治愈不少疑难病症，丰富与发展了中医气血病机理论。

一、气血的生理功能

（一）人之有生，全赖此气

气在中国哲学史上是一个很重要的范畴和概念，古人认为气是构成世界的最基本物质，宇宙间的一切事物都是气运动变化的结果。气的内涵十分丰富，大体上有三个方面：一是指普遍实物的气体状态，如空气、蒸汽、云烟等；二则泛指一切状态，物质状态是气，精神状态也称为气，如孟子所谓的“浩然之气”，以及现代汉语中所谓的“正气”“邪气”“风气”等，都是指精神状态的气；三是作为我国古代哲学范畴，气为构成万物的原始材料。

气在中医学里源于我国古代唯物主义哲学。早在《黄帝内经》一书中就将气引用到医学领域，形成了中医学中气的基本概念，并成为中医学理论体系的重要组成部分。中医学认为气是构成物质世界最基本的物质元素，是一种运动着的精细的物质实体，从精神现象到物质现象，一切事物都是气运动变化的结果。如《素问·至真要大论》曰：“本乎天者，天之气也；本乎地者，地之气也；天地合气，六节分而万物化生矣”；《素问·六节藏象论》曰：“气合而有形，因变以正名”。世界是物质的，人也是物质的；世界是由气构成的，人也是由气构成的。中医学在古代唯物论和辩证法思想影响下，用当时可以利用的科学理论，对生命的起源给予唯物主义说明。如《素问·宝命全形论》曰：“人以天

地之气生……人生于地，悬命于天，天地合气，命之曰人”;《难经·八难》曰:“气者，人之根本也”。

气是构成人体和维持人体生命活动的最基本物质，由它产生了各组织器官的功能活动。它行于脉管中，循环周身，营养五脏六腑、皮毛肌肉筋骨、四肢九窍等组织器官，使机体维持正常功能活动。气在人体内经常处于不断自我更新和自我复制的新陈代谢过程中，这种运动变化及其伴随发生的能量转化过程称为“气化”。气化为形，形化为气的气化过程，包括了人体气、血、精、津、液等物质的生成、转化、利用和排泄的过程。因此，张景岳明确指出“人之有生，全赖此气”。

（二）人有此形，惟赖此血

血也是构成人体的重要物质，而生成血的基本物质是脾胃所化生的水谷精微。《灵枢·决气》谓“中焦受气取汁，变化而赤，是谓血”;《素问·痹论》谓“荣者，水谷之精气也”。血主要来源于水谷精微，经脾胃消化、吸收、再上输肺，与吸入之气相合，通过心肺的气化作用，化而为血。此外，肝肾也具有生血之功能。肾藏精生髓，骨髓可以生血。如《病机沙篆》谓“血液之源在于肾”;《景岳全书》谓“血即精之属也，但精藏于肾，所蕴不多，而血富于冲，所至皆是”。肝既藏血，又可生血，诚如《素问·六节藏象论》谓“肝者……其充在筋，以生血气”。由于血的循环由心所主，血的生化来源和统摄有赖于脾，血的贮藏和调节与肝有关，所以有心主血、脾统血、肝藏血之说。血具有营养和滋润机体的作用，如《景岳全书》所言:“是以人有此形，惟赖此血。故血衰则形萎，血败则形坏，而百骸表里之属，凡血亏之处，则必随所在而各见其偏废之病。”

血循行于血脉之中，由气推动，周流全身。脉为血行之通道，故称“血府”。血的循环作用永不停留，《三国志》引华佗语“血脉流通，病不得生”，说明当时已认识到血脉正常循环流通的重要性。《灵枢·本脏》谓“血和则经脉流行”，和即正常，若血脉不流通，人体就要生病。再如《医学入门》谓:“人知百病生于气，而不知血为百病之胎也。凡寒热、蜷挛、痹痛、瘾疹、瘙痒、好忘、好狂、惊惕、迷闷、痞块、疼痛、癃闭、遗溺等症，及妇人经闭、崩中、带下，皆血病也。”血的正常流行，一则需要有健全周密的脉管，二则需要气的推动，在某些因素作用下，脉道失于固密，气机出现异常，血就不能正常循行。若血运行受阻，或溢出脉外而郁于体内，称之为瘀血;若血流出脉管，排出体外，则称之为出血。不管是瘀血还是出血，都属于“离经之血”。由于离经之血已离开了脉管，失去其发挥作用的条件，所以也丧失了血的生理功能，而成为病理产物。

血是维持脏腑生理功能的必需物质，而脏腑功能正常与否，与血的旺盛和运行正常有着密切关系。张景岳谓："血……生化于脾，总统于心，藏受于肝，宣布于肺，施泄于肾，灌溉一身，无所不及。故凡为七窍之灵，为四肢之用，为筋骨之和柔，为肌肉之丰盛，以至滋脏腑、安神魄、润颜色、充营卫，津液得以通行，二阴得以调畅，凡形质所在，无非血之用也。"

（三）气血相依，不能相离

由于气与血是维持人体生命活动最基本的物质基础和功能动力，故《素问·调经论》曰："人之所有者，血与气耳。"气属阳，主动；血属阴，主静。这是气与血在属性和生理功能上的区别，但两者都源于脾胃化生的水谷精微和肾中精气，在生成、输布等方面关系密切。如血的生成以水谷精微为原料，须经"气化"过程，方能变化而赤为血，故有"气能生血"之说。而内在脏腑气化功能的产生，又有赖于血的营养供给，故谓之"血为气母"。气又能摄血，血之所以在脉中运行不息而不溢出脉外，是由于气能统摄血脉；血又能载气，若血虚不能载气，则气将飘浮不定，散而无统。由于气血互生，相互为根，所以气病常波及血分，血病也常波及气分。

气血以流畅为贵，故有"血脉流通，病不得生""血气不和，百病乃变化而生"之说。气血周流不休，方可内溉脏腑，外濡腠理；气血奉养周身，才能精神自旺，形体自壮。故《素问·生气通天论》明确指出，人要健康长寿，必须"骨正筋柔，气血以流，腠理以密"；《素问·至真要大论》谓"气血正平，长有天命"。血之运行有赖于气的统率，而气之宁谧温煦，则依靠血的濡润，两者对立统一，相互依存，且相对平衡。《血证论》曰："人之一身，不外阴阳，而阴阳二字即是水火，水火二字即是气血"。气血为阴阳的主要物质基础，人体要保持阴平阳秘的健康状况，就必须使气血保持充沛、流畅与相对平衡。《素问·调经论》说"血气未并，五脏安定"，气血充沛有赖于脏腑功能的运行，脏腑功能的健旺亦必须靠气血的温煦滋润。因此，气血的畅通和平衡，有助于维系脏腑的正常生理功能，有利于气血的生化无穷。

二、气血与病机

（一）气血病变是临床辨证的基础

气血是维持人体正常生命活动的重要物质，因此，气血失调也是各种疾病的病理基础，脏腑经络的病理变化无不影响气血，内外妇儿临床各科的病证无不涉及气血。由此可见，气血病理变化在八纲、卫气营血、脏腑等辨证方法中，

当占有重要地位。

中医辨证核心是“八纲辨证”，八纲之中，虽无气血两字，但气血内容却尽贯于八纲之内。八纲辨证的总纲是阴阳，人体在正常生理状态中，阴阳双方保持相对平衡，如出现一方偏衰，或一方偏亢，就会出现病理状态。而气血是人体阴阳的基本物质基础，气血正平，则阴阳平衡，疾患消除。表里辨证亦与气血关系极为密切，表证辨证多宗“卫气营血辨证”，而卫属气，营属血；里证不外乎脏腑病变，而脏腑病多与气血直接相关。虚实辨证更不能舍气血而言虚实，不论何种虚证，必兼有气虚或血虚；不论什么实证，皆与气血瘀滞有关。寒热辨证是考察两种性质相反的病变，而寒热病变均直接影响气血的正常生化功能，热则煎熬气血，寒则凝滞气血，而气血的寒热病变又直接反映到体征或症状的寒证与热证。以八纲辨证为例，可见气血病变是临床辨证的基础，更是疑难病症的辨证基础。

（二）气为百病之长，血为百病之胎

受《素问·举痛论》“百病生于气”，叶天士“初为气结在经，久则血伤入络”的启发，颜德馨教授提出“气为百病之长，血为百病之胎”的气血病机新理论。人体生长、发育、壮盛以至衰老的过程，从中医理论看，也是气血由弱转强、由盛转衰的过程，人的生、长、壮、老、病、已，尽管其表现形式很多，但归根到底都离不开气血的变化。若气血失和，脉络瘀阻，则会导致一系列脏腑寒热虚实的连锁病理变化。如心之气血失和可出现心悸气短、心神不宁、失眠健忘、多梦等；肺之气血失和可出现咳喘乏力、自汗等；脾之气血失和可出现面色萎黄、四肢倦怠、食后腹胀、大便溏薄、崩漏便血等；肝之气血失和可出现懈怠、忧郁、胆怯、眼睛干涩、视物模糊、四肢麻木、爪甲不荣、筋脉拘急等；肾之气血失和可出现腰酸膝软、耳鸣耳聋、健忘恍惚等。故《素问·调经论》谓：“五脏之道，皆出于经隧，以行血气。血气不和，百病乃变化而生，是故守经隧焉。”

疾病不论来自何方，首当其冲均干扰气血的正常功能，而使之紊乱，以致阴阳失去平衡协调，经脉瘀阻不通，气血循行失常。这既是常见病的发病过程，也是疑难病症的发病规律。疑难病症虽然表现怪异罕见，致病因素错综复杂，但在复杂的病变中，大多要涉及气血，进而造成脏腑组织功能紊乱，因此，不论是器质性疾病，还是功能性疾病，均是以气血为枢纽。对此类疾病，从气血论治，可以看清疾病的本质，“治病必求于本”，故常可收到事半功倍的效果，豁然而开朗。《素问·调经论》谓“气血以并，阴阳相倾”，又有“血气以并，病形以成”之说，指出气血失调是人体患病的基本原因，也是导致阴阳失衡、人体

衰老的主要原因。人体发病情况和衰老原因极为复杂，但多涉及气血，这是因为气血失调会导致脏腑寒热虚实的病理状态。气血失和还可直接引起各种病变，如《素问·调经论》谓："气血以并，阴阳相倾，气乱于卫，血逆于经，血气离居，一实一虚。血并于阴，气并于阳，故为惊狂。血并于阳，气并于阴，乃为炅中。血并于上，气并于下，心烦惋善怒。血并于下，气并于上，乱而喜忘……血与气并，则为实焉，血之与气并走于上，则为大厥。"气血为人体阴阳的主要物质基础，气血失和，必然导致体内阴阳失衡，而引起多种病变。

气血流畅是保证脏腑正常生理功能的基本条件，而气血之循行受阻，则会导致脏腑及整个机体功能失常或低下，疾病蜂起，衰老加速。因此，气血不畅是气血失调的最常见情形。健康之人，气血行于脉道，循环往返，流通无滞。若气血运行迟缓或壅滞，以致瘀血在身，则与营养周身之血睽绝而不合，不仅不能加之于好血，反阻新血之生机，造成气血平衡失调，生理功能障碍乃至衰弱，各种病理变化随之产生。并且气血受阻失和与任何一脏一腑的病理变化都可产生联系，既是脏腑病变的病理基础，也是把握机体各种疾病和衰老的集中病机。因此，通过疏通气血就可调整脏腑组织功能，延缓衰老，治愈疾病。

（三）久病必有瘀，怪病必有瘀

疑难病症大多表现为寒热错杂、虚实并见、邪正混杂，而其病机则均涉及气血。颜德馨教授根据疑难病症的病程缠绵、病因复杂、症状怪异多变等特点，提出"久病必有瘀，怪病必有瘀"之论点，是对中医气血病机学说的创新。颜老认为疑难病症中，瘀血为病尤为多见，无论外感六淫之邪，内伤七情之气，初病气结在经，久病血伤入络，皆可导致气滞血瘀，故瘀血一证，久病多于新病，疑难病多于常见病。

久发、频发之病从瘀。病症时轻时重，时发时止，年久不愈的沉疴、顽症、痼疾等疑难病当从瘀论治。初病在气，久病入络是病变发展的规律，疑难病缠延不去，反复发作，导致体内气血流行受阻，脉络中必有瘀凝。故清代医家傅山指出："久病不用活血化瘀，何除年深坚固之沉疾，破日久闭结之瘀滞？"

奇症怪病从瘀。奇症怪病之证无定候，无病位，忽痛忽痒，时上时下，幻听幻视，或有不可名状之苦，其因不可究，既无色诊可查，又无脉症可辨，皆可从瘀论治。或因六淫七情，引起气机逆乱，气血乖违而成瘀；或因失治、误治、病久影响生化之源而致血瘀；或因胎孕产后、外伤等原因导致瘀血停滞，气机失宣，郁滞脉络，着而不去，最终形成难治之证。

久虚羸瘦从瘀。五劳七伤，消耗气血引起极度消瘦虚弱的慢性病谓之久

虚羸瘦，表现为肌肉消瘦，饮食减少，面色㿠白，心悸神疲，四肢乏力，或寒或热，或肌肤甲错、面色黧黑。正气不足，推血无力，体内必有瘀血内潜，亦可从瘀论治。

久积从瘀。癥积久而不去，多由瘀血内结所致。不论寒积、水积、气积、痰积、湿积，积久则碍气阻血，气血不行，瘀从中生，久积为瘀，久瘀必结，久而为肿为瘤，故久积不愈当从瘀论治。

常法论治不效者从瘀。一些慢性病，或反复发作的疑难病，如心脑血管病、慢性肝炎、慢性肾炎、硬皮病及增生性疾病等，视虚补之，视实泻之，视寒热之，视热寒之，或攻补兼施，或寒热并用，常法论治，百药不效者，当从瘀论治。这类病症多由气血乖违，机体功能紊乱，以致寒热夹杂，虚实互见，故而攻之无效，补之无益，唯有疏其血气，令气血调达，方能奏效。

第二节 衡法简述

一、衡法溯源

20 世纪 50 年代后期，颜德馨教授致力于血液病中医疗法的研究，主攻方向为白血病、血小板减少症的治疗，首创白血病的中医分型证治，将白血病辨证分为 6 型：阴虚型、阳虚型、阴阳两虚型、温热型、痰热型、瘀血型，并大胆使用雄黄，施治得法，每获捷效。而后总结发表《中医对白血病的辨证论治》《白血病的中医分型与治疗》《治疗白血病的临床体会》等论文，总结了诊断和治疗白血病的总体思路。基于临床疗效的支撑，颜老开始由血液病深入到对中医气血理论的研讨，提出“气为百病之长，百病皆生于气”，认为各种疾病都与“气”有关。通过钻研《医林改错》结合临床实践，颜老发现，凡是那些久病、怪病患者，大都舌质发紫、巩膜有瘀丝、眼底有色素沉淀，并且患者多主诉夜间多梦、思维不集中。为了进一步寻找科学的理论依据，颜老又对那些患者进行了“甲皱微循环”“血液流变学”等检查实验，结果证实这些患者都有瘀血表现。而“瘀血”形成之根本乃是“气血不平衡”，因此，通过平衡气血可达到治病的目的。此外，通过观察患者血液的变化情况，尤其是老年血液病患者的血液黏度有普遍偏高的特点，颜老认为瘀血有可能是人衰老和疾病的根源，并在 60 年代提出活血化瘀法延缓衰老，与以往时医习用的补肾、健脾方法截然不同。这种方法首创以泄代补，从排除导致衰老的因子入手，以黄芪、苍术、当归、赤

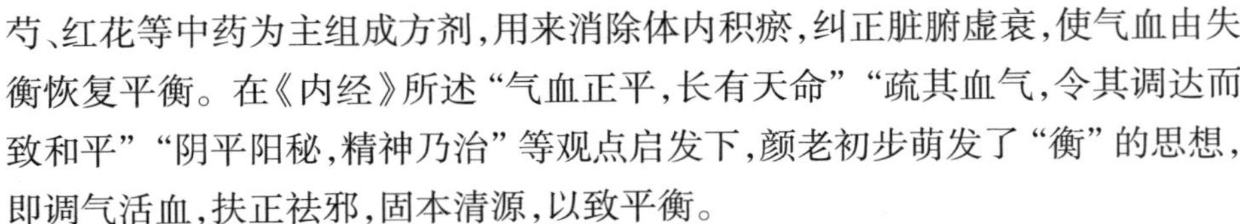

芎、红花等中药为主组成方剂，用来消除体内积瘀，纠正脏腑虚衰，使气血由失衡恢复平衡。在《内经》所述“气血正平，长有天命”“疏其血气，令其调达而致和平”“阴平阳秘，精神乃治”等观点启发下，颜老初步萌发了“衡”的思想，即调气活血，扶正祛邪，固本清源，以致平衡。

缘于扎实而丰富的临床实践基础及确切的疗效支撑，颜老提出“气为百病之长，血为百病之胎”“久病必有瘀，怪病必有瘀”的学术观点及以调气活血为主的“衡法”治则，通过治气理血来疏通脏腑气血，平衡阴阳，从而祛除各种致病因子。以气血为纲，调气活血而臻平衡的祛病养生思想逐步形成了一套完整的理论体系，并最终在中医传统八法之外，创立了以调气活血为主的“衡法”治则，逐渐发展形成了独树一帜的特色理论体系。

二、衡法——中医治则的拓展

中医治病，基于《内经》“阴平阳秘”的观点，疾病的本质是阴阳失调，因此辨证施治的目的就是“谨察阴阳所在而调之，以平为期”，即所谓“病者不平也，医者平其不平而已”。医者根据患者的阴阳消长情况立方用药，调节人体的阴阳平衡状态而取得效果。其治疗法则，传统有汗、吐、下、和、温、清、补、消等“八法”，便于分析与归纳，在历史上起到了一定的作用，但中医学仍有进一步发展的必要。

中医治则的运用，是以“辨证”为基础的。由于医学的发展，临床工作者逐渐认识到疾病错综复杂，传统“八法”已不能满足临床的需要。在这样的前提下，颜德馨教授总结前人经验，并通过临床观察，认识到调气活血疗法能调整机体反应性，保持内环境稳定性，改善局部以至改善全身，从而提出了“衡法”的治疗法则，此不仅出于临床上的需要，也是中医传统治则发展的结果。所谓衡者，《礼记·曲礼下》谓“大夫衡视”，犹言平，《荀子·礼论》谓“衡诚县矣”，系指秤杆，可见衡有平衡和权衡之义。“衡法”之组成，乃以益气、行气药物与活血化瘀药物组合而成，能够调畅气血，平衡阴阳，发挥扶正祛邪、固本清源的作用，适用于内、外、妇、儿等多种疾病。

中医学认为，人体在正常情况下处于“阴平阳秘”的状态，机体阴阳协调，水火相济，清气升则水谷精微四布，浊气降则水津畅利、二便通调，从而达到内外环境的平衡。一旦阴阳失调，人体即发生各种疾病，因此，治病的目的是“平其不平而已”。

气血是阴阳的主要物质基础，《素问·调经论》谓“人之所有者，血与气

耳”“血气未并，五脏安定”“阴与阳并，血气以并，病形以成”“五脏之道，皆出于经隧，以行血气。血气不和，百病乃变化而生”，表明气血不和是导致阴阳失调、产生疾病的主要原因。

瘀血是导致气血不和的重要因素。血液循经而行，环流不息，周而复始，濡养全身，若因各种原因出现血行不畅，或血液瘀滞，或血不循经而外溢，均可形成血瘀。瘀阻脉道内外，既可影响血液正常流行，又可影响气机升降出入，最终导致机体阴阳失调，疾病丛生，乃至加速衰老。

衡法即是利用调气活血药物的作用，疏通气血，调节气机升降，平衡气血阴阳，改善机体内在环境，使瘀血去，血脉流，改善局部以至全身的血液循环，促进气血流畅，使人体在新的内环境基础上达到阴阳平衡，故能广泛治疗“久病”与“怪病”，有病可治，无病防病，延年益寿。

三、气血学说是衡法的主要理论基础

中医学认为，任何疾病的发生都是机体阴阳失调所致，故《内经》有“谨察阴阳所在而调之，以平为期”之说。《血证论》言“人之一身，不外阴阳，而阴阳二字即是水火，水火二字即是气血，水即化气，火即化血”，指出人体之阴阳与气血关系至密，也可以说，气血是人体阴阳的物质基础。故《素问·至真要大论》谓“谨道如法，万举万全，气血正平，长有天命”，又谓“谨守病机……疏其血气，令其调达而致和平”，因为气血畅通，可使阴阳平衡，疾患消除，健康长寿。

关于气血的重要性及气血紊乱是导致疾病最根本原因的认识，可谓代有发明。例如，《灵枢·经脉》曰“手少阴气绝则脉不通，脉不通则血不流……故其面黑如漆柴”，《普济方》谓“夫人之所以滋养其身者，唯气与血，血为荣，气为卫，荣行脉中，卫行脉外，周流不息……灌溉诸经，荣养百脉，内不为七情所郁，外不为四气所伤，自然顺适，万一微爽节宣，则血气逆乱，荣卫失度，皆于常经，或涩或散，或下而忘返，或逆而上行，乃有吐衄便利，汗痰诸证生焉”，王清任《医林改错》指出“元气既虚，必不能达于血管，血管无气，必停留而瘀”，如此等等，不胜枚举。古代医家已不同程度地认识到气血失常是导致众多疾病的主要原因，这是“衡法”的主要理论基础。

四、调气活血药物的双向调节作用体现了衡法的药理特点

调气活血药物的双向调节作用具体表现在以下几个方面：①对毛细血管

通透性呈双向调节作用，如当归、红花可降低血管通透性，而乳香、五灵脂、血竭等却可增加血管的通透性，这种作用使调气活血法对某些血管疾病有着特殊疗效；②对平滑肌的作用也具有双向性，如芍药对豚鼠、大鼠的离体肠管和在位运动及大鼠子宫平滑肌均表现为抑制作用，而桃仁、红花、牛膝、三棱却能使兔离体肠管紧张性增加；③调气活血药对结缔组织的双向调节作用，表现在既对增生性结缔组织疾病有效，同时对萎缩性结缔组织疾病也有疗效，因此，调气活血法对结缔组织细胞、基质及纤维三部分都具有一定程度的影响，对胶原的合成和分解两个方面也有一定作用；④调气活血药有的具有免疫抑制作用，有的却有免疫增强作用，如山西中医研究所以益肾汤治疗慢性肾炎获得显效，实验证明该方对注射马血清引起的豚鼠膝关节腔变态反应炎症有明显抑制作用，另一些资料表明，宫外孕Ⅲ号方、当归等能显著增强动物腹腔巨噬细胞的吞噬能力，提高网状内皮系统对染料的廓清速度，促进非特异性免疫功能，说明调气活血法对免疫系统疾病也有双向调节作用；⑤剂量、炮制方法不同，可使调气活血药物呈双向作用，如小剂量红花对心脏有兴奋作用，大剂量则呈抑制作用，低浓度的莪术可使兔离体肠管紧张性升高，而高浓度的莪术反使肠管舒张，少量的三七、茜草有止血作用，而多用却有活血作用，又如蒲黄生用能行，熟用能止，都提示了活血化瘀药物的双向调节作用；⑥在临床观察中，调气活血药物既能治疗实证，又能治疗虚证，如有文献指出，当局部炎症发展到某一阶段时都会出现血瘀现象，此时合用调气活血药和清热解毒药，可获得很好的效果，天津市中医院发现活血化瘀药与益气健脾药同用治疗慢性肝炎，有明显提高白蛋白、降低球蛋白、调节蛋白倒置作用，提示调气活血药与祛邪药或扶正药配合后均有增效作用。

以上资料表明，调气活血药物具有多方面的双向调节作用，是其他药物不可比拟的，这种双向调节作用可能与其调和气血的作用有关，因此，用衡法来解释其功能实质是比较适当的。

五、调气活血疗法具有平衡阴阳的作用

大量资料表明，调气活血疗法的特点是运用面广、针对性强、重复有效。多年来，颜老运用调气活血疗法治疗冠状动脉粥样硬化性心脏病、心肌梗死、心律失常、心力衰竭、心肌炎、心肌病、高血压病、脑梗死等多种心脑疾病，不仅取得了较为满意的临床疗效，而且获得了实验室的客观指标的支持。曾对 75 个病种的 565 例患者做了血流动力学测定，结果均有血瘀阳性指征，而调气活

血疗法能够直接作用于病灶，具有改善人体功能活动及代谢障碍等多种作用，这种作用已远远超过历代所谓的“通行血脉，消除瘀血”的含义，因此完全有必要为调气活血疗法提出一个新的定义，以反映其功能的全貌。调气活血疗法之所以能有如此效果，是与其能直接作用于气血有关。《素问·调经论》谓“人之所有者，血与气耳”“血气不和，百病乃变化而生”，王清任亦谓“气通血活，何患疾病不除”，调气活血疗法能够调畅气血，平衡阴阳，发挥扶正祛邪、消除疾患的作用，因此颜老用衡法来概括其功能。

第二章
颜德馨国医大师临证思维特点

什么是诊疗决策？简言之，就是在一定条件下寻找诊断疾病和治疗疾病的优化方案，故而说单一的、固定模式（对号入座式）的不追求优化的决策，是没有意义的。那么，正确的诊疗决策又是怎样产生的？这关系到中医特有的思维方法问题。中医是一门实践性极强的科学，由于医者知识面和经验水平的不同，临床思维有着明显的层次之分。所以，正确理解中医的思维，对推进临床研究具有十分重要的意义。

第一节　世界观是思维的基础

认识是人们的思维能动的反映和指导实践的基础。因此，所有的认识实践活动无不带上世界观的烙印，立场问题能直接影响人的思维方向、方法和结果。独具特色、疗效独特的中医药学是我国优秀传统文化的瑰宝之一，而且是一门从理论到临床都需要不断探索、不断丰富和不断发展的独立学科。但在中医队伍里仍有严重的认识障碍有待消除，部分专业人员存在“夜郎自大”“故步自封”的倾向，这些同仁不善于博采，沾沾于既得，缺少充实自我、提高自我的意识，而另一部分人则“妄自菲薄”，丧失信念、缺乏追求。颜老看到这种依附西医的倾向，非常担忧，“挂梅兰芳的牌子，唱朱逢博的调子”，身为中医，在现代科技日新月异面前完全缴械向西医投降。这与发展中医技术，提高中医学术水平和临床疗效的时代需要是不符合的。颜老认为，作为中医，只有真正树立起自我意识，然后才能自立起来，才能真正走出自己的路子。确立自我意识，从历史的角度看，可以通过寻根溯源了解自己。先秦的“诸子之学”是我国思维学的滥觞。古人认为“立天之道，曰阴与阳；立地之道，曰柔与刚；立人之道，曰仁与义”，把辩证法引为思维准则，并在当时的四大实用学科医、农、兵、艺中被广泛运用，相互印证。至《内经》出，这一思维形式已上升到

理性阶段，趋于成熟。辩证法思维最大的特点是从事物内部的矛盾运动来揭示各种自然现象，中医的藏象理论即以它特有的思维，在自然信息与人体脏腑之间建立包括多维结构在内的功能体系，它远比以生物学为基础的解剖刀和显微镜观察到的多得多。中医学术上的独特之处，来源于独特的思维形式，立足于“自我”，寻找自己独特的认识方法，自成体系，阐发机理明彻，这一特点在中医学中取得了最充分的施展。纵观中医药学发展的事实，它的一切学术成就都是在继承前人成果和吸取同时代先进科学思想的基础上形成并发展起来的，在现代科学技术飞速发展的今天，更应吸取和利用先进科技和现代化手段，为我所用。当然吸取和利用应该注意保护和发扬中医特色，维护中医主体思想，防止丢失中医的精髓，坚持继承而不泥古，创新而不离宗。

第二节　中医思维的三大内容和两个层次

辩证法思维是古代哲学的核心，也是中医诊疗决策的基本方法。它包含着三大内容：一是以阴阳五行学说为纲的抽象思维；二是以取类比象的直觉和推演为特征的形象思维；三是在实践基础上厚积薄发而形成的灵感思维。两个层次是稳态结构和失稳态结构。两个层次是以三大内容为主体的客观存在，所以中医的认识观是以物质为第一性的，是唯物的。明白这一框架后，正确的诊疗决策产生，便不是高深莫测的问题了。

“一阴一阳之谓道”，乃是任何事物都具有既对立又统一的两个方面，这两方面的内在联系、相互作用和不断运动是事物生长、变化以至消亡的根源。《内经》上说：“阴阳者，天地之道也，万物之纲纪，变化之父母，生杀之本始，神明之府也。治病必求于本。”古代医家认为“神明”这一精神活动（思维）原来就是客体形象与主体感性之间的高度统一。阴阳是抽象的概念，是中医学的指导思想，又是理论武器。与“阴阳”两级思维模式同时并存的是一种“五行”环状系统思维模式，中医认为事物在变化发展过程中，不但存在阴阳对立统一的规律，而且有其五种基本属性的物质彼此之间的互相影响、互相联系，构成一种整体制约生化的有伦、有序、有机的环状系统。

以相似律进行简单明洁的援比，常能突破常规的概念抽象，在中医古籍里讲得特别多，成功地运用形象思维和灵感思维，能远远超出逻辑推理所获得的认识。灵感思维曾披上神秘的“圣哲先知先觉”的外衣，由于过分渲染天资而忽视灵感来自实践和勤奋的因素。《文心雕龙》有言“积学以储宝，酌理以富才，研阅以穷照”，证实了“人神之能通应”。颜老认为实践即出真知。真知与科学的预见性又具备逻辑上的一致。比如瘀血与衰老之间的关系，从老年人精神神态改变、白发脱发、视力听力减退、老年斑和肌肤甲错、青筋暴露和发绀、心悸怔忡心痛、中风偏枯、咳嗽气喘、眩晕少寐、性功能下降等十大表现中发现这些现象的病理变化，表面是“老人多虚”，实质是“老人多瘀”，继而做了详细的实验工作，证实老年机体普遍存在微循环障碍、血液流变学异常和各主要脏器血管形态的破坏。于是“人体的衰老主要机制在于气血失调和内环境失衡，而内环境失衡的症结主要在于瘀血”这一理论得以产生。超悟来源于实践，实践的可贵在于发现，而凭空产生灵感是虚无的，不可信的。

在正常生理活动中，人体总是保持在协调和平衡状态。疾病的发生和发展，可以从阴阳对立关系的不协调或五行之间失去整体协同来解释。但是必须看到，生命机制中存在一种求得生存的自稳本能，这是稳态结构的基础。机体的协调和平衡是建立在脏腑经络、气血精津液等物质基础之上的，机体组织的健全程度、物质水平的高低、功能运转情况，是决定稳态结构的建立和丧失的条件，在临床思维中占有重要位置。稳定和巩固协调平衡使机体建立最佳调节效应，处在这一层次，正邪的较量总是以正胜邪伏为结果。相反，气血失调，精神短少，这种结构呈松散状态，稍遇正邪交争就会跌入失平衡态，正符合了《内经》所说“积阳为天，积阴为地”的认识。正气的积累是求得机体平衡的决定因素，扫除气滞血瘀是维持机体平衡的必要手段。

第三节 临证思维的程序

（一）体质辨证

辨证是中医学的核心问题，随着近年来辨病与辨证相结合的研究，已逐渐弄清“证”的现代病理学基础，由于“证”的病理改变带有多个变量参数，必须找一个最能说明问题的能包容诸多因素的稳定系统，而形体与素质就是最理想的选择。在临床中颜老发现了体质与“证”的固有相属性，体质与“证”的潜在相关性，体质与“证”的从化相应性。比如颜老曾治疗一例血栓闭塞性脉管炎，患者年龄已过六秩，既往有慢性支气管炎肺气肿、肺心病、房颤病史，刻下宿疾不显，但见右趾皮肤干燥皲裂，足背轻度凹陷性水肿，局部皮温升高，溃烂肉芽组织新鲜，时值季夏，前医尊《外科全生集》脱疽皆是火毒湿热陷于下焦之论，药下四妙勇安合三黄汤。初无所苦，五剂后患者痰喘骤发。至夜半呼

吸急促，不能平卧，唇绀指青，脉沉欲脱，考虑患者年老体弱，阳气必虚，亟转阳和汤加细辛、半夏、五味、附子服之，症情方得以控制。五剂后换药见患趾溃烂中心新肉萌生，病势亦缓，遂于原方加当归、赤芍、桃仁、乳香、没药、蜈蚣等出入，服药六十余剂竟获痊愈。时届深秋，往昔慢性支气管炎感染频发之际，患者却得以平安度过。足以证明在辨证论治时，注意体质辨证，实为首要之举。

（二）病因、脏腑、经络辨证

颜老指出，病因与脏腑、经络辨证是从不同的侧面来认识疾病的方法，但三个系统又是相互关联的。中医对病因的认识，并不是通过实验、分析和微观等方法对病原体进行具体了解，正如中医的脏腑概念已超越解剖实证一样，脏腑辨证的本质是一种系统集约——从功能态到功能价的组合；病因就是这一集约受到损害的一切因素；经络则内属脏腑，外络体表。明乎此，庶能正确运用，是克敌制胜的一套良法。如治男科疾病，辄喜据“久病必有瘀、怪病必有瘀”病因说而舍常法治疗不排精、阳痿、阴囊萎缩、遗尿、前列腺增生等，皆获效验。如曾治徐某，壮年情怀郁怫，突然阴囊萎缩，不能复出，考虑精神情志活动为肝之所主，足厥阴经络上达脑颠，下环阴器，肝气郁滞，血脉瘀滞，可致经络失和，即可产生生殖器疾患，乃投血府逐瘀汤疏肝活血，气畅血活，阴囊复出，性事由是而恢复。常以此法加路路通、王不留行治不排精症，加蛇床子、韭菜子治阳痿，加白茧壳治成年后遗尿症，加升麻、滋肾通关丸治前列腺增生之癃闭症，均验。又治某男喉痹八载，失治已丧失信心，按足厥阴脉循喉咙之说，投以疏肝理气、活血化瘀药，十四剂而愈宿疾，悉本病因、脏腑、经络联合辨证论治而取胜。

（三）一元论观点

颜老临床思维渐进的踪迹，基本上先有演绎，再有归纳，其中亘贯着“一元论”思想。一元论思想的根本特点是从现象的不同组合来判断现象系统证候的特异性质，凡病情复杂、隐蔽或多方面相互牵涉时，必然有一个起决定和影响作用的症状，而其他症状都随着这一症状的产生而产生，随着这一症状的转变而转变。“候之所始，道之所生”，这里病机分析是为提供症状间相互联系和寻找到起决定作用症状的最有效方法。如颜老曾治疗一例上消化道出血患者黄某，入院时神昏谵语，检查蛋白比例倒置，食管下端及胃底静脉曲张，诊断明确为门静脉高压症。经输血、中药治疗，出血遂止。旋即出现高热、浮肿、腹水，并迅速加剧，查血糖高至 13.8mmol/L，用保肝、降糖、利尿、放腹水等综合治疗，症势有增无减，会诊时已奄奄待毙。腹大如瓮，脐凸足底平，证属实不耐

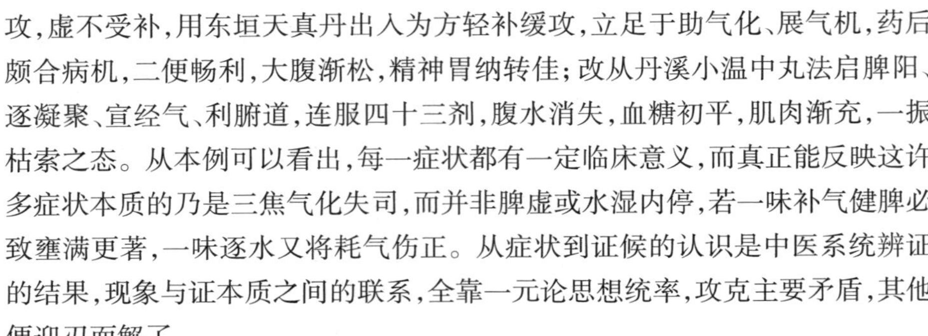

攻，虚不受补，用东垣天真丹出入为方轻补缓攻，立足于助气化、展气机，药后颇合病机，二便畅利，大腹渐松，精神胃纳转佳；改从丹溪小温中丸法启脾阳、逐凝聚、宣经气、利腑道，连服四十三剂，腹水消失，血糖初平，肌肉渐充，一振枯索之态。从本例可以看出，每一症状都有一定临床意义，而真正能反映这许多症状本质的乃是三焦气化失司，而并非脾虚或水湿内停，若一味补气健脾必致壅满更著，一味逐水又将耗气伤正。从症状到证候的认识是中医系统辨证的结果，现象与证本质之间的联系，全靠一元论思想统率，攻克主要矛盾，其他便迎刃而解了。

（四）三个倾向性

颜老尝读历代名医验案，每叹其独具慧眼和真知灼见，认知上的独特性，即思维中的艺术技巧，在相同理论框架中，名医都用自己的风格去塑造，带有鲜明的学术个性。颜老悬壶济世七十年，诊治疾病数万千，于临床治疗摸索出三条思路，可谓驾轻就熟，颇有收获。其一，为振奋阳气。阳气与人体强弱有密切关系，对久治不愈的证候，辄加附子，往往能获取意外效果。如曾治一肾小盏结石患者，已服中药数百剂，专科医生认为其结石嵌顿，部位属不易移动处，非手术绝难奏功，但患者体气羸弱，不愿手术。遂一反常法，投温阳利气、排石行水，用附桂五苓法加莪术、王不留行，七剂后排出黄豆大结石二枚，复查肾盂积水消失，肾功能恢复，取气化不及州都义，效如响斯应。其二，从“血为百病之胎”立法，采用活血化瘀药物攻克疑难杂症，亦多殊功。王清任称“气通血活，何患疾病不除”，唐容川谓“一切不治之证，总由不善去瘀之故”，核之临床，确有至理。如曾治一持续三年不愈之呃逆患者，递用常法不效，投通窍活血汤两剂而瘳。其三，“脾统四脏”。人体脏腑组织功能活动皆赖脾胃之转输水谷精微，脾荣则四脏皆荣，脾衰则四脏俱衰。如有一老年患者久病内脏下垂、低钾血症、肺气肿，备尝补肾、补肺、补脾，终鲜有效，遂于前医方中加入苍术、升麻、荷叶、粳米，颓象一举而振。于是得出结论：实脾不如健脾，健脾不如运脾，四季脾旺不受邪。

（五）反治、旁治和突发奇师、以巧取险

颜老在诊治疑难病症中，常用反治、旁治、巧治等法取效。反治、旁治是与正治相对而言。正治如“治寒以热，治热以寒”，对常规的病予以常规治疗，不足为奇。①反治。反治的关键，一是认清真假，二是审理标本。假寒而真热，自不得以热报寒，这种反治其实质不离正治，就在辨证的真切，不为假象所惑，这类例证较多。而真正的反治都用在急则治标上。如治一中风闭证，病因为

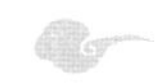

风火暴迫，刻诊痰涎涌溢阻窍。风火之证本当远辛热，但此时以开闭为急，投三生饮而取效；口噤开，标症一罢，再从息风降火治本。②旁治。正路走不通，曲线求之，兵法上叫它“偏师借重”，兵无常势，盈缩随敌，症无常势，活法圆机。③突发奇师。在临证中症必有破绽露出，察患者之所喜，必其所不足，患者有所恶，必其所有余。如“病人身大热，反欲得衣者，热在皮肤，寒在骨髓也”，中医思维的特点不但重阳性体征，而且注意该有阳性体征而反没有阳性体征，即所谓“有者求之，无者求之”，这种辩证法的思维是从实与虚的两维度坐标系中确定的。《内经》上说“气之胜也，微者随之，甚者制之；气之复也，和者平之，暴者夺之”，较之处处以求实证的诊疗方法高明许多。④以巧取险。“无迎蓬蓬之气，无击堂堂之阵”，病来势猛的，我自避实击虚，病势将退，我则穷追莫舍，对重症险症以此取胜者，亦不乏其例。如颜老曾以张锡纯“秘红丹”治疗大咯血，至效至捷。生大黄釜底抽薪，引火下行；肉桂平冲降逆，引火归宅；生赭石重镇潜阳，敛火宁血，药虽三味，各具巧思。用药之妙，如善用兵，兵不在多，选其能任，药不贵繁，唯效是尚而已。

下篇

含 英 咀 华

第一章

外 感 病 证

一、外感发热

胡某，女，62岁。

病史：于六天前突然恶寒、高热，体温39℃，稍有头痛。血常规：白细胞 10.4×10^9/L，中性粒细胞百分比75%，胸部X线检查正常，经前医对症处理，反见热势渐高，伴畏寒，以午后为甚，胸闷喜叹息，曾用辛凉解表化湿之剂，汗出热不退，遂请会诊。

初诊：恶寒发热骤起，头痛胸闷，前医予辛凉解表化湿之剂，汗出高热不衰，口中黏腻而不渴，有秽浊之气，舌红苔腻，脉弦数，证属风热之邪，虽汗未解，湿热蕴滞三焦不去，治以宣化湿热，清透表邪。

处方：清水豆卷15g，黄连2.4g，青蒿9g，黄芩9g，枳壳6g，川厚朴4.5g，郁金9g，杏仁9g，薏苡仁9g，赤茯苓12g，豆蔻3g，玉枢丹0.75g（吞）。7剂。

《伤寒论·辨太阳病脉证并治上》言"太阳之为病，脉浮，头项强痛而恶寒"，后世遂引"有一分恶寒，便有一分表证"之说，后温病学说兴起与发展，医家于实践中倡扬，寒温一统，更加切合临床实际。本例患者突起恶寒、发热，符合外感病特点，在热势骤剧、午后为甚，且伴有头痛、胸闷的情况下，前医给予辛凉解表剂后汗出热不退，提示此证与一般温热证不同。

患者热势突出，观其发热之外，并口黏不渴、口气秽浊、舌红苔腻、脉弦数，显见具有湿温病的特点。湿性重浊，黏腻胶着，遏阻三焦，透邪不利，变化多端。在临床证候演变方面，虽然具有卫气营血之别，但在卫气阶段最为复杂，本例热与湿结，阻遏卫气之间，表里不透。热邪在表，玄府气液不得宣通，治从化湿解表，清热和中。以连朴饮合三仁汤治之。

方中清水豆卷用量独重，其又名大豆黄卷，入脾、胃经，清解表邪，分利湿热，系治湿温初起的首选解表之品，为江南医家所常用。温邪忌辛温发汗，唯清水豆卷独擅胜场；青蒿苦、辛，性寒，清热祛风，合黄连、川厚朴之辛开

苦降，黄芩之苦寒清热，共奏清热化湿、湿热分消之功；外感湿温，开通肺气之法不容忽视，温病学家称为“启上闸”，方中杏仁、豆蔻之类即是；玉枢丹又名紫金锭，内服善治秽恶痰浊之邪、瘟疫时毒，合枳壳、郁金则切中脾胃运化失常病机；赤茯苓入心、脾、膀胱经，行水、利湿热，携薏苡仁之淡渗利湿予外邪以出路。全方上中下并举，宣化并施，内清经络，外彻肌表。

二诊：药来热退身凉，体温正常。但汗出较多，动辄更甚，头晕，神疲，少气懒言，饮食欠佳，口中无味，舌红苔根黄腻，脉细。表解而湿热未清，治以清热化湿，兼助脾运以善其后。

处方：杏仁 9g，薏苡仁 9g，白豆蔻 3g，茯苓 9g，炒白术 9g，郁金 9g，黄连 2.4g，川厚朴 4.5g，黄芩 9g，清水豆卷 12g，芦根 15g。7 剂。

经湿热分解，7 剂后热退而身凉，效果显著，仍口淡纳呆，苔根黄腻未净，新增汗多、头晕神怠、少气懒言等症，余邪未除而湿胜阳微，气阴暗耗，二诊守原制，继续以清水豆卷化湿解表；三仁、连朴合方，开肺、利湿、辛开苦降；参入炒白术，并保留连朴饮中之芦根。炒白术系将蜜炙麸皮撒入热锅，待冒烟时加入白术炒至焦黄，有健脾益气之功；芦根甘寒质轻，清热生津而不恋邪，为热病后期存津养阴所常用。炒白术与芦根同用，已寓清补与收功之意。

1. 识证精义

(1) 本例发热恶寒而兼胸闷口腻、纳呆而不欲饮水、苔腻舌红，显系湿温之证。临床治疗据湿与热、湿与外邪轻重缓急而定夺，此足见审证求因之重要。本案审机用药之法可引为训，并提示湿温致病，发热类型除身热不扬、低热缠绵外，亦可出现高热，尤其是兼夹外邪之时。

(2) 湿温乃夏秋季常见温病之一，病发于肺，而多与中焦脾胃相关。具有湿热酝酿的内在体质因素。临床证候方面，病邪常发于卫气之间，湿困于表，症见恶寒发热、头痛如裹、身重体痛；湿郁于里，出现胸闷恶心、口中甜腻、口渴而不欲饮等。临床表现多端，须辨明热重于湿、湿重于热，抑或湿热并重情况，分别予以处理。湿温病证若不及时治疗，亦能伤阴化燥，或祸及人体阳气，出现各种变证。

2. 立法要点

(1) 湿温病变初起涉及卫分、气分，治疗以芳香化浊、透表达邪为主，兼以淡渗利湿，而非汗出可散，唯有先化其湿，其热始孤，故法以清透宣化兼施，湿浊得以宣化，无形之热则易解。今人治热，曲解“热者寒之”之义，一则输液，二则大剂寒凉。不审“表”之宜解，或“湿”之应宣，“滞”之宜导，多致失治而成缠绵之候。藿香正气散为主方，其他如三仁汤、连朴饮、甘露消毒丹、蒿芩清胆汤等亦可视病况相伍运用，乃通常治法。

(2) 本案外有风寒侵犯，内有湿热交蕴，既病之际，热象与湿证俱显，以致高热、苔腻、舌红。徒发汗邪难透，但清热邪愈结，前医以一般辛凉化湿解表法无效，足见病势比较复杂，治疗须辨别湿与热孰轻孰重，在卫抑或在气，分而消之。后期正虚邪恋，虽热病多伤阴，然脉虚多汗者，亦可亡阳。根据以上要点，治法和用药同中有异。

3. 用方特色

(1) 连朴饮出自王孟英《霍乱论》，清热化湿，理气和中，多用于湿热阻于肠胃，舌苔黄腻，脉濡滑者；三仁汤出自吴鞠通《温病条辨》，宣畅气机，清利湿热，多用于湿温初起，邪留气分，未曾化燥，以及暑温夹湿，舌白不渴，脉濡者。两方均为颜老习用之方，在外感、内伤疾病中被广泛运用。本案初诊颜老投清水豆卷利湿发表，配以黄连、黄芩泄热，厚朴、三仁同用以化湿，再加赤苓利水泄热。厚朴配黄连，尤为治湿热良法。玉枢丹辟秽化浊，治疗暑秽困中之候，独擅胜场，为孟河医家、颜氏内科常用之品。

(2) 二诊时湿热证象已轻减，发热亦退，出现汗出头晕、乏力少气等，苔腻初化，脉象转细。须知湿为阴邪，湿胜则阳微，而热病多伤阴，气阴不足之势已露，方随证走，乃减清水豆卷用量，守方清剿余邪，并参以炒白术、芦根，标本兼施，顾护正气。可见症有缓急，治分先后，杂病如此，温病亦然。

（颜 新）

二、成人麻疹

刘某，男，21岁。

病史：素体健康，于1985年4月4日骤感畏寒发热。体温38~39℃，伴头痛，鼻塞流涕，咽喉疼痛，咳嗽咳痰，曾在保健室治疗，体温不退，双目沉重，纳呆，口干不欲饮。便溏，继则发现面部、颈项部及

麻疹系由麻疹病毒感染引致的急性呼吸道疾病。症状通常包括高热、咳嗽、流涕、流眼泪、口腔麻疹黏膜斑，又名科氏斑。病后获得终身免疫力。因

胸腹、上肢逐渐出现淡红色丘疹。经检查，口腔黏膜有科氏斑，遂确诊为麻疹。

初诊：畏寒发热，鼻塞流涕，咽喉疼痛，咳嗽咳痰，纳呆，口干不欲饮，便溏，面、颈、胸腹及上肢皮肤可见红色丘疹。舌红苔白腻，脉细数。证属疹毒内郁，治拟透疹解毒。

处方：金银花 9g，连翘 9g，豆豉 9g，杏仁 9g，荆芥 9g，升麻 6g，蝉蜕 4.5g，牛蒡子 9g，芫荽子 12g，西河柳 12g，桑白皮 12g，芦根 30g，薄荷 4.5g。1 剂。

二诊：昨晚腹痛较剧，大便七八次，泻下清稀，恶心呕吐一次，为白沫痰样，身热，头面及周身疹色带紫，舌红，脉细。疹毒较重，殊防邪毒内陷，阳气受遏，治以升阳化浊，予升麻葛根汤化裁。

处方：升麻 9g，葛根 9g，白术 9g，荷叶一角，桔梗 4.5g，半夏 9g，橘红 6g，姜竹茹 9g，茯苓 9g，荠菜花 9g，炒金银花 9g。1 剂。

本病具有高度传染性，故其属于中医学温疫病范畴。根据症状、体征，本例患者确诊无疑。

患者除畏寒发热、头痛流涕、咳嗽咳痰之外，并具目重、纳呆、口干不欲饮、便溏、舌红苔白腻、脉细数等症，为胃气本虚，复感四时不正之戾气，玄府肌腠闭郁之象。彼时一般发表攻里及清热解毒之法，俱不为功，而透疹达表为第一要务。

颜老取豆豉发表透疹为君，荆芥、薄荷轻扬祛风，载药上行，金银花、连翘辛凉解表并清热解毒，共助豆豉发表透疹、清热解毒为臣；杏仁、桑白皮开达肺气，直趋皮毛，升麻、蝉蜕、牛蒡子、芫荽子、西河柳，使热降清升而疹自透，亦是颜老治疗各类皮肤疾患时常用之品，共为佐药；芦根甘寒质轻，清泄透利，既清肺胃之热而生津，又透肌表热邪而透解疹毒，最宜治肺热咳喘、风热感冒及麻疹为使。

麻疹色泽以红活为顺，血得其畅，则红而活，荣而润。若疹色紫赤，为火盛之象。兼之夜来腹痛、大便数次、恶心吐白沫痰等，麻毒移于大肠，阳气被遏端倪显现，寒热并现，邪气内陷可虑。颜老果断采取升阳化浊之法，平衡虚实两端。取升麻葛根汤辛凉解肌，透疹解毒。

该方出自《阎氏小儿方论》，又名平血饮，由升麻、葛根、芍药、炙甘草、生姜组成，治邪热内郁，发热恶寒，痘疹欲出不出等症；以白术、橘红、半夏、茯苓、竹茹健脾化痰，寓温胆义，意在平定中州；再以荷叶、桔梗升清止泻托毒；荠菜花凉血止血，清热利湿，可治痢疾、赤白带下及多种血证，为颜氏内科所常用；金银花本为清热解毒而设，炒炭后性味微涩，常用治疗痢疾，如血痢、疫痢等。麻疹病情变化迅速，三诊：腹泻固使痧毒下泄，邪有出路，若泄泻太过，则使痧毒内陷。患者疹已出透，身热渐退，腹泻亦瘥，故属顺候。然邪虽透而未净，正已虚而未复，治当清其余邪，邪去正可安也。

处方：炒金银花 9g，炒升麻 6g，葛根 9g，荆芥炭 6g，白豆蔻 2.4g，生白术 9g，生薏苡仁 15g，茯苓 10g，通草 2.4g，橘皮 5g，竹茹 6g，荷叶一角，黄芩 6g，炒白芍 6g。2 剂。

四诊：痧疹已退，身热亦清，纳谷渐馨，腹泻已止，口干欲饮，舌红苔薄，脉细，麻疹后期，以清痧毒、保阴为重。

处方：沙参 9g，麦冬 9g，白茅根 30g，生白术 15g，薏苡仁 12g，甘草 3g，桔梗 3g，橘红 4.5g，半夏 4.5g，炒金银花 9g，茯苓 10g。2 剂。

故初诊、二诊方皆仅一剂之数，便于观察病情变化而随证治之。

三诊时病情稳定，疹透、热退，腹泻亦止，守原制取升麻葛根汤续进，加入薏苡仁、豆蔻、通草助力化湿淡渗，荆芥炭辛涩、微温，颜老以此药一则祛风，二则入血透疹消疮，《本草汇言》记载其“大抵辛香可以散风，苦温可以清血，为血中风药也”，可资参考；更以黄芩加强清热作用。颜老看病，注重病机和辨证，用药丝丝入扣，秉承孟河前贤“轻可去实”风格，主以斡旋，值得效法。

症势大定，转入坦途。口干欲饮，舌红苔薄，脉细。方取燥润兼施，沙参、麦冬、白茅根之运用符合热病后期保阴主旨，甘桔汤与二陈义清肃余氛，金银花生品清热解毒，疏风解表，炒用更具和胃止呕作用，符合温病后期普遍出现的情况，即邪未除而正已耗。

1. 识证精义

(1) 麻疹，古谓“胎毒”，小儿多见，成人亦有发生。颜老认为，本病一般从内而外发，身热三天，发疹三天，收疹三天，若见疹发红润，届时疹渐隐而热渐退，神清意爽者为顺。关键在于麻毒有外出之路。成人麻疹多为凶险，治之不当，易致麻毒内陷，治法不离透疹解毒。麻疹已不多见，最虑有合并症和后遗症：如肺炎喘咳、口疳、麻后痢、麻疹入眼、麻后发颤、麻后痧癞等，皆为易出现之逆症，瞬息万变，投方给药务必大胆心细，不离其宗，庶免有失。

(2) 患者初诊见麻疹发热，并目重纳呆、渴不思饮，便溏苔腻，脉细数，为外感疹毒，内有湿浊之象，症情掣肘，胶结难解。二诊时疹色紫，伴恶心呕吐、泄泻，疹毒火热移于大肠，水火殊途，尤恐病势下陷内溃。亟以升阳化浊法，三诊时热退疹出，泄泻已止，据方测证，当具邪透未净而正气耗伤之象；四诊口干欲饮，舌红苔薄，脉细，病情渐入坦途，气阴不足，余氛未已。病情变化脉络清晰，临证细察方不致混淆。

2. 立法要点

(1)清初冯楚瞻撰《冯氏锦囊秘录》论及斑疹不可妄为发表,清代余师愚善治疫疹,其引吴又可论,认为见瘟疫头痛、发热、恶寒,不可认为伤寒表证,强发其汗而徒伤表气;热不退,又不可下,以徒损胃气。指出了疫病、疫疹治疗中的不同之处。余氏治疫疹,初起用败毒散、凉膈散,擅用石膏易硝黄,使热降清升而疹自透,并创制清瘟败毒散,认为能够内外化解。叶桂立卫气营血大法,论及温邪入营、入血辨斑疹之法,认为虽然"斑属血者恒多,疹属气者不少",但皆是邪气外露之象。色泽方面,大抵红者属胃热,紫者属热极,黑者为胃烂,大抵用清凉透发。认为若现下利清谷,为阴盛格阳,当温之。颜老认为,湿邪或热邪由里达表,常发疹病痦。红疹虽出于肺,但已介乎气营之间;白痦则系湿邪逗留气分,失于开泄,蕴郁而成。疹痦隐约不显,总宜宣化透达,多用清水豆卷、葛根、荆芥、牛蒡之属;湿邪、热邪下移肠腑,易外见疹痦,下见便泄。湿温最为缠绵,当伏而不清,则渐化燥伤津。辨证用药须抽丝剥茧、审机论治。

(2)颜老在本案的诊治过程中,主要根据其不同阶段表现出来的病机、症状,予以灵活的治疗方法。概而言之,进展期重视升清透发,防止疹毒内陷;避免过用寒凉之品,自始至终重视脾胃正常运化。恢复期润燥兼施,顾护胃气与胃阴。本例患者丘疹一诊时色淡,二诊周身疹色带紫,疹毒炎炽,而药后腹泻,固然邪有出机,又须防邪毒内陷而致逆证,颜老从一元论综合考量,果断采取升阳化浊法,剿抚兼施,兼顾透发与固中,终于症得大定。病情进展阶段基本一日一方,体现了急病时须把握瞬息变化的精神,在非典型性肺炎战役中颜老指导一线学生,亦保持每日加减更方的传统。后期扶正与达邪并行不悖。

3. 用方特色

(1)疫疹以透发畅达为顺,否则内陷易致变证、坏证,预后不良。颜老在本案初诊即以豆豉、金银花、连翘寒温并用,温能托邪透发,寒能辛凉发表,符合患者既畏寒又咽痛舌红的复杂体质和多元发病因素,配合疏风开肺之品。当出现恶心泄泻症状时,温燥健脾法不宜骤然运用,遂投升阳举陷之升麻、葛根之属。颜老谓升麻甘苦、微寒,以"升"为名,小剂量功擅升阳,中大剂量则能清热解毒;其生用长于凉血解毒,炒用可以升提清阳之气。颜老认为诸多解散之药多辛温,惟葛根性凉而甘,擅长凉散透疹,其主入阳明而有升提发散之力,轻清辛凉而能解肌退热,煨葛根以麦麸煨制,发散作用轻减而止泻作用增强,多用于治疗湿热泻痢。

(2)麻疹后期,出现热病伤阴证象,宜于清肃余邪同时养阴生津,避免滋腻碍邪。一诊时取芦根，四诊时改用茅根，体现了治时行热病，从清肺化痰到清胃补阴的细微转变；与此同时，生白术之用，从 9g 加至 15g。颜老谓白术为补脾要药，脾虚不健，白术能补；胃虚不纳，白术能助。白术止泻宜炒用；而缓脾生津，治肠液枯燥，则用生白术，剂量可至 30g 左右。

（颜 新）

三、疰夏

薛某，女，35 岁。

病史：每年入夏，便因“疰夏”而食欲不振，低热绵绵，头晕消瘦，无法工作，病休于家。

疰夏一证，是以夏季倦怠嗜卧、低热时作、纳呆恶心、苔薄腻、脉濡为主要表现的时行热性病，部分患者呈现逢暑则发的周期性特点。多因暑湿之气外侵，耗伤正气，困顿脾运所致。

初诊：暑必伤气，神萎乏力，纳谷不馨，头晕心悸，汗出不畅，咽痛口黏，舌苔薄腻，脉濡细。宗东垣清暑益气汤之法，扶正祛邪。

本例患者每年入夏则发，以致无法坚持工作。症状除神萎纳呆、头晕心悸以外，并现汗出不畅、咽痛口黏等，苔薄腻、脉濡细，为气阴不足而感受暑湿，脾湿不化，湿困清阳，湿郁化热所致。本例患者的主证，符合气虚湿阻病机，颜老以东垣清暑益气汤治疗。

处方：葛根 9g，升麻 6g，苍术 9g，白术 9g，神曲 9g，泽泻 9g，黄芪 30g，党参 9g，青皮 4.5g，茯苓 9g，五味子 9g，麦冬 9g，黄柏 6g。14 剂。

本方用东垣清暑益气汤去当归、橘皮、炙甘草之甘温，加入茯苓以增强利湿作用。茯苓具利水渗湿、健脾宁心功效，在温阳利水、渗湿利尿方中被广泛运用。除此之外，颜老曾在论及藿香正气散治疗飧泄病时，提及茯苓在方中的重要作用，因湿困脾胃，清阳被困，水谷并走大肠，湿盛则濡泄，治疗时应遵循“利小便而实大便”之原则，淡渗分利，引为临床常用之法。

二诊：药后神情已振，纳食见馨，已能正常工作，虽有小恙，尚可坚持，终属佳象。刻已入秋，暑热尚未全消，再取前方巩固。

服上方 14 剂后，病况好转，神情、胃纳得振，恢复工作，效果明显。此时入秋，暑热退而未已，治疗转入收功阶段。

处方：升麻9g，党参10g，黄芪30g，白术10g，枳壳9g，远志9g，茯神9g，当归9g，陈皮9g，五味子9g，麦冬9g，甘草3g，桔梗4.5g，芦根30g。10剂。

颜老于方中移去清除暑热之黄柏，燥湿运脾之苍术，利水渗湿之茯苓、泽泻，易破气之青皮为理气健脾之陈皮；葛根一味，既能透解肌表风热，又能鼓舞脾胃清阳上升而生津止渴，颜老尝谓：苔腻口渴之时，用一般养阴生津药不免掣肘，有碍邪恋湿之后顾之忧，彼时用葛根则甚为合拍，但本案二诊时证势得缓，湿象轻减，颜老易葛根为芦根，一则符合夏季炎热耗气伤阴趋势，二则秋季燥金即将当令，三则符合热病后期养阴生津大旨，表明治疗原则已经转入扶正为主的阶段。更投枳壳、桔梗升降，茯神、远志安眠，当归、甘草甘温培补。注重辨证，方随证转，丝丝入扣，注重生活质量，由此可见一斑。

1. 识证精义 疰夏，又称注夏、苦夏，是常见的一种季节性疾病，其表现往往具有“暑必夹湿”“暑必伤气”“暑热耗伤气阴”的特点。病患除神怠乏力、低热不退、不思饮食，或便溏、或便结等外，苔薄腻、薄黄而腻，舌质淡红，脉濡或带数，是为辨证要点。清暑益气汤源于李东垣《脾胃论》，有清解暑湿之功。是方以清燥之品达祛湿热、健脾运、复津液之目的，用于暑邪夹湿之四肢困倦、身热而烦、不思饮食、胸满气促、自汗体重、大便溏薄等症，颇有效验，深受后世医家赞赏。颜老以之治疗“疰夏”，颇感神奇。沪上历年高温之时，服药后其效颇著。本例症状典型且症情比较严重，服药后释然，病家依方施于同类患者，俱获佳效。

2. 立法要点

(1) 疰夏一病，大多属于功能性疾病，但因暑邪为时令之火为患，既易伤津，又能耗气，故《时病论》主张以生脉饮主之，而《类证治裁》则取补中益气汤合生脉饮治疗，皆为经验之谈。

(2) 本例患者每年夏季出现疰夏症状，甚至影响工作和生活，除气虚症状外，并兼夹汗出不畅、咽痛口黏等湿郁热伏表现，舌苔薄腻、脉濡则证实了气虚夹湿的病因病机。治疗上应扶正固本，并祛除湿热之邪。颜老一诊取益气化湿之法为主，以清暑热、淡渗利湿为辅。获得良效后，中病即止，改以益气生津之剂续进，培补正气，亦反映出颜老治疗疰夏时时重视保护元气，兼顾阴津的学术思想，值得效法。

3. 用方特色

(1) 清暑益气汤一名而两方。一者李东垣《脾胃论》方，由黄芪、制苍术、升麻、人参、泽泻、炒神曲、橘皮、白术、麦冬、当归身、炙甘草、青皮、黄柏、葛根、五味子组成，功能清暑益气，健脾升清。另一方出自王孟英《温热经纬》，由西洋参、石斛、麦冬、竹叶、荷梗、知母、西瓜翠衣、粳米、黄连、甘草组成，功能清暑益气，养阴生津。李氏方一般适合苔腻、脉虚大之表现者；王氏方适合舌红苔燥、脉虚数之证；气虚湿阻与伤阴耗津，为两方治疗病证的主要鉴别点。

(2) 李东垣认为四时之气之升降浮沉对脾胃内伤患者多有影响，而脾胃虚弱，随时为病，当随病制方，其尤其重视长夏季节脾胃病的具体状况，故制清暑益气汤治疗暑热之邪乘于脾胃，致其损伤而发病的情况。颜老临床喜用清暑益气汤，常用于“疰夏”“暑温”等属气虚湿阻者，又用于符合气虚湿阻病机之代谢性疾病，如糖尿病、高脂血症、高尿酸血症、低钾血症，再如脑动脉硬化、冠心病、心律失常等，均可配伍以针对性药物，效果俱佳。

（颜 新）

四、经行外感

谢某，女，29 岁。

病史：四天前冒雨受凉，遂起发热，头痛，咽痛，适值经期，少腹疼痛，量少色紫。血常规：白细胞 12.0×10^9/L，中性粒细胞百分比 78%。用西药抗炎治疗，热不退，且腹泻数次，遂来就治。

初诊：经行感冒，发热无汗，微微恶风，头痛，咽痛，尿赤腹泻，纳呆口苦，口气秽浊，皮肤灼热，舌红苔腻微黄，脉滑数，当以清轻宣解，以防热入血室。

处方：薄荷(后下)4.5g，清水豆卷 9g，桔梗 4.5g，甘草 3g，赤芍 9g，黄芩 9g，黄连 2.4g，

妇女病温，经水适断、适来，须防热入血室而内闭。彼时血室开达或空虚，邪热易于乘虚而入。治疗当从气分达邪、血分除热。叶桂曾言“若热邪陷入，与血相结者，当宗陶氏小柴胡汤，去参、枣，加生地、桃仁、楂肉、丹皮……”

本例病患缘由数天前适值经期，冒雨受凉后外感。除发热、皮肤灼热、恶风无汗、头痛咽痛之外感风寒、雨湿之邪，郁而化热症象外，亦已内应出现中焦症状，如尿赤腹泻、纳呆口苦、口气秽浊；舌红、苔微黄而腻显属湿热内盛，脉滑数提示热邪炽张。血常规提示合并细菌感染，服用抗生素后发热未退。此时治疗重点在于解表透邪，即颜老所言清轻宣解是也。防止病情演变至热入血室阶段，耗血动血，为既病防变的重要考量。

杏仁 15g，薏苡仁 15g，茯苓 9g，益母草 30g，枳壳 4.5g，石韦 9g，牛蒡子 9g，冬瓜子 9g，炒荆芥 6g。2 剂。

初诊以薄荷疏散风邪，清水豆卷化湿解表，而荆芥辛温发散，既善散肌表与血分风邪而解表，又兼善息内风而止痉，风寒、风热证皆宜，共为君药；黄芩、黄连清热，益母草、赤芍入血凉血，防止邪热犯入血室，以先安未受邪之地，杏仁、薏苡仁、茯苓开肺化湿利水，与芩、连湿热分消，为臣药部分；桔梗、枳壳、甘草、牛蒡子、冬瓜子利咽化痰并呈升降之势，石韦利尿通淋，擅治湿热下注诸症，上下分消，颜老亦常用于治疗前列腺肥大之尿涩、尿路感染之尿频尿急尿痛等症，共为佐使药。全方开阖有度，散清有节、升降有司，气分与血分兼顾。

二诊：药后热退。精神亦振，纳馨，稍咳，咽干微痛，大便日行两次，质软，月经量少，舌尖红，苔薄黄，转以清解余热，以善其后。

处方：上方去豆卷、川黄连，加竹茹 6g。2 剂。

经上方外从解表化湿，内里凉血调经，两剂后症情向安，月经量少，并未出现高热、斑疹及耗血、动血迹象，仅见便软不实、稍咳、舌尖红、苔薄黄之气分湿热余波，清解余邪为主要任务。

竹茹甘凉，清热化痰、除烦止呕，为温胆汤中之要药，《本草纲目》载其治伤寒劳复、小儿热痫、妇人胎动，《名医别录》言其治吐血崩中，可见竹茹泄浊而安血分、宁胞宫，作用温和。

1. 识证精义

(1) 感冒多由外感风寒或风热引起，治疗多用发汗解表或清热解表之法。然本例感冒在经期发生，不应以常法论治，因月经者，为冲脉所主，冲脉隶属于肝，肝藏血，汛期血虚，容易外感，感后又易热入血室，直恐耗血动血。故本例治以清轻宣解外邪，而参益母草、赤芍凉血活血，以防热入血室，防患未然，寓“治未病”之意，防止病情沦陷，产生变证。

(2) 本例患者发病起因冒雨受凉，兼见舌红、苔腻微黄，卫气为冷雨和寒湿遏闭，迅即郁而化热，腠理不通，外邪入侵，首先犯肺，顺传于胃，若妇女经期病温，寒热往来，续见壮热，神志不清，耳聋目糊，经水戛然而止或量多如崩，显系热入血室，颇虑内陷，因此，治疗感冒亟使外邪宣达，从表而解，是治疗关键。

2. 立法要点

(1) 颜老诊治外感病，既宗《伤寒论》之说，也循温病理论。认为外感六淫之邪，首先犯肺，次传于胃，故治疗感冒等外感疾病，初期用药不离乎肺胃二经，因肺主皮毛，胃主肌肉，邪从外受者由肺及胃，邪从内发者必由胃而传肺。治疗方法不离乎汗下清三法，大旨不外宣通表里，以引邪外出，邪在肺，方如银翘散、栀子豉汤等；邪在胃，方用三仁汤、温胆汤等。

(2) 经期外感，须防热入血室，引致多端变证。此时治疗，外当发表透邪，内须凉血和血以宁胞宫。《伤寒论·辨太阳病脉证并治》篇有“妇人中风，发热恶寒，经水适来，得之七八日，热除而脉迟身凉，胸胁下满，如结胸状，谵语者，此为热入血室也”“妇人中风，七八日续得寒热，发作有时，经水适断者，此为热入血室，其血必结，故使如疟状，发作有时，小柴胡汤主之”“妇人伤寒，发热，经水适来，昼日明了，暮则谵语，如见鬼状者，此为热入血室，无犯胃气及上二焦，必自愈”，言明热入血室，涉及肝经气血失和、少阳枢机不利。前者治法是刺期门穴，后者取小柴胡汤。

(3) 若外邪夹寒、夹湿，侵犯肌表，迅即化热，又刻值汛期，则当透发与湿热分消法并施，且取顾护营血、胞宫之法。当是之时，因外邪性质与病患体质不同，会有多种主证和传变趋向，又当详细辨证，个体化治疗，逐一分解。

3. 用方特色

(1) 本例初诊清轻宣解，疏风达邪化湿，清水豆卷化湿解表，配合清轻宣化之品，并伍血分活血凉血之品和上下分消之意。《圣济总录》记载荆芥可治经血不止及牙宣疳，颜老以其为防热入血室之要药。

(2) 服药 2 剂，症势已基本平复，二诊颜老减解表清热之力，以一味竹茹续清余浊之收功之法，竹茹味甘性寒，其寒能清肺热，其甘能安胃，诚如《本草求真》所谓“竹茹，清肺凉胃，解烦除呕”。

（颜 新）

五、冠心病合并风热

孟某，男，63 岁。

病史：有冠心病史，近因感冒，畏寒发热两天，昨日体温 39.4℃，经投

本例患者素有胸痹宿疾，复又外感风热。畏寒发热之时以辛凉解表

银翘散口服，肌内注射复方柴胡针，身热似有下降，但今日热又复燃。血常规：白细胞 11×10^9/L，中性粒细胞百分比 79%，淋巴细胞百分比 18%，单核细胞百分比 1%，嗜酸性粒细胞百分比 2%，心电图提示“房颤，左心室肥大，V3 T 波尖耸，ST 段抬高”，胸部 X 线片提示“主动脉弓膨出”。

初诊：形寒身热，神萎骨楚，微有汗出，头痛纳呆，胸次痞闷，心悸气短，时而加重，甚则不能平卧，口干便燥，舌尖边红少津，苔薄腻，脉弦滑小数，时而结代。年逾花甲，气阴两亏，胸阳不振，复感风热，经辛凉解表，风热未净，且有伤阴之兆。

处方：霜桑叶 9g，菊花 9g，桔梗 4.5g，清水豆卷 9g，天花粉 9g，麦冬 9g，黄芩 9g，枳壳 5g，鲜菖蒲 9g，佛手 4.5g，杏仁 9g，薏苡仁 9g，豆蔻 2.4g，芦根 30g。3 剂。

投之，热降复起，缘由未顾及患者气阴两亏之体质，故形寒身热出汗之外，复有头痛口干便燥、舌尖边红少津、脉弦滑小数等化热迹象，苔薄腻显示并有湿温交阻于内，病初在肺胃，引动少阴宿疾，治疗棘手。颜老遵叶氏温热治法，急则治标，运用清灵平淡之品，以桑菊饮为基础方，疏风清热，宣肺止咳。

处方以《温病条辨》桑菊饮为基础，主治外感风热轻证，被吴瑭称为“辛凉轻剂”。方中霜桑叶，即经霜后采收的桑叶，更具清肺络之热的功效；菊花清散上焦风热，并作君药。桔梗开肺，杏仁降肺，二药宣降相伍，既助桑、菊以祛邪，又理肺气止咳，共为臣药。芦根甘寒，清热生津止渴，为佐药。患者热炽津伤，故加天花粉、麦冬生津止渴，黄芩助清热之功。温病初起，苔见薄腻，湿温并存，湿阻气机，故取“三仁汤”之杏仁宣上，豆蔻畅中，薏苡仁渗下，调畅气机，使湿热从三焦分消。颜老在临床运用中，善用清水豆卷，谓其善于通达宣利，外可透达解表，内可化除水湿，体现了“轻宣”之义，可代替桑菊饮中连翘、薄荷之清热透发。桔梗色白得肺气之质，味辛主升，常作舟楫之剂，善利胸中之气，能开提气血；枳壳味苦，苦主降泄，善下气宽胸。颜老认为，二药配伍，辛开苦降，一升一降，具开滞消痹、宣展气机之功，在清宣外邪之时，仍顾护胸中气机升降，利胸中之气、行气血之机。患者胸痞满闷伴心悸，选用鲜菖蒲，入心胃经，开窍宁神之力较显，又可化湿醒脾，配合佛手，理气化痰，芳香开胃。全方升降并用，共奏清热化湿、宽胸理脾之功效。以清苦微辛流动之品、清灵平淡之药，拨动气机，透泄实邪，可谓“轻可去实”也，亦体现了标急之时以治标为主，并主以升降胸中气机之法，蠲痹开达，以冀胸阳得布，气阴来复。

二诊：身热见退，测体温37.4℃，恶寒已罢，微有汗出，余症悉瘥，舌淡红有津，苔薄黄，脉弦滑小数，时有结代，治以轻清以扫余邪，理气宽中以通胸痹。

处方：清水豆卷9g，紫苏梗9g，太子参12g，全瓜蒌9g，桔梗5g，枳壳5g，佛手4.5g，麦冬12g，杏仁9g，薏苡仁9g，豆蔻2.4g，菖蒲9g，酸枣仁9g。2剂。

二诊身热见退，微汗出，舌转淡红有津，但脉弦滑小数，仍时有结代。颜老认为热邪虽大半已去，但余邪未清，故二诊治疗用药以清扫余邪，理气宽中继进。

守上方，外邪得解之际，即转向胸痹之正治法，除枳壳、桔梗升降宣畅之外，更参入生脉饮之义，因外邪尚未尽除，故去五味子之敛涩，加入治胸痹之要药全瓜蒌，清热化痰，利气宽胸；去桑叶、菊花、芦根等清轻宣热之品；舌转有津，故去天花粉；加紫苏梗，入肺、脾、胃经，宽胸利膈理气而兼可解表；颜老习用酸枣仁治疗心悸不宁或心律失常，配合麦冬加量为12g，共奏养阴复脉、安神定悸之效，亦体现了热病后期顾护阴液之原则。全方清扫余热、宽胸理气、滋养心肺、安神定悸并取，标本兼顾，颇见随证轻重缓急而进退之法度。

1. 识证精义　外感热病初起，先明病位。颜老对外感热病的传变规律认识融合了叶天士的卫气营血辨证、张仲景的六经辨证及吴鞠通的三焦辨证。三者理论虽有差异，但结合运用，能从不同角度精确地探求病位。颜老认为，一般情况下，外感热病是沿卫分证→气分证→营分证→血分证的规律，逐步由表入里、由浅入深传变的。此例为热病初起，病在卫分为主，但已出现大便干燥症状，实已病入肺胃。

2. 立法要点

(1)急则治其标，缓则治其本。颜老认为诊治疾病有缓急之分。本例患者感冒畏寒发热两天，症见畏寒发热，微有汗出，为风温初起，治当疏风清热，先去其标，若过用寒凉以致邪气遏伏未解，必迅速化热伤阴，此时仍当以解表疏散为主要治法，俾邪去而正安；待热退表解后，再入正治之法，以理气宽胸、升降气机治疗胸痹宿疾，根据邪气进退趋势逐步参入扶正之品，以益气养阴、宽胸顺气收功，正所谓步步为营，抽丝剥茧。

(2)外感热病，必以透法为先，或以辛温以温通，或以辛凉以凉透。颜老认为透法不仅为祛散外邪所必须，尚能使内伏之邪外透，不仅用于卫分，也适宜于气分及营分，正如叶天士所谓“入营犹可透热转气”，提示外邪只要有外出之机，仍当因势利导。

(3)颜老认为外感热病,风邪多夹有湿热之邪。湿热之邪,非辛不开,非苦不降,临床在辛透之剂中,习取三仁汤之意,宣上、畅中、渗下,分化湿热,则收效更捷。

3. 用方特色 颜老推崇气血学说,常谓"气机宜畅,血液宜通",临床习取桔梗配枳壳调畅血气。用于外感热病,取其升降之能,可化湿热之邪;施于内伤杂病,则可调畅气机,以化痰瘀之患。本例患者素有冠心病,又复外感,取桔梗、枳壳合而治之,外可化湿热,内能开通胸阳,行气活血,有一举两得之妙。

(潘燕君)

六、冠心病合并暑湿

陈某,男,68岁。

病史:夙有冠心病史,住院二十余次,其中抢救数次,两次病危。诊断"冠心病,快速房颤,房性期前收缩,慢快综合征",动员装起搏器。近年发作频繁,1~2周"快速房颤"1次,每月需急诊1次,长期持续服用西药。入夏后又因外感,出现发热、胸痛、心悸,心电图示"异位心律——快速房颤,心电轴不偏,心肌损害"而入院。

初诊:胸闷、心悸时作,低热神萎,口干,舌尖碎破作痛,夜尿频频,苔厚腻,脉小数。暑湿蒙蔽清阳,心阳痹阻,治以李氏清暑益气汤。

处方:党参9g,黄芪12g,苍术9g,白术9g,青皮9g,神曲9g,五味子4.5g,麦冬9g,黄柏4.5g,升麻6g,泽泻9g。7剂。

本例患者有冠心病宿疾,抢救数次,两次病危。宗气虚衰,气阴暗耗,症见心悸,神萎,胸闷胸痛,日前又不慎感受暑邪,暑易伤气耗津,又多夹湿,故患者出现低热、口干、舌尖碎破作痛、脉数之热象。颜老取李东垣氏清暑益气汤治之,于扶正之中兼清暑湿,颇为合拍。

清暑益气汤出自李东垣《内外伤辨惑论·暑伤胃气论》,原书主治"天暑湿令"。该方以黄芪大补元气,党参、麦冬、五味子合为生脉散,四药相配,共奏气阴双补之功;辅以苍术、黄柏,取二妙丸意,清利湿热,颜老曾谓方中黄柏至关重要,因其本为清降暑热而设,可除湿热,泻相火,对于暑热较盛,复有湿热内蕴之证,大为合适;佐以升麻升清、清热,青皮理气,泽泻祛湿,神曲消积。诸药合用,共奏益气养阴、清热利湿之功。李东垣设此方原意为治疗暑湿之证,颜老施之于本例患者,既治冠心病,又清暑湿之邪,可谓标本同治。因患者并有舌尖破碎、苔厚腻、低热口干、夜尿频频等暑邪湿热蕴蒸阳明，漫布三焦之象，故于方中去当归、炙甘草等甘温之品；葛根多用于外感初期，邪在肌表之证，亦舍去不用。

二诊：服上方7剂，低热渐退，神疲也复，惟胸闷心悸仍有小发，舌脉如前。前方对证，仍守原意。上方加茯苓、茯神各9g，枳壳6g，桔梗6g。7剂。

二诊暑湿已清，冠心病仍有小发，故加枳壳、桔梗一升一降以宽胸，茯苓、茯神安神定悸。

随访三月，症情稳定。

1. 识证精义 暑温系夏令感受暑湿之邪而发的疾病，暑邪易伤津气，又多兼湿，正如《明医杂著》所谓“治暑之法，清心利小便最好；暑伤气，宜补真气为要”，故治疗时须分清表里、气血、湿燥。此例患者前有冠心病多年，气血早亏，又复感受暑湿之邪，耗气伤津，为此，颜老用益气运脾、清热除湿、生脉养津之剂投之。

2. 立法要点 叶天士《三时伏气外感篇》谓：“长夏湿令，暑必兼湿，暑伤气分，湿亦伤气，汗则耗气伤阳，胃汁大受劫烁，变病由此甚多。发泄司令，里真自虚。”颜老据此理论，认为暑温证，既要清暑利湿，又需根据暑邪易伤津耗气之特点，投以补气生津之品。暑温早期，当以辛凉解表，清心利小便；病至中后期，必须兼补真气为要，固本清源，扶正祛邪。

3. 用方特色 每入夏季，阳气易于升浮于上、于外，人体动辄大汗、心悸、气短、胸闷，或因贪凉饮冷，均导致人体耗气伤阴，脾胃阳气为寒、为湿阻遏，运化枢机不利的倾向。颜老认为，心血管疾病患者多有宗气化生匮乏、元气不充、脉气不续的关键病理机制，喜用东垣清暑益气汤，取其益气运脾、清热除湿、生脉生津，大具生化之功用，除治疗“疰夏”外，还习用于心血管疾病，只要符合气虚湿阻特征，如舌胖大，苔腻或薄黄腻、薄白腻，脉濡或芤等，四时皆可应用，对李东垣之方进行了创造性的应用拓展。方中有生脉散之组成，能补肺清心，益气充脉，合黄芪之补气升阳，故脉绝者服此，大有复脉之功。故本方既适用于暑月，亦不拘泥于暑月，凡心血管病及其他疾病属气阴不足、湿热中阻者，皆可酌情用之。

（潘燕君）

七、上消化道出血合并风寒

宗某,男,33岁。

病史:胃脘痛病史十年,每因劳累过度、饮食不节或寒热失宜而诱发,于饥饿时痛势加剧,得食则减,伴嗳气泛酸,曾因黑便而经胃镜检查诊为“十二指肠球部溃疡”。近一周因工作劳累,感受外邪发热,再以情志不舒,而致脘痛复作,口干而喜冷饮,自汗颇多,时有嘈杂,继之解黑色大便多次,量约500g,化验大便隐血强阳性,伴有畏寒发热,身楚头痛,测体温39.4℃,遂来就诊。

初诊:胃病多年,劳累则作,脘胀口干,自汗嘈杂,大便色黑,又不慎受寒,恶寒身楚,鼻塞流涕,发热咽红,舌淡苔白腻,脉细。内有瘀热,外有风寒犯表。治以清热止血,扶正解表。

处方:紫苏叶9g,紫苏梗9g,川芎茶调散(包)12g,蔓荆子9g,太子参9g,杏仁9g,薏苡仁9g,陈皮6g,白豆蔻2.4g,茯苓9g。4剂。

另:“止血Ⅰ号”(土大黄、蒲黄、白及粉等份)4.5g,每日3次。

本例患者素有十二指肠球部溃疡病史,复又外感风寒,外感内伤胶结并见,两相掣肘,治疗颇为棘手。如一味发表,汗血同源,血家忌汗;一味止血,又恐引邪深入。颜老采取止血粉剂以止血,汤剂扶正以解表,标本兼顾,扶正祛邪。

方以川芎茶调散入汤剂合煎,疏风解表而止头痛;因苔白腻,提示胃失和降,气机不宣,外邪夹湿夹热,故用杏仁、薏苡仁、白豆蔻,取三仁汤义,化湿渗利,并配紫苏梗化湿和中;陈皮、茯苓健脾化饮;蔓荆子既风药胜湿,又善清头部风热;紫苏叶解表散寒,行气宽中;颜老考虑此患者出血兼有外感,要注意轻清宣解,达邪而不伤正气,故用太子参补气生津,补中兼清,托里解表,诸药合用,颇合喻昌“逆流挽舟法”及《局方》人参败毒散神韵。

针对患者的上消化道出血,颜老应用验方“止血Ⅰ号”以降瘀止血。“止血Ⅰ号”中土大黄用于血热妄行之出血证,配以白及收敛止血,蒲黄化瘀止血,三味合用,有化瘀降火、活血止血之功。土大黄与大黄功效相似,具清热解毒、止血祛瘀、通便杀虫等功效,主要区别在于其生长环境和分布地区,药用历史悠久,《质问本草》《本草纲目拾遗》等本草书中均有记载,治疗疥癣、肺痈、肺脓疡、肺结核咯血等,现代临床与大黄常常互通运用,而止血之效尤为突出。

二诊：药后身热退，头痛身楚瘥，仍有鼻塞，微恶风寒，再进2剂，诸症全消，大便日行一次，色黄成形，隐血阴性，纳可眠安，精神转佳，血家当以胃药收功，用香砂养胃丸善后。

患者药后热退，症势转危为安。颜老认为血家当以胃药收功，因脾胃是人体气机升降的枢纽，也是气血生化之源，又为统血之关键。通过调理脾胃来治疗血证，可帮助恢复身体的阴阳气血平衡，从而达到治愈疾病的目的。

1. 识证精义 十二指肠球部溃疡伴出血属于中医学"便血"范畴。《金匮要略》提出先便后血为远血、先血后便为近血作为识证要点。《类证治裁》则谓："便血由肠胃火伤阴络，血与便下，治分血之远近虚实新久，不可概行凉血涩血。"颜老根据唐容川《血证论》所言"经隧之中，既有瘀血踞住，则新血不能安行无恙，终必妄走而吐溢矣"，认为瘀血留滞，阻隔脉络，也是出血的基本病因。

2. 立法要点 本例患者胃痛便血在先，外感发热在后。不止血，恐有血去气脱之危；不退热，则邪易陷入营血之分，治疗容易陷入两难之境。颜老考虑患者胃病十年之久，脾胃气虚无疑，是为本；便血与发热均为急症，是为标。急则治标，故取汤剂与散剂并用，方用参苏饮加减合川芎茶调散以扶正解表，"止血Ⅰ号"化瘀以止血。待急症缓解之后，则改用香砂养胃丸健脾益气，以缓则图治其本也。

3. 用方特色

(1) 参苏饮出《太平惠民和剂局方》，由人参、紫苏叶、葛根、姜半夏、前胡、茯苓、木香、炒枳壳、桔梗、甘草、陈皮、生姜、大枣组成，功能益气解表，行气化痰，治体虚气弱、感冒风寒诸症，此案颜老取方中主药四味（太子参、紫苏叶、茯苓、陈皮），并配伍解表、和中、化湿诸品，用药丝丝入扣，值得效法。

(2) 颜老认为凡出血之症，必有瘀血内结，血不循经，故治胃溃疡出血，必须寓活血于止血之中。自制"止血Ⅰ号"（土大黄、蒲黄、白及粉）化瘀降火而宁络，吞服可活血止血，治疗胃与十二指肠溃疡出血多例，已在临床运用多年，效果显著。

（潘燕君）

第二章

肺系病证

一、秋燥咳嗽

郭某，男，51岁。2005年11月23日初诊。

病史：三周前，咽痒咳嗽、咽干，咳痰不爽且量少，痰色黄白相间，口鼻干燥。平时工作辛劳，近一年来，自感神疲乏力，反复感冒；入秋之后，时有咳嗽、咽痒；胃纳尚可。

初诊：时而呛咳、咽痒，脉细数，舌红苔薄。为秋燥犯肺，清肃失司之象。拟润燥宣肺，化痰止咳。

处方：前胡9g，桔梗6g，杏仁9g，川贝母、浙贝母(各)9g，冬瓜子9g，桑白皮9g，枇杷叶9g，南沙参、北沙参(各)9g，枳壳9g，天花粉9g，半夏9g，橘红6g，紫苏子9g。7剂。

患者为中老年男性，感受温燥，致肺失清肃，耗伤津液，故咳嗽咽痒，咳痰不畅，量少，口鼻干燥，舌红苔薄，脉细数。治当润燥宣肺，化痰止咳，颜老以桑杏汤加减，轻宣化痰，温润止咳。

桑杏汤出自《温病条辨》，属轻宣凉润之方，原治外感温燥，能使燥热除而肺津复。桑杏汤方中原用桑叶，一般认为经霜后的桑叶品质较佳，凉肃之力更著，而名霜桑叶或冬桑叶，味苦、甘，性寒，散风清热，凉血明目。颜老于此案中易桑叶为桑白皮，又名桑根白皮，味甘，性寒，功能清肺行水，止咳平喘，更适合于肺热咳喘证，故取用之；加枇杷叶，取其清肃肺气，下气止咳之功；杏仁宣利肺气，润燥止咳；川、浙贝母清化热痰，助杏仁止咳化痰；南沙参化痰滋阴，北沙参润肺养阴，亦常常并用；前胡降气化痰，宣散风热；枳壳配桔梗，一升一降，理气化痰，以助肺气宣降；半夏、橘红理气化痰，寓二陈汤义。桑杏汤原方尚有豆豉、山栀子，为栀子豉汤义，清热除烦，宣发郁热，颜老易之为桔梗、枳壳、前胡等，转为利咽喉、宣肃肺气之笔。燥为六淫之邪，最易犯肺，冬瓜子、天花粉、紫苏子润燥化痰下气，其中冬瓜子为颜氏内科常用之品，能清肺化痰，消痈排脓，除湿利水，通行脉络。全方润燥兼施，升降呼应，收效甚捷。

二诊：服药3剂，咳嗽即止，其他症状也随之消失。舌脉如前，取益气固表之剂以善后。

玉屏风冲剂，每日2次，每次1包，开水冲服。

二诊咳嗽已愈，鉴于患者体弱神疲，反复感冒，属卫气不固之象，故予玉屏风散益气固表，即预防为主，愈后防复之意。

1. 识证精义　咳嗽一证，大抵分为外感、内伤两大类。外感之咳，因肺主皮毛，为清虚之脏，最易感受外邪，六淫侵袭，肺卫受感，肺气失宣而致咳嗽；内伤之咳，多属肺、脾、肝、肾等脏腑功能失和，如脾虚生痰致肺失宣降，木火刑金致肺失清肃，肺肾阴虚致虚火灼肺等。本案患者所感燥邪为六淫之一，燥邪犯肺，多见干咳少痰、口鼻干燥等，宜以润燥宣肺为治；且秋季在长夏之后，时有长夏之积热、湿邪留连为患，在本案治疗中亦当有所兼顾。

2. 立法要点　颜老认为，肺居高位，其气以宣发与下降为顺，无论风燥痰热皆能造成肺气失降、气机闭阻，故肺气宜宣不宜闭，宜降不宜升。本例患者于秋季时节感受燥邪，致肺失宣肃，耗伤津液，故咳嗽咽痒。桑杏汤功能清宣肺燥，肃肺止咳，为治疗温燥外袭，肺燥咳嗽之要方，在本案中颜老通过切合患者体质、发病特点的细致考量，化裁运用，颇为合拍。

3. 用方特色　颜老治疗咳嗽，初起在表，重视宣发；病久入里，则重视肃肺之药的应用，认为肺气上逆则咳，下顺则止。临床根据引起咳嗽的不同病因病机，选用性味不一的降肺肃气之品，如痰气交阻者，取旋覆花、厚朴；肺胃气逆者，用枇杷叶、陈皮；木火刑金者，选桑白皮、地骨皮；燥痰阻肺者，投紫苏子、杏仁、贝母、沙参；痰热壅肺者，则配葶苈子、海蛤壳等，辨证而施，皆能奏效。

（潘燕君）

二、支气管扩张咯血

戴某，男，42岁。1978年5月23日初诊。

病史：结核病史已二十多年，曾多次咯血。以再次大咯血住院。检查：体温36.8℃，心率82次/min，血压160/90mmHg，血红蛋白107.8g/L，红细胞3.7×10^{12}/L，白细胞8.4×10^{9}/L，两肺呼吸音清晰，左肩胛下可闻及水泡音。诊断为两肺陈旧性肺结核、支气管扩张。入院后每隔2~3小时即咯血1次，每次40~200ml，三天累计达3 000ml左右。经各种紧急处理，包括药物、输血、人工气胸止血等，均未见效。胸科医院会诊认为保守疗法困难，主张手术治疗，乃请中医会诊。

初诊：巨口咯红，盈盆盈碗，病经三日，病仍不衰，气促声壮，倚床而坐，脉细滑小数，舌红，苔薄。血家痰瘀交阻，迫血妄行。急当清营泄热，化瘀安络。

处方：

(1)广犀角①12g，鲜地黄60g，牡丹皮9g，赤芍15g，生大黄9g，白及粉3g、参三七粉3g(和匀另吞)。3剂。

(2)紫雪丹1.5g，分2次吞下。

(3)附子粉、姜汁调敷两涌泉穴；生大黄粉、鸡蛋清调敷两太阳穴。3剂。

患者夙有肺痨病史，正气虚损，痨伤肺络，血溢脉外，发为咯血。肺司百脉之气，肝藏诸经之血，肝家气火暴升，气冲血逆，火迫血溢，来势湍急，故见咯血盈盆，脉数舌红，气促声壮，不能平卧。治疗亟取清营泄热，化瘀安络为法。

初诊实火迫血，内服方用犀角地黄汤合紫雪丹。方中犀角凉血宁血，善治血热妄行之出血证，由于药源关系，近年多以大剂量水牛角代；鲜地黄重用至60g，凉血滋阴，尤胜干品；牡丹皮、赤芍泄血分伏热，散离经之瘀；生大黄苦寒直折，泻血分瘀热；在以上汤方的基础上，参入和匀吞服之二味粉剂同用，其中白及粉一味，《医方集解》称其为独圣散，苦辛性涩，能补肺止血；参三七，又名三七、金不换，《本草纲目拾遗》记载"人参补气第一，三七补血第一，味同而功亦等，故人并称曰人参、三七为药品中之最珍贵者"，功能和营止血，通脉行瘀，消肿定痛。并配以紫雪丹，原治温热病邪内陷心包之证，此处颜老取其清热镇潜之力，以挫木火暴鸱之势。

外用蛋清调生大黄粉敷太阳穴，降气止血；姜汁调附子粉敷涌泉穴，导气归窟。

① 现已禁用。

二诊：咯红势已大减，尚有余波，烦躁不宁，袒胸露腹，喜凉爽，下肢喜温，脉细缓而涩，舌红，苔灰黑。失血后气阴两亏，阴不敛阳，瘀热未化，血不循经，络伤血溢，正虚邪实。再拟育阴化瘀。

处方：生地黄 12g，麦冬 9g，五味子 4.5g，石斛 12g，桃仁 12g，芦根 30g，北沙参 18g，牡丹皮 9g，炒赤芍 12g，冬瓜子 12g，生薏苡仁 18g。14 剂。

三诊：上方进退连服数日余，脉静身凉，胸中懊憹，间或咯出紫暗色血块。乃瘀热未净，阻塞气机，气有余便是火。亟为扶正，化瘀，降气。

处方：南沙参 15g，北沙参 15g，五味子 9g，党参 12g，麦冬 12g，白芍 12g，生地黄 30g，白及 15g，阿胶 9g，丹皮炭 9g，生蒲黄(包)12g，降香 2.4g。7 剂。

自服此方后，缠绵月余之大咯血即未复发；后以调益气血痊愈。

诸法合用，共奏清营泄热、化瘀安络之功。

前方奏效，咯血大减。烦躁不宁，袒胸露腹，喜凉爽，为内有瘀热，肺金受灼，气阴两亏之象；上热下寒，为去血过多，阴不敛阳，阳气上越之征；脉细缓而涩，舌红，苔灰黑，均为阴不敛阳，瘀热内停，络伤血溢之表现。

二诊处方以生脉饮合千金苇茎汤、犀角地黄汤加味。生脉饮培补血家顿失之气阴，其中选用北沙参，取其清肺肃降之性；患者夙有肺痨、支气管扩张病史，苔见灰黑，故投以千金苇茎汤(桃仁、生薏苡仁、冬瓜子、芦根)清肺化痰，逐瘀排脓；犀角地黄汤去犀角，易大剂鲜地黄为干品；更加石斛滋水养胃，生津除烦，抑木润金。

三诊患者脉静身凉，是阴血渐复，虚阳下敛之佳象；胸中懊憹、咯紫暗血块，仍是瘀热未净之征，故继用养阴凉血，化瘀降气之法。

大法同前，方用生脉散合加减复脉汤出入。方用生脉饮原方加南北沙参，补气养阴，润肺化痰；加减复脉汤出《温病条辨》，去炙甘草之甘温、火麻仁之滑腻，以大剂生地黄，合白芍、麦冬、阿胶，凉血止血，除内羁之邪热，救被劫之阴液；配以降香，降气降火；白及，补肺止血，敛疮生肌；丹皮炭，凉血止血；生蒲黄，化瘀止血，独擅胜场。全方共奏养阴凉血，化瘀降气之功。收效甚捷，但咯血症状消失后无忘调益气血，以固根本。

1. 识证精义

(1)本病属中医“血证”“咯血”范畴。血之为物，受汁于中焦，奉心化赤，统于脾，藏于肝，为气所帅，温则行，寒则凝。血证骤发，来势汹涌，血色鲜红，出血量多，不可抑制者，多属气盛火旺，迫血妄行，所谓“血无火不升”“出血总缘于热”，《济生方》“夫血之妄行也，未有不因热之所发”。

(2)脉为血府,脉诊对血证诊断有重要意义。《东垣试效方》言"经云诸见血身热脉大者难治,是火邪胜也;身凉脉静者易治,是正气复也",颜老之父亦鲁公认为血证"凡脉来微弱平缓者易治,弦数急者难治……数大为阳亢,微细为血虚;弦数为阴火郁于血中",皆为经验之谈,临床尤需留心。

2. 立法要点

(1)颜老辨治血证,力主"血无止法"之说,主张审证求因,辨证论治,即《素问》所谓"伏其所主,而先其所因"。对于实证出血,治法当宗唐容川"治火即是治血"之说,亟宜苦寒之剂折其火势,药不厌凉,凉不厌早,不厌凉指用药宜凉宜重,不厌早谓用药宜早,热去即止,不可过量,以避冰伏之虞。

(2)唐容川治血有"止血、消瘀、宁血、补血"四法,临床上当辨其标本的轻重缓急而应变,注意气火的亢害承制,瘀滞与出血的因果关系及正胜与气脱的顺逆转归,灵活使用四法。例如《血证论》"凡吐衄,无论清凝鲜黑,总以去瘀为先",血证不可一味止涩,若症见紫黑成块,胸中满痛,烦躁懊侬,甚者其人如狂,则有瘀血内停,当须散瘀导下。

本例患者肺病久疾,肺肾金水不能相生,肝家气火夹痰瘀上犯,血络受灼,血液不循常道,而成巨口咯血之危重病证。颜老处方熔清热凉血、损阳和阴、釜底抽薪、消瘀安络、降气调气、止血复正于一炉,不仅挽救了患者的生命,树立了中医救治急危重症的典范,而且从现代临床诠释了唐容川治疗血证四法的新义。

3. 用方特色

(1)颜老临火热炽盛之咯血吐血,习用犀角地黄汤清热凉血,且用量宜大,中病即止,甚则合紫雪丹投之。《医宗金鉴》曰"热伤一切失血之病,皆宜犀角地黄汤,若胸膈满痛,是为瘀血,加桃仁、大黄……咯血,加天冬、麦冬",而紫雪丹内有犀、羚、石膏、寒水石之凉,沉香之降,功能清热泻火,降逆止血,一般每日 1.5g,分 2 次冲服。

(2)气火旺盛之血证,治宜苦寒直折,大黄正有其功,大黄禀悍利之力,有将军之名,其性苦寒,功能泻火凉血,兼可下血分瘀滞、热毒及痞块。《柳选四家医案》有关于血证用犀角和大黄指征,"有郁热见证,故方中用犀角,既有留瘀未尽,可加醋炙大黄炭",《证治准绳》言"一应血上溢之证,苟非脾虚泄泻,羸瘦不禁者,皆当以大黄醋制,和生地黄汁,及桃仁泥、牡丹皮之属,引入血分,使血下行,以转逆而为顺,此妙法也"。气火上逆之血证,治宜降气,可选降香,降香味辛、苦而性寒,功兼降气化瘀,俾气降瘀消,血络自安。

(3)《仁斋直指方论》"出血诸证，每每以胃药收功"，古时又有"凡失血之证，以甘寒之剂和之自止"之说，本案后以生脉饮加减调益气血收功，该方药味轻灵和缓，无滋腻碍胃之嫌，故为调理收功之良方。

（沈一凡）

三、慢性支气管炎（一）

王某，男，54岁。1982年12月3日初诊。

病史：二十余年前行右肺中下叶切除，术后一年开始发作喘息性支气管炎，春秋好发，近年加重；近半月因起居饮食不慎，宿痰引动，发热咳喘，咳引胸痛，咳痰黄白，夜不能平卧。

初诊：起居不慎引动宿饮，咳喘抬肩，恶寒发热，汗出不畅，咳引胸痛，咳痰黄白，动则喘甚，口苦，口干欲饮，纳便尚调，舌苔白腻，脉弦滑小数。饮邪化热，外寒包火。治以理肺化饮。

处方：桂枝3g，麻黄4.5g，生石膏30g，细辛3g，半夏9g，白芍6g，莱菔子12g，白芥子9g，紫苏子9g，鱼腥草40g，生姜2片。4剂。

患者素有喘证，时值冬令，起居不慎，外感风寒，内外相引，肺主气司皮毛，风寒束表，卫气被郁，恶寒发热，汗出不畅；新感引动夙痰，肺气失于宣肃，则见咳引胸痛，咳痰黄白，动则喘甚；郁而化热，故见口苦，口干欲饮。辨证当属内有痰饮，外有新感，两者相合，郁而化热，壅塞肺气之象。治拟解表化饮，理肺化痰为法。

颜老处方以小青龙加石膏汤合三子养亲汤加减。小青龙加石膏汤出自《金匮要略》，功能解表散饮，止咳平喘，主治风寒客表，痰饮内停诸症，以小青龙汤（麻黄、桂枝、干姜、细辛、五味子、半夏、芍药、炙甘草）温阳散寒蠲饮，加石膏清郁热而除烦躁，与本例恶寒发热，汗出不畅并咳痰黄白，口干口苦，苔白腻，脉弦滑小数之主证相符。颜老初诊用本方去甘草、五味子之甘酸滋补，并以生姜之辛散易干姜之温补；三子养亲汤出自《韩氏医通》，由紫苏子、白芥子、莱菔子三味组成，功能降气祛痰，消胀定喘，颜老临床遇痰饮内蓄，肺失清肃，寒热夹杂之咳喘病例习用之；在二方基础上，颜老加入鱼腥草一味，味辛，性寒凉，入肺经，善清痰热，消痈疡，于本案取之，可加强石膏清肺之力及三子养亲汤、半夏等化痰之功。诸药合用，辛散酸收，理肺解表。

二诊：表里同治，寒热并投，表寒已散，肺热渐清，寒饮渐退，咳嗽气喘，痰多白沫，苔白腻多津，舌偏暗红，脉细滑。用小青龙汤。

处方：桂枝3g，细辛3g，半夏9g，白芍6g，紫苏子9g，白术9g，白芥子9g，莱菔子12g，鱼腥草30g，茯苓9g，甘草3g。3剂。

三诊：寒热退，咳嗽减，苔薄白腻，脉细滑。饮邪渐化，余邪未净。治拟健脾益肺，佐以清肃余邪。

处方：桂枝3g，茯苓12g，白术9g，甘草3g，紫苏子9g，陈皮6g，白芥子9g，莱菔子12g，鱼腥草15g，南沙参9g，北沙参9g，太子参9g。3剂。

经治患者表寒已散，肺热渐清，寒饮渐退。咳嗽气喘，为肺失清肃之象；痰多白沫，苔白腻多津，脉细滑，为寒饮余留之征。故仍以前法出入。

表寒已散，故去麻黄、生姜；肺热渐清，故去石膏，减鱼腥草剂量，酌加茯苓、白术、甘草健脾化饮；并续用三子养亲汤原方，温经化痰顺气。

三诊表邪得解，寒热已退，肺气得平，咳嗽减轻；但见苔薄白腻，脉细滑，表明余邪未净。以健脾益肺，清肃余邪之法收功。

方用苓桂术甘汤合三子养亲汤加减，符合“病痰饮者，当以温药和之”大旨；而脾为生痰之源，肺为贮痰之器，治痰总以理气、健脾之法收功，故加陈皮，与茯苓寓二陈之义；加太子参，与前药合四君之义；苔腻渐化，当虑肺络久伤，故于理气健脾之外，予南北沙参清肃培补，剿抚兼施。

1. 识证精义 慢性支气管炎可参考中医“喘证”“上气”等病证论治。肺为五脏六腑之华盖，主一身之气而温皮毛，其为娇脏，不耐寒热，一旦受邪，则气乱于胸，痰停于肺，轻则为咳，重则为喘。喘证有虚实之分。实者气粗声高，痰鸣咳嗽，发病骤急，又有寒痰、热痰之不同；虚者气短难续，神疲声低，遇劳为甚，又有肺虚、肾虚之分别。颜老在治疗该病时指出，在宣肺祛邪同时还应注重辨别是否为痰浊停食所致。若胃中停食，上渍于肺，壅遏肺气，则咳喘上气。

2. 立法要点 汪机言“肺受病易，药入肺难”，盖上焦如羽，非轻不举，若轻宣太过，则肺气不能敛降；若沉降太过，肺为华盖，则汤散径过。颜老治疗肺病，注重宣、肃二法，认为宣肺即为发表达邪，其在外感初期尤为重要；肃肺即为祛痰下气，如胃中停食，阻滞中焦，肺失肃降，当辅以化痰消食之法，则事半功倍。

3. 用方特色 颜老治风寒郁肺，气不布津，凝聚为饮之咳嗽，喘息，泡沫痰，恶寒背冷，舌苔白滑，多用温肺化饮之小青龙汤治之；其化热者，可加石膏辛寒清热。《金匮要略》“肺胀，咳而上气，烦躁而喘，脉浮者，心下有水，小青龙加石膏汤主之”，后代医家治痰饮亦多从本方化裁。柯韵伯谓小青龙汤主水寒在胃，久咳肺虚。《外台秘要》引《古今录验》沃雪汤，即本方去芍药、甘草，治上气不得息，喉中水鸡声。而针对风寒束表已解，咳喘减轻者，颜老应用此方亦参考《临证指南医案》之加减法，去麻黄而合用苓桂术甘汤，即张仲景谓“病痰饮者，当以温药和之”。

颜老认为肺居高位，其气以下降为顺，在治疗痰气壅肺时，偏寒者多用小青龙汤加葶苈子，偏热者多用麻杏石甘汤加葶苈子，偏痰壅者多用三子养亲汤加葶苈子(称为“四子养亲汤”)。葶苈子味辛、苦，入肺经，功能祛痰止咳，下气行水，临证或加枇杷叶、紫苏子、旋覆花等加强降气肃肺之力。颜老临证还常用三子养亲汤加山楂、枳实、茯苓等肺胃同治上气咳喘，如《医方集解》指出“白芥子除痰，紫苏子降气，莱菔子消食，然皆行气豁痰之药，气行则火降而痰消矣”。

(沈一凡)

四、慢性支气管炎(二)

朱某，女，47岁。1991年6月5日初诊。

病史：自1984年咳嗽至今，其中曾咯血数次。有肺结核家族史。门诊胸片示“慢性支气管炎，肺气肿”，痰找结核杆菌6次皆为“阴性”，迭经中西药物治疗未效而收入院。

初诊：咳嗽七年，缠绵未愈，咳时觉气上逆，胸宇灼热，口干不思饮，纳可便调寐安，形瘦神萎，面色少华，眶周黧黑，巩膜瘀丝，脉细，苔薄，舌紫有瘀点。久病入络，痰瘀同源，肺失清肃之职。拟化痰瘀，降肺气。

患者咳嗽，缠绵七载，曾有多次咯血，久病入络，故见眶周黧黑，巩膜瘀丝，舌紫有瘀点；瘀血夹痰，上干肺气，肺失宣肃，则见咳嗽气逆；痰瘀阻气，郁而化热，则见胸宇灼热；瘀热阻津，津不上承，则见口干不思饮；瘀血不去，新血不生，则见面色少华，形瘦神萎，脉细。四诊合参，属中医咳嗽病，痰热夹瘀，胶着不化，肺失宣肃之证。治疗当以化痰瘀，降肺气为法。

处方：紫苏子9g，射干9g，白前9g，枳壳4.5g，桔梗4.5g，郁金9g，瓦楞子（先煎）15g，桃仁9g，丝瓜络9g，橘络4.5g，降香2.4g，苏木9g。7剂。

颜老处方以紫苏子下气泻肺，白前降气祛痰；射干苦寒，消痰散结，泻胸中实；枳壳、桔梗，一升一降，宽胸理气；瓦楞子味咸性平，生用软坚化痰，消痰祛瘀，煅用则可制胃酸；郁金、桃仁、降香、苏木，辛润通络，化瘀活血；丝瓜络、橘络，以络入络，通络化痰。诸药合用，共奏降气消痰、化瘀通络之功。

二诊：七年之宿恙顿减，气逆之象初平，胸宇仍感灼热，脉细弦，舌紫，苔薄。原制中的，再予增损。

处方：上方去丝瓜络，加黄芩9g。7剂。

方证合拍，宿恙顿减。脉细弦，舌紫苔薄，仍为痰瘀交阻之征；胸宇灼热，是肺有郁热之象。故治疗仍从原制，加用黄芩，为清泄肺经壅热之要药。

药后咳嗽已止，停汤药改予丹参片、逍遥丸出院巩固。

经治肺气已平，咳嗽已止，继用丹参片、逍遥丸化瘀通络，调肝健脾以收功。

1. 识证精义　此案为久咳，《内经》云“五脏六腑皆令人咳”，马培之谓内伤咳嗽“内伤之头绪又繁，其见症则固肺也，而其致病之由，则不徒在肺”“咳病最难医，以其难于立止也”。颜老辨治疑难杂病，推崇“气为百病之长，血为百病之胎”，本案即从痰瘀阻气辨治，《医学入门》谓“瘀血咳，则喉间常有腥气……或见血紫黑色者”，该患者既往有咯血病史，病程缠绵日久，体征见眶周黧黑，巩膜瘀丝，舌紫有瘀点，皆为有瘀血之表现。

2. 立法要点　痰瘀不去，络脉不安，宣肃不复，《丹溪心法》对于“痰夹瘀血”碍气而病，治疗“宜养血以流动乎气，降火疏肝以清痰”。颜老此案立足化痰瘀、降肺气之法。其中，针对久病入络之瘀血，采用辛润通络之法，如叶天士言“久发频发之恙，必伤及络，络乃聚血之所，久病必瘀闭，香燥破血，凝滞滋血，皆是证之禁忌”，方中用降香和苏木辛香透络，引桃仁和郁金化瘀润络；针对肺气不降，颜老用宣、肃二法治之，以枳壳配桔梗，一升一降，燮理胸中之气，另用紫苏子、白前、射干以利肺下气。

3. 用方特色　颜老常用苏木和降香降气化瘀，畅胸中积滞。苏木性平，味甘、咸、辛，功能祛瘀通经；降香辛温，有祛瘀止血、降气定痛之效，《本草备要》记载其可“辟恶气怪异，疗伤折金疮，止血定痛”。两者同用，可化胸中瘀滞，降肺之逆气，颜老亦常用治心、胃疾患。

丝瓜络和橘络也是颜老常用药对。《本草纲目》记载丝瓜络“丝瓜老者，筋络贯串，房隔联属，故能通人脉络脏腑……消肿化痰，祛痛杀虫及治诸血病也”，《本草求原》记载橘络“通经络，舒气化痰，燥胃去秽，和血脉”，二络皆可主治胸胁经络不通，胸闷胀痛等症，通络行滞，平和而有效。

（沈一凡）

五、慢性支气管炎（三）

张某，男，67岁。1985年10月5日初诊。

病史：有慢性支气管炎史及胆囊炎、胆石症病史十余年。常因起居不慎感受风邪而发作，尤好发于秋季。一周前因“感冒”而致寒热、咳嗽、痰多色黄、胸闷，同时出现上腹疼痛拒按，目黄，尿黄。

初诊：起居不慎，感受风邪，引动宿疾，而发寒热，咳嗽，痰多色黄，鼻塞胸闷，又见腹痛拒按，目黄尿黄，舌质暗，苔黄燥，诊脉弦滑。痰热蕴肺，肝胆湿热。治以泻肺涤痰，清利肝胆湿热。

处方：茵陈30g，山栀子9g，生大黄9g，黄芩12g，葶苈子12g，杏仁9g，云茯苓15g，前胡9g，桑白皮9g，紫菀9g，天花粉9g，芦根30g，金荞麦30g。3剂。

患者既往有慢性支气管炎、胆结石伴胆囊炎病史，其病经年，因起居不慎，外感风邪，引动宿疾。肺朝百脉，为水之上源，感受外邪，水道不调，津液化生痰饮，郁而化热，随肺气上逆，故见咳嗽，痰多色黄；肺主皮毛，其开窍于鼻，外感风邪，入里化热，肺失肃降，则见发寒热，鼻塞胸闷；肝主疏泄，外邪扰及肝胆，肝气郁滞，不通则痛，故见腹痛拒按；郁滞化火，煎熬胆汁，外溢肝窍，则见目黄尿黄。辨证当属痰热蕴肺，肺失清肃为标；肝胆湿热、瘀热，在腑、在脏为本。治疗当以泻肺涤痰，清利肝胆湿热为法。

颜老处方以茵陈蒿汤加味。方用茵陈清热利湿，为治黄疸要药；栀子清利三焦，引湿热从小便而去；生大黄苦寒泻下，清热逐瘀，导湿热从大便而出。在茵陈蒿汤基础上，加用黄芩、金荞麦清肺化痰；桑白皮、葶苈子泻肺肃降；紫菀、杏仁开肺宣通；前胡、茯苓降气化痰；苔见黄燥，提示邪热伤及津液，故取天花粉、芦根清热生津，又不碍邪。

二诊：经服清肺化痰、清利肝胆之剂，咳减，痰转白沫，鼻塞欠畅，右上腹疼痛明显缓解，舌红，苔薄腻而少津，脉弦滑。前法已效，化裁再进。

处方：茵陈 30g，黄芩 12g，葶苈子 12g，杏仁 9g，金荞麦 30g，紫菀 9g，桑白皮 9g，前胡 9g，天花粉 9g，芦根 30g，生大黄 6g。3 剂。

经治患者肺气渐平，故咳嗽减轻；肺热减，则痰转白沫；肝胆湿热渐去，腑气通，故右上腹疼痛好转。舌红苔薄腻而少津，脉弦滑，仍为肝胆湿热，痰湿蕴肺，津液暗耗之征象。

颜老处方仍以前方出入。肺经热痰及肝胆湿热减轻，故去山栀子；腹痛减轻，生大黄遂减量至 6g；舌苔少津，津液不足，故去茯苓之淡渗伤津。

三诊：寒热已清，咳嗽显减，咳痰黄白相间，咯吐较畅，腹痛已瘥，目黄已退，小便渐清。舌红，苔腻，脉弦滑。肺经痰热渐清，肝胆湿热未楚，前法出入再进。

处方：茵陈 30g，山栀子 9g，生大黄 6g，黄芩 9g，葶苈子 12g，紫菀 9g，桑白皮 9g，杏仁 9g，白茯苓 12g，金荞麦 15g，芦根 30g，平地木 15g，仙人对坐草 15g。7 剂。

仍用茵陈蒿汤清热利湿；葶苈子、桑白皮、紫菀、杏仁泻肺肃气；黄芩、金荞麦清肺化痰；芦根清肺生津；苔腻，故加茯苓健脾化湿；平地木、仙人对坐草清热利湿，利胆退黄。

药来热净神爽，偶有咳嗽，无腹痛不适，转健脾胃方善后。

邪去正安，顾护后天，以资肺金之母。

1. 识证精义 本例肺经与胆腑同病，来势均急。患者夙有慢性支气管炎、胆囊结石伴胆囊炎病史，风邪外感，入其虚处，发为咳嗽、腹痛及黄疸。颜老认为肺居高位，为五脏六腑之华盖，其属金而通于秋气，故肺气宜降。外感风寒，气乱于胸，津不输布，化生痰饮，则有发寒热，咳嗽，痰多色黄，鼻塞胸闷等症。

胆囊结石伴胆囊炎，可参考“胁痛”“胆胀”和“黄疸”等病证辨治。中医认为胆既属于六腑，又隶属于奇恒之腑。胆为六腑，六腑传化物而不藏，以通为补，以降为顺，其属甲木，喜条达而恶抑郁，其气不降不疏为病，如《灵枢·胀论》记载“胆胀者，胁下痛胀，口中苦，善太息”。故胆病多由通降不达，疏泄不畅所生，且胆胃相邻，两者关系密切，非胃气下行，则胆火不降，胆火胃湿，胶着日久，湿热浸淫营血，煎熬胆汁，炼成砂石，通化失常，甚者泛溢肌肤。

2. 立法要点 颜老本案用泻肺涤痰，清利肝胆湿热之法治疗。肺司一身之气，肺气肃清，则一身气机调畅，如《王孟英医案》所论“盖升降愆常，枢机窒涩，由乎风阳浮动，治节横斜，肺既不主肃清，一身之气皆滞也”。本例肺与肝胆同病，二脏一腑本以清肃、疏泄为顺，职司不行，气机窒闭，故治疗原则以肃肺平肝为大趋势；在此基础上细致辨证，顾及痰热瘀浊之标实、热灼伤津之本虚等环节，并考虑脏腑之间相互关系，药少力宏，辨证精当，值得效法。

3. 用方特色

(1) 颜老习用茵陈蒿汤法治疗胆囊结石伴炎症。《伤寒论》“伤寒七八日，身黄如橘子色，小便不利，腹微满者，茵陈蒿汤主之”，茵陈蒿汤主治湿热黄疸。方中茵陈清热利湿，为退黄要药，用量宜大；栀子清热降火，导湿热从小便而出；大黄泻热逐瘀，导瘀热从大便而出。

(2) 颜老善用平地木和仙人对坐草治疗肝胆湿热。仙人对坐草，又名大金钱草，性平味苦，功能清利湿热。平地木，又名矮地茶、老勿大，味辛苦而性平，有化痰利湿、活血通络功效。颜老认为仙人对坐草可用于治疗胆、肾结石，平地木则药能入血分，两者相配，善祛肝经血分湿热，临床可用于治疗急慢性肝炎、黄疸、胆结石和胆囊炎等证属肝经血分湿热的疾病，其降氨基转移酶效果优于柴胡和五味子等药。

（沈一凡）

六、慢性支气管炎（四）

鞠某，女，55岁。2005年11月16日初诊。

病史：患者1998年因外感风寒而致咳嗽，经抗生素治疗后未痊愈，此后反复发作咳嗽，多因受凉而引起，冬天多发，天气转暖则好转。咳嗽有痰，色白而浓稠，无胸痛，仅喉咙不适，胸片示“慢性支气管炎，肺纹理增粗”。近日咳嗽、咳痰加剧，故来就诊。

患者既往感冒风寒，以致咳嗽迁延不愈，饮邪久伏，稍感外寒，即引动伏饮，夹感而发，证属本虚标实。背为阳，督脉为阳脉之海，阳气不足，则见畏寒，以背部为甚；阳虚水饮不化，聚而生痰，肺为贮痰之器，痰饮久羁，阻隔气机，故见咳嗽有痰，色白而浓稠，甚则气促；阳虚脾失健运，则见大便日三四行。辨证皆属阳气不足，痰饮内停之象。《金匮要略》“病痰饮者，当以温药和之”

初诊：痰饮潜伏肺肾，久咳八载，痰多白沫，畏寒，以背部尤甚，大便日行3~4次，甚则气促，脉沉细，舌苔薄腻。病痰饮者，当以温药和之，证属阳失斡旋，故拟温煦，取“离照当空，阴霾自化”之意。

处方：淡附片6g，炙麻黄9g，半夏15g，细辛4.5g，甘草4.5g，五味子9g，桂枝4.5g，葶苈子9g，车前草9g，茯苓15g，桔梗6g，干姜2.4g，化橘红6g，白芍9g。14剂。

确立了痰饮病的治疗宗旨；然肺主气而肾纳气，久病畏寒，大便日行多次，脉沉细等，提示当肺肾兼顾。

颜老处方以小青龙汤合二陈汤加味。小青龙汤解表化饮，止咳平喘，治外寒内饮之证；合二陈汤（半夏、化橘红、茯苓、甘草）燥湿化痰，行气和中，治脾虚生痰之证。两方相合，外解风寒，内化痰饮，内外呼应。元代王好古早年师事张元素，后复从学于李东垣，重点阐发伤寒内感阴证，在三阴中首重太阴，如病入少阴，则于方中参入附子，此案中颜老于小青龙汤、二陈汤中合以附子，可以理解为借附子“行经而不止”并温煦肾阳及周身阳气，故言“离照当空，阴霾自散”，因病久，除咳嗽外，已出现气促脉沉细，当虑肾不纳气之虞；并以桔梗利咽，化痰宣肺；车前草化痰止咳，利小便以实大便；葶苈子肃肺下气。诸药合用，共奏温阳理肺、化痰消饮之功。

二诊：药后诸症改善，仍有少许咳嗽，气促；伏邪从痰饮立法，得温缓解，宿患转平，再宗前法，以肃余氛。

痰饮伏邪得温散而解，诸症得缓；仍有咳嗽、气促，守前法再进。

处方：炙麻黄9g，淡附片6g，半夏15g，细辛4.5g，五味子9g，桂枝4.5g，白术15g，甘草4.5g，紫苏子9g，葶苈子9g，干姜2.4g，茯苓9g，菟丝子9g，地龙6g，巴戟天9g。14剂。

经治患者痰饮渐肃，故去车前草、桔梗；加紫苏子降气化痰；脾为生痰之源，故加白术以健脾化痰，治理生痰之源，并与桂枝、茯苓、甘草等合为苓桂术甘汤，亦为“温药和之”之代表方；又饮邪久延，穷而及肾，故加菟丝子、巴戟天温补肾阳；寒积日久，碍气阻血，瘀从中生，故加地龙化瘀通络，平喘利尿。

药后咳嗽即止。

1. 识证精义 本病属中医“痰饮”“留饮”病范畴，如《金匮要略》“夫心下有留饮，其人背寒冷如手大”“脉沉者，有留饮”。痰饮为阴邪，阻遏阳气，多见背寒，面部浮肿，其脉多沉或弦。临床常与“咳嗽”和“喘证”相兼而作。饮家咳甚，不可一味润肺下气，止咳平喘，而当主用桂枝、干姜和茯苓等温化痰饮，以治其本，如叶天士强调“当治饮不治咳”。

2. 立法要点 治饮有内外之分。《金匮要略》“夫短气有微饮，当从小便去之，苓桂术甘汤主之，肾气丸亦主之”，叶天士云“饮邪必用温药和之，更分外饮治脾，内饮治肾”。脾为生痰之源，脾失健运，水饮内停，变生痰饮，治疗需温运脾阳，如本案中的苓桂术甘汤、二陈汤等；肾主水，肾阳衰惫，肾之气化失司，则水饮泛溢，治疗当温肾化气，则痰饮可消。颜老治疗痰饮主张“离照当空，阴霾自化”，如《金匮》言“当以温药和之”，温药者，可开发腠理，运脾温肾，下通水道。二诊用附子、细辛、菟丝子和巴戟天温肾化气利饮，其中菟丝子和巴戟天为阳药柔剂，可减缓附子、细辛之辛热走窜，而有温养收纳之功。本案中针对内外合邪、病机复杂之沉疴，颜老肺、脾、肾三脏兼顾，处方注重缓急先后之次第，有条不紊。

3. 用方特色 附子辛温大热，其性善走，为通行十二经之纯阳要药，外达皮毛而除表寒，里达下元而温痼冷，与麻黄配伍，能温肺散寒，助阳固表，宣补并用，攻补兼施，温扶阳气，庶可克敌。颜老临床凡见咳喘频发，咳痰清稀，背俞寒冷，舌苔白腻等阳虚阴凝证者，重视阳气不足、不振在发病中的主导地位，常取小青龙汤加附子投之，每能奏效。历代本草虽言乌头反半夏，但经临床检验，屡用屡验，并无不良反应。

（沈一凡）

七、急性肺炎

王某，男，33岁。2005年9月12日初诊。

病史：患者七天前出现发热，咳嗽，体温最高38.8℃，休息后症情无缓解。曾外院急诊，胸片提示为“左中肺炎”，予先锋5号加环丙沙星静脉滴注抗菌治疗，热未退。后来我院就诊，测体温39.4℃，心率118次/min，血压110/80mmHg。血常规：白细胞14.6×10^9/L，中性粒细胞百分

急性肺炎属于中医学“风温”“咳喘”“厥脱”等范畴，病初多见邪袭肺卫，症见发热，恶风寒，咳喘，胸痛，口渴，倘若失治误治，病邪入里，则见高热呓语、神昏肢厥等变证。本例患者风温外袭，热盛入里，熏蒸肺胃胸膈，

比75%，淋巴细胞百分比25%。入院后续以抗菌治疗，但仍高热口渴，咳嗽气促，胸闷烦躁。

初诊：壮热已七天，汗多不解，咳嗽气促，胸闷烦躁，口渴溲黄，舌红苔黄腻，脉浮而芤。痰热熏蒸肺胃，拟人参白虎汤合栀子豉汤出入。

处方：生晒参9g，生石膏（先煎）30g，知母9g，淡竹叶9g，山栀子6g，六一散（包）9g，淡豆豉9g，带心连翘9g，茯苓9g，芦根30g，甘草3g。1剂。

痰热恋肺，肺失清肃，阳明邪热内炽，壮火食气，热盛迫津外泄，而致气阴两伤，故而症见咳嗽气促，烦躁口渴，溲黄，舌红，苔黄，并见芤脉。当此危急之际，非大将不能去大敌，故颜老取人参白虎汤合栀子豉汤加减，以补气养阴，清热生津，宣发郁热。

患者热病日久，耗气伤津，故以大补元气的生晒参与清热生津的白虎汤同用为基础方，即《伤寒论》之白虎加人参汤，为治疗气分热盛兼有气津耗伤的代表方剂，临床以大热、大渴、大汗、脉洪大为四大主症，其中石膏辛甘大寒，入肺胃二经，功擅清解，透热出表，以除热；知母苦寒质润，可助石膏清肺胃之热，亦可滋阴润燥。所合栀子豉汤亦为《伤寒论》名方，栀子性寒，淡豆豉性平，功能清透郁热，解郁除烦，其中栀子既能上入心胸清透郁热以除烦，又可导火下行以除热；淡豆豉既能宣泄胸中郁热，助栀子除烦，又能透散外邪。在二方基础上，更参入刘河间之六一散（滑石、甘草），清热利湿，俾湿热之邪从小便而出；淡竹叶、芦根清热泻火，生津止渴；连翘清热解毒，疏散风热，俾气分之热邪从卫分而解，其中连翘带心更可清心除烦开窍；茯苓健脾利湿，芦根清热生津，甘草顾护脾胃。全方益气养阴生津，清透郁热，使心肺卫气之邪从小便而去、从肌表而解。

二诊：昨进清热除烦生津之剂，发热已有下降之势，测体温38.2℃，精神较前好转，已能少量进食，微汗头痛，咳嗽胸痛，倦怠乏力，口干，舌质红，苔薄少津，脉浮。再拟原方1剂，静观其效。

二诊时，患者精神好转，胃纳转佳，发热有下降之势，症状减轻。上方一剂而效，虽然仍有口干、舌红少津等邪热伤津之象，颜老认为清一分邪热，即保一分津液，故守方继续治疗。

三诊：经投人参白虎汤合栀子豉汤2剂后，体温已渐下降，测体温37.5℃，咳痰见畅，左胸隐痛，纳差乏力，舌红苔薄，脉濡滑。再拟清化痰热，兼护阴津。

处方：皮尾参4.5g，南北沙参（各）9g，苦杏仁9g，生薏苡仁9g，冬瓜子15g，天竺黄6g，藕节9g，浙贝母9g，鱼腥草30g，茯苓9g，淡竹叶9g，鲜芦根30g，黛蛤散（包）9g。7剂。

药后发热渐平，咳嗽减，血常规示白细胞8.5×10^9/L，胸片提示“左中肺炎吸收期”，康复出院。

三诊时患者体温已基本正常，胸痛咳痰，脉濡滑，风温渐清，而痰热未净，故治疗以清化痰热为主，兼以益气养阴生津，转取孙思邈《千金》苇茎汤加减，该方为颜老治疗痰浓稠、有出血倾向之常用方剂，本案用之亦防止痰热内壅而成肺痈。瘀象不显，故暂去桃仁；皮尾参为生晒参中价格较低的品种，此时患者病情好转，经生晒参治疗后，元气已得到恢复，故而转用皮尾参以补气善后，亦可减轻患者经济负担；南北沙参养阴清肺，益胃生津；鱼腥草、天竺黄、浙贝母性寒，有清热化痰之效；苦杏仁性苦微温，化痰止咳平喘；淡竹叶清热泻火，生津止渴；茯苓健脾，顾护脾胃，且脾为生痰之源，健脾以杜绝生痰之源；黛蛤散清肝泻肺，化痰止咳，善治肝火犯肺之咳嗽，症见痰黄稠或带血，胁肋作痛等。全方共奏清热化痰、益气养阴之功，其中《千金》苇茎汤与黛蛤散之用，体现了颜老既病防变之决策思想。

1. 识证精义 急性肺炎属于中医“风温”“咳嗽”“喘证”等范畴，其辨证有卫气营血之分，如叶天士《外感温热篇》曰“温邪上受，首先犯肺，逆传心包”，表明温病往往发病急骤，发展迅速，诊治若依卫气营血按部就班，往往只能追随病势疲于奔波。故而颜老治疗风温类热病，往往不拘于卫气营血的平常传变顺序，推崇“客邪贵乎早逐”。本例患者风温外袭，热盛入里，痰热恋肺，肺失清肃，而见咳嗽咳痰，胸痛气促；阳明邪热内炽，热盛迫津外泄，而致气阴两伤，当有正虚邪留之虑。

2. 立法要点

（1）患者主症高热、咳嗽、烦躁、口渴均与热毒有关。热毒搏结营卫，卫强营闭，而见高热；热毒壅遏肺道，气失宣肃，而见咳喘；热毒灼伤气津，而见汗多、口渴、烦躁等。因此治疗不能只用汗法，亟宜清热解毒，清透郁热，扶正祛邪，因此初诊用人参白虎汤合栀子豉汤加减；三诊时患者高热已退，但舌红苔薄，气津不足明显，故颜老在清肺化痰的方剂中去生石膏，加入皮尾参、南北沙参等益气养阴生津之品以护其本。

(2)明代李中梓《证治汇补·痰证》云“脾为生痰之源,肺为贮痰之器”,清代柳宝诒《柳选四家医案·环溪草堂医案》上卷谓“肺为贮痰之器,脾为生痰之源,肺虚则痰不易化,脾虚则湿不能运”,颜老临证治疗急性肺炎,按“风温”“咳嗽”“喘证”等论治,常肺脾同治,培土生金以治疗肺系疾病之咳嗽咳痰,杜绝生痰之源,不治痰而痰自愈,可资临床借鉴。

3. 用方特色 颜老临床善用人参白虎汤治疗高热患者,认为生石膏、知母相须为用,功能泻火清热;人参补气生津,可防邪热伤津耗气;甘草扶助胃气,可防止寒性药物伤胃之弊。该方清热而不伤正,益气生津而不留邪,不仅常用于外感热病之高热,还宜于治疗诸多血液病(如白血病、再生障碍性贫血、血小板减少症等)急性发作时出现的高热、出血等症。

(孙春霞)

八、肺结节病

朱某,男,46岁。2005年9月21日初诊。

病史:2000年12月因低热、咳嗽、痰多、气促而行胸部CT、气管镜等检查,确诊为肺结节病,后长期服用激素治疗,最多时用泼尼松6粒/d(5mg/粒),好转后曾减量,但旋又加重,复住院并恢复上述剂量,同时加用雷公藤,造成胃脘疼痛。2003年起加用中药治疗,泼尼松逐渐减量,最少用至2.5粒/d,但减量时症情即有加重。

初诊:患者面色潮红,乏力,咳少,痰少,无气促,精神尚可,胃纳尚佳,小便尚调,大便溏薄,夜寐一般。激素用维持量内服、吸入。脉小数,舌苔黄腻。肺经痰热夹瘀,胶结不化,五脏俱受其制,当益肺化痰,祛瘀软坚,剿抚兼施,缓图效果。

本例患者肺结节病,临床以咳嗽、痰多、气促为主要表现,中医诊断当属“咳喘”证。从初诊时咳痰不多、气喘不甚等症状来看,尚属缓解期,但患者病程已有五年,颜老认为咳喘日久,痰饮内伏,邪满于中,上逆迫肺,肺失宣降之权,若仅用化痰甚难取效,还当开通肺气。加之患者由于长期服用激素,症见面红、乏力等气虚郁热之象。久病症情反复起伏,虚实夹杂,久病入络为瘀,与痰浊胶结为患。辨证属肺经痰热夹瘀,胶结不化,病久加之药石所伤,五脏俱受其制,治宜剿抚兼施,与益肺化痰软坚之品同用,缓缓图之。

处方：黄芪30g，生白术15g，苍术9g，生薏苡仁60g，怀山药30g，南沙参15g，北沙参15g，杏仁9g，桃仁9g，赤芍9g，生地黄15g，知母30g，百合30g，浙贝母9g，海浮石30g，海藻9g，昆布9g，僵蚕10g，甘草6g。14剂。

二诊：药后呼吸功能有明显改善，气促好转，但仍有咳嗽，痰黏，不易咳出。痰之为病，无处不到，非热即寒。虽迭经温清软坚，减而未已。今宗雪羹汤意，续以益肺化痰、祛瘀软坚之法。

处方：黄芪45g，党参15g，白术15g，生薏苡仁60g，生地黄15g，知母30g，百合30g，天冬9g，半夏15g，海浮石30g，海藻9g，昆布9g，蛤壳30g，牡蛎30g，山慈菇9g，甘草6g。7剂。

再予雪羹汤，取海蜇30g，荸荠15g，共放锅内，加水适量，小火煎煮1小时，顿服或分次喝汤。

初期治疗以黄芪补肺脾之气且托毒散结为君药；配南沙参、北沙参、生地黄、知母、杏仁、百合等滋阴润肺，清肃肺气，止咳化痰；桃仁、赤芍、浙贝母、海浮石、海藻、昆布、僵蚕祛瘀化痰，软坚散结，共为臣药；苍白术、生薏苡仁、怀山药益肺健脾，扶正祛邪为佐，其中生薏苡仁用量独重（60g），取其味甘、淡，性微寒，主渗湿，利肠胃，消水肿，可治肺痿、肺痈，除肺中邪气；甘草泻火解毒，调和诸药而为使。

二诊患者经过前期补肺健脾、化痰理气、祛瘀软坚，肺之宣肃功能得以恢复，但仍有痰黏难咳等症。颜老分析喘家日久，肺脾之气两虚，痰饮内伏，邪满于中，上逆迫肺，喘逆易反复发作。

因患者痰黏难咳，有伤阴之虞，故去苍术以防燥湿太过，加党参、天冬、雪羹汤等补益肺脾，养阴生津；颜老认为肺部结节多由痰浊壅滞而成，故加蛤壳、牡蛎、山慈菇咸以软坚，逐其黏如胶漆之老痰积块，配以半夏，以助咳痰外出，畅通气道；减杏仁、桃仁、赤芍、山药等活血养阴之品，去僵蚕、象贝母等散结化瘀之类，皆体现了颜老顾护中焦脾胃的学术思想。值得注意的是，方中知母、百合、海浮石、生牡蛎均用至30g，其甘寒滋阴、咸寒软坚之用意彰显。

雪羹汤出自王晋三《绛雪园古方选注》，以大荸荠4个、海蜇皮（洗净）30g共煎而成，功能养阴清热，化痰软坚，降逆止咳，主治阴虚夹有痰热之证，亦治痰热为患之咳喘，或肝经蕴热上冲，络脉不和之证，所谓“羹，食物之味调和也；雪，喻其淡而无奇，有

三诊：经益气润肺，化痰软坚，症状好转，咳喘减，咳少量黏痰。但近五日以来，中脘隐痛缠绵。脉细弦，舌苔薄腻。热象已减，仍有痰瘀交阻，肺胃失于通降之象。拟益气化痰，化瘀软坚，降气和胃。

处方：生黄芪 30g，党参 15g，白术 9g，苍术 9g，生薏苡仁 60g，青皮 6g，陈皮 6g，枳壳 9g，香附 9g，半夏 15g，紫苏子 9g，桔梗 6g，路路通 9g，王不留行 9g，生蒲黄（包）9g，海浮石 30g，海藻 9g，昆布 9g，甘草 4.5g。14 剂。

四诊：药后咳喘减，激素用量逐步减少。

清凉内沁之妙"，颜老常以本方治疗阴虚夹痰热瘀血之证，例如尝治肝硬化腹水而舌红尖绛者显效。本案颜老亦予雪羹汤分次口服，以养阴清热，软坚化痰。

经两次治疗后，脉数已除，热象见退，诸症悉减，但仍存在痰瘀互结，肺胃失于通降之象。颜老治喘，若见疾病稍有时日，多参以活血化瘀之品。颜老认为痰若不与瘀结，则痰易化易出，血气亦畅，气血携药力共达病所，正气得营血之援，又得药力之助，标易解，邪易驱。

三诊处方因热象已减，仍有痰瘀交阻，拟肃余氛，继予益肺化痰、祛瘀软坚、健脾和胃治疗，以图久效。因热象得减，苔转薄腻，复增数日来中脘隐痛之症，故去生地黄、知母、百合、天冬等养阴之品；在守原制扶正祛邪的基础上，以苍白术斡旋中焦之气，加青皮、陈皮、枳壳、香附等健脾理气之品，更配紫苏子、桔梗一升一降，在加强化痰的同时，既降上逆之肺气，又宣发胸中壅窒之宗气；加入路路通、王不留行、生蒲黄，在补益肺脾的同时辅以活血化瘀之品，使气血条达，搜除余邪遗害，而致和平。

药切病机，方见其效，患者激素用量渐少。嘱患者继续服用上方加减治疗，以巩固疗效。

1. 识证精义 《素问》云"五脏六腑皆令人咳"。咳喘一证，临床分外感、内伤两类。外感咳喘，以肺为标，脾肾为本；内伤咳喘，每以肺脾得病为始，日久不愈，必波及肾，故有"肺主出气，肾主纳气，肺为气之主，肾乃气之根"之说。肺结节病是一种非干酪样坏死性肉芽肿性疾病，其发病机制可能与免疫系统功能紊乱有关。颜老认为"久病必有瘀，怪病必有瘀"，并强调"怪病多痰""痰瘀同源"。肺结节病的淋巴结肿大、肺内结节及周围组织纤维化，均属顽痰胶结于肺络，故用海浮石、海藻、昆布、山慈菇、牡蛎等咸寒软坚化痰药与王不留行、生蒲黄等活血逐瘀之品同用，此乃正治。

2. 立法要点 外感咳喘，以宣肺为要，祛邪为先；内伤咳喘，则宜肺脾同治，攻补兼施，久病则必兼顾肾气。本例咳喘，反复发病不愈，已呈肺脾同病之态，肺失清肃，脾虚生痰，日久化热，痰瘀蕴结，故颜老治以养阴润肺，补气健脾，以治其本；清化痰热，活血软坚以治其标，肺脾同治、标本兼顾而得病势稳定。

3. 用方特色

(1) 激素的兴起为某些疾病的治疗开辟了新途径，其作用主要在抑制机体异常免疫上，确有疗效，然其容易影响人体正常免疫功能，出现药源性后遗症，更使人视为畏途。颜老曾尝试从中药方面寻找同类药物，以冀取而代之。本例患者长期使用激素治疗，因而出现面部潮红、乏力、舌苔黄腻等副作用，颜老选用益气养阴补肾之品，如甘草、生地黄、知母等，以养阴凉血、清降相火为治。

(2) 颜老在临床上习取海藻治疗瘰疬、瘿瘤、结节等病证。海藻味咸性寒，归肺脾肾经，有消痰软坚、利水消肿之功。《本草纲目》谓其能“消瘿瘤、结核、阴㿉坚聚”，颜老认为海藻咸苦而寒，咸能软坚，苦能泄结，寒能涤热，擅清痰热，祛瘀结，且其性润下，可使痰热瘀火诸郁从下而泄，每取其化痰软坚、活血化瘀之功，广泛施于痰瘀胶结之病证，效果明显。

（潘 新　孙春霞）

九、支气管哮喘（一）

刘某，男，58岁。1980年3月3日初诊。

病史：哮喘病十五载，发则日轻夜重，喘则大汗淋漓，喉间痰声辘辘，痰沫黏稠难出，若咳则阵阵如痉，每见红方止。胸部X线检查提示“肺气肿”。

初诊：近一周患者病情加重，诊见喘作，气急，喉中痰鸣，口渴不欲饮，目赤如鸠眼，颜面浮肿，舌红苔黄腻，脉沉细而小数。

本例哮喘患者病程缠绵十五载，发则咳喘并作。本次发病已近一周，喉间痰声辘辘，痰饮本属阴邪，但感邪入肺，郁久必然化热，故见脉小数，舌红，苔黄腻。颜老指出，哮喘一证，急则治标，缓则治本。本例虽属本虚标实之候，但当下喉中痰鸣，咳喘仍急，故仍宜治标为先。

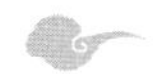

处方：麻黄 9g，射干 9g，葶苈子(包)30g，大枣 6 枚，海浮石 9g，降香 2.4g，莪术 15g，盐水炒郁金 9g，车前草 9g，益母草 30g，哮喘紫金丹 7 粒(凉开水送服)。14 剂。

方仿《金匮要略》射干麻黄汤义。药用麻黄辛散苦泄，温通宣畅，主入肺经，可外开皮毛之郁闭，以使肺气宣畅；内降上逆之肺气，以复肺司肃降之常，故善平喘，为治疗肺气壅遏所致喘咳的要药。痰喘饮邪，必投麻黄，开肺祛痰非此莫属，尤对阻塞性肺气肿气道痉挛者更效。如治疗风寒外束，肺气壅遏的喘咳实证，常配伍杏仁、甘草，如《和剂局方》之三拗汤；治疗寒痰停饮，咳嗽气喘，痰多清稀者，常配伍细辛、干姜或生姜、半夏、五味子等，如《伤寒论》之小青龙汤、《金匮要略》之射干麻黄汤；若肺热壅盛，高热喘急，咳嗽黄痰者，每与石膏、杏仁、甘草配用，以清肺平喘，如《伤寒论》之麻杏甘石汤。且麻黄有利水消肿的作用，与车前草、益母草合用则可治疗浮肿。射干泻肺降逆，祛痰化饮，与麻黄相配，共奏消痰平喘之功。葶苈子辛苦大寒，入肺经，功能祛痰平喘，下气行水，其性趋下，善泻肺气，为治疗实喘之要药，颜老常用其治疗肺气壅塞之上气喘咳，不论寒热之证，凡需肃降肺气，即可投之，本案中用至 30g，取其肃降肺气，与麻黄之宣肺形成升降相因、寒温并施之局，且与大枣合用为《金匮要略》葶苈大枣泻肺汤之组成。海浮石清肺火，化老痰、胶痰，颇堪称雄，颜老常用其治痰热喘嗽，老痰积块。降香降有余之气，莪术破血行气。郁金行气解郁活血，盐水炒用则可入肾经。车前草合益母草活血利水，对浮肿治疗有效，二药与葶苈子同用，有降肺动脉高压之作用。

哮喘紫金丹(由砒石、明矾、豆豉组成)乃治寒哮之名方，源自许叔微《普济本事方》，主治多年痰嗽气喘，夜不得卧之证，其中砒石为大热大毒之药，用之得当可取立竿见影之功，颜老认为哮喘顽症非此不克。

二诊(3月18日)：药来颇能安受，哮喘之势渐平。

处方：炙款冬花90g，炙紫菀90g，浙贝母90g，橘红45g，姜半夏90g，紫苏子90g，当归90g，川厚朴90g，桑白皮90g，蜡梅花45g。1剂，研末为丸，每日3次，每次6g。

药后咳喘渐平。

急则治其标，患者服上方宣肺化痰、泻肺平喘、行气利水活血等治疗后，邪去则正安，哮喘症状明显好转。然患者痼疾在身，非渐移潜化难拔其根，故改用开肺理痰、活血化瘀之品，作丸方以缓缓调治。

方中炙款冬花、紫菀、浙贝母、橘红、紫苏子、姜半夏、厚朴润肺降气，燥湿化痰，止咳平喘；桑白皮泻肺平喘，行水消肿；蜡梅花清肺热；当归活血补血，且可润肺止咳，《神农本草经》明言其主治“咳逆上气”。全方润肺止咳、化痰平喘，共研末为丸，缓缓图治而取效。

1. 识证精义　支气管哮喘属中医“哮喘”“上气”“痰饮”范畴。《素问·大奇论》云“肺之雍，喘而两胠满”，《诸病源候论》谓“嗽则气动于痰，上抟喉咽之间，痰气相击，随嗽动息，呼呷有声”，《丹溪心法》亦称“哮喘必用薄滋味，专主于痰”，表明肺气壅塞，宿痰伏肺为哮喘的主要病机，治疗当以开通肺气，化痰降逆。颜老认为，气壅痰阻，势必导致血滞致瘀，故哮喘之病，病理产物除痰饮之外，亦应注意到瘀血的存在。

2. 立法要点

(1)哮喘的基本病机乃伏痰内阻，肺气壅塞，故而开通宣畅肺气，宣肺与肃肺同施为第一要务。颜老认为治痰必治气，气顺则津液流畅，湿邪难留，痰浊难生，临床治疗哮喘常以宣肺之麻黄与肃肺之葶苈子配伍，得心应手。此外，在治疗肺系疾病时常用麻杏石甘葶，即麻杏石甘汤配伍葶苈子；或于三子养亲汤方中加入葶苈子，称为“四子养亲汤”，温化痰饮，肃降肺气，屡建奇功。

(2)气为血之帅，气行则血畅，气滞则血瘀。哮喘一证，病初因于肺气失宣失降，日久必然影响血的流畅而致血瘀，故清代医家吴达在《医学求是》中谓“血凝于气道为喘”。颜老结合自身的临床实践，提出“哮发喘满，常见气滞血凝”之说，本案初诊即投益母草30g，治血消水，即为具体运用示范，为中医诊治哮喘提出新的诊治思路。

3. 用方特色　颜老治疗哮喘，方中每参以活血化瘀之品，认为哮喘反复发作，必致气滞血凝。因心肺同居上焦，肺主气，心主血，肺气不畅则心血瘀阻，而出现痰瘀交阻的症状，如喉中水鸡声，口唇发绀不华，胸部膨胀疼痛，舌质紫暗等，为此，颜老治疗顽固性哮喘者，在宣肃肺气、理气化痰剂中加入当

归、桃仁以活血止咳，郁金、莪术以理气行血破滞，降香降逆祛瘀，皆有事半功倍之效。

（孙春霞）

十、支气管哮喘（二）

童某某，男，83岁。1996年12月5日初诊。

病史：患者自1983年起有哮喘病，发辄痰壅咳喘，或有黄稠痰，每年于秋冬之交发病，十余年来病邪益深，体力日衰。

初诊：一周前感寒引发，咳嗽气喘，痰多白沫，甚则不得平卧，口不渴，纳便如常。脉滑，舌淡无苔。脾肾不足为其本，痰浊阻肺为其标，治当标本兼顾。

处方：当归9g，白芍9g，半夏9g，橘红4.5g，茯苓9g，炙甘草3g，坎炁2条，参蛤散（吞）4.5g，熟地30g，肉桂2.4g，五味子6g，益母草30g，泽兰9g，苏木9g，降香2.4g。7剂。

患者高年且罹患哮喘病多年，肺脾肾俱亏，气机升降失司。脉滑，口不渴提示痰饮内停之病机；然痰多白沫，舌淡无苔，可见阳气不足而真阴渐亏。患者病久，体虚气弱，脾为生痰之源，肾为纳气之根，肺为贮痰之器，所以本虚标实，治当标本兼顾，补气健脾，纳气归肾，兼化痰降气，俾培土生金、金水相生。

处方以金水六君煎合归芍六君子汤加减为基本方，不专治肺而肺病自愈。金水六君出《景岳全书》，滋阴养血，理气化痰，治疗既有肝肾阴虚，又有水泛为痰之证，后世叶天士有“润湿行血”之谓；归芍六君出《笔花医镜》，后世援为培补脾阴之基本方，熔甘温益气、酸甘化阴、行气化痰于一炉，临床运用范围较为广泛。方中颜老重用熟地30g，配伍坎炁、参蛤散、肉桂，体现了对患者久病及肾的重视，治取剿抚兼施。其中坎炁即脐带，味甘、咸，性温，归肺、肾经，补肾纳气平喘，主治肺肾两虚之久咳喘促；参蛤散补肺肾，定喘嗽，有补气纳气之功，适用于肺肾两虚之咳喘气促，言语无力，声音低微者；肉桂性大热，味辛、甘，归肾、脾、心、肝经，功能补火助阳，引火归元，可治脾肾阳虚所致的短气喘促。更加五味子，味酸、甘，性温，归肺、心、肾经，功能补肾固涩，可治久嗽虚喘；降香降气活血，益母草、泽兰、苏木活血利水，增强心肺功能；参入二陈汤(半夏、橘红、茯苓、炙甘草)，以期痰瘀并治。

二诊：药后痰饮渐平，气上喘促势减，唯胸中满闷。

处方：上方熟地减至15g用蛤粉炒，加生蒲黄(包)9g。

调理一月，症情缓解出院。

经肺脾肾同调，痰瘀同治后，患者咳喘症状好转，唯觉胸中满闷，颜老虑其哮喘反复发作，络脉必有瘀阻之患，故加生蒲黄以加强活血化瘀；熟地用蛤粉拌炒，乃孟河医派特有之制，蛤粉补肺肾而纳气平喘，可降低熟地滋腻之性，增强清化痰热之用，确有效验。

1. 识证精义 哮喘一证，肺气为痰浊所阻，升降失常，以致呼吸有声，喉若拽锯，甚则喘咳，不能卧息。常由痰留肺脏，宿伏积久，随感辄发；或因贪凉受寒，或因嗜食甜咸，导致伏痰与邪气搏结于胸中，气机不得宣畅而反复发作。颜老认为本病辨治当审其新久虚实而治之，大率新病多实，久病多虚，而虚中夹实者，临床也颇为多见。

2. 立法要点 哮喘实证，起病急，病程短，治疗当以泻实为主。凡寒痰胶滞者，当温肺以劫寒痰，方用小青龙汤；热痰壅肺者，宜辛凉以祛热痰，方取麻杏石甘汤，并可加葶苈子泻肺逐水，下气消痰。哮喘虚证，病程较长，反复发作，治疗则以扶正达邪为主，凡肺脾不足者，宜培土生金，方选归芍六君子汤；肺肾不足者，当金水相生，方投金水六君煎，辨证而施治，多有效验。本案肺脾肾三脏俱虚，故合而用之。

3. 用方特色

(1)朱丹溪谓哮喘“凡喘未发，以扶正为主，已发，以散邪为主”。颜老认为哮喘之病每于秋冬季节频发，故“冬病夏治”理论在防治哮喘中颇有临床意义，每于夏季嘱哮喘久发(苔薄白，舌淡，脉缓)的患者服苓桂术甘汤，日服一剂，连续服用一个月，即可减少发作(或不发作)，疗效可靠。

(2)颜老经验，治疗哮喘，加强纳肾之功，可取鹅管石、菟丝子；加强化瘀之力，可选生蒲黄、桃仁；加强化痰之用，可投白芥子、鹿角霜。

(孙春霞)

第三章

心脑血管病证

一、冠心病(一)

周某,男,68岁。1982年10月15日初诊。

病史:胸闷胸痛数年,加剧一周。因心绞痛、心肌梗死而反复住院,每晚心绞痛发作可达十余次之多,遍用中西药,时好时坏,症情很不稳定,来请中医会诊。

初诊:胸闷心痛,每易发作而憋醒,痛彻项背,心悸气短,日发十数次,脉沉细,舌紫,苔薄。已近古稀,气阴两衰,心气不足,瘀阻心脉,夜间阳微阴盛,故多发作在深夜,当以益气化瘀,剿抚兼施,益心汤治之。

处方:党参15g,黄芪15g,葛根9g,川芎9g,丹参15g,赤芍9g,生山楂30g,石菖蒲4.5g,决明子30g,降香3g。14剂。

冠心病的治疗多采用活血化瘀、宣痹通阳、芳香温通诸法。颜老认为冠心病多发于老年人,其证既有实的一面,也不可忽视虚的一面,特别要注意在辨证论治的原则下因证而异治。本例患者年高体衰,心绞痛多年,症情反复,时感胸闷心悸气短,甚则心痛彻背,病发多作于夜间,舌紫苔薄,脉沉细。舌紫乃瘀血内阻心络之表现,脉沉细为阳气不振,元气亏虚,失于斡旋之征兆。患者一派心气不足,瘀阻心脉之象,气虚血瘀是其核心病机,治当益气养心,活血祛瘀,颜老以自拟益心汤治之。

益心汤重用党参、黄芪益气养心为君;辅以葛根、川芎、丹参、赤芍、山楂、降香活血通脉为臣,君臣相配,旨在益气活血,使气足则助血行,血行则血瘀得除;少佐微寒之决明子,既可防君臣之药辛燥太过,又取其气沉之性,疏通上下气机,以增活血之力;使以石菖蒲引诸药入心,开窍通络化湿。方中降香与葛根形成升降气机之势,生山楂与决明子并于现代临床多发之代谢性疾病、心脑血管病等有治疗作用。诸药相配,另：参三七粉1.5g，血竭粉1.5g（和匀，分2次吞）。

二诊（10月29日）：药后胸闷已退，痛势亦缓，脉沉细，舌紫，苔薄。气虚瘀阻，心阳受遏，守原法再进一步。

原方14剂，另吞人参粉1.5g，每日2次。

三诊：病势日趋坦途，心绞痛消失。

随访五年，除劳累或恣啖生冷诱发外，未再因心脏疾患入院。

气血兼顾，升降相因，剿抚兼施，共奏益气化瘀之功。患者心痛频作，故嘱其吞服血竭粉、参三七粉，以增活血止痛之效。

经两周益气活血调治，胸闷心痛缓解，但病程日久，宗气不足，心之阳气耗伤，久病之痼疾非数日之治可祛，故仍有舌紫、脉沉细之象。颜老守原法再进一步，加用人参粉吞服，加强充沛元气之效。

服益心汤一月有余，心痛逐渐减轻，直至消失。嘱患者停药观察，如出现胸闷胸痛，则服益心汤治疗。随访五年之久，病情稳定。

1. 识证精义 冠心病心绞痛属中医学“胸痹”“真心痛”等范畴，临床以胸部闷痛，短气，喘息不得卧，甚至胸痛彻背、背痛彻胸为主症，其主要病机仲景在《金匮要略》中以“阳微阴弦”概括之。中医辨证虽有阴虚、阳虚、痰浊、气滞之分，但根据其主症为胸闷作痛，痛彻后背，舌紫脉涩等，颜老认为瘀血是冠心病的主要病理基础。气为血帅，气盛则血畅，气虚则血涩，人至年老，心气不足，推血乏力，则致血流迟缓，瘀阻心脉，不通则痛，故其病机每以气虚血瘀为多。治此纯用参芪补气，则气愈滞，血愈壅；单用活血化瘀，则气愈耗，血愈亏，治疗原则当以剿抚兼施为宜。

2. 立法要点

（1）颜老根据“久病必有瘀，怪病必有瘀”的理论，认为初病在气，久病入络是病变发展的规律，冠心病缠绵不去，反复发作，导致体内气血流行受阻，脉络中必有瘀凝，如《素问·痹论》谓“病久入深，荣卫之行涩，经络时疏，故不通”，《难经》谓“气留而不行者，为气先病也，血壅而不濡者，为血后病也”，《东医宝鉴》亦谓“久病日轻夜重，便是瘀血”，清代医家傅青主更明确指出“久病不用活血化瘀，何除年深坚固之沉疾，破日久闭结之瘀滞”，故对病症时轻时重，时发时止，年久不愈的心脑病当从瘀治。

（2）颜老治此疾要诀有三。一为益气培本，气行血行，宗气贯于心脉而行气血，气虚则血滞，气盛则血行，习用黄芪、党参培补宗气，使心脉充实而血液

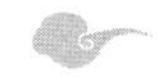

畅行；二为宣畅气血，升清降浊，每用葛根、川芎升发清气，用降香、决明子降泄浊气，一升一降，使清旷之区舒展；三为温通心阳，祛寒解凝，胸痹之根本乃阳气衰微，阴邪弥漫，当用附子温通心阳，取“离照当空，阴霾自散”之意。颜老拟益心汤，取补气与活血同用，通补兼施，固本清源，用于冠心病心绞痛，活人无数。

3. 用方特色　益心汤(党参 15g，黄芪 15g，葛根 9g，川芎 9g，丹参 15g，赤芍 9g，山楂 30g，决明子 30g，石菖蒲 4.5g，降香 3g)是颜老的经验方，适用于老年或久病，气分已虚而兼有瘀证的冠心病患者，对缓解症状与恢复心肌功能有较好的功效。方以葛根、降香配伍决明子、川芎、黄芪、党参等，功能益气化瘀，活血通脉，用治气虚血瘀型冠心病心绞痛、心肌梗死等，多能较快地缓解症状，尤其对老年患者及心肌炎后遗症，凡属气虚血瘀者用之皆效。正如张锡纯《医学衷中参西录》所言：“气血因虚不能流通而作疼，医者不知，惟事开破，迨开至阴阳将脱而其疼如故，医者亦束手矣。”若血瘀气滞，心痛如刺痛、绞痛者，加血竭粉、麝香粉、三七粉，等量和匀，每服 1.5g，以活血止痛(或加失笑散、乳香、没药各 4.5g)；疼痛久延不愈者，亦可以苏合香丸，每服 1/4 粒或 1/2 粒，每日 1 次，连服 3~7 天，温通止痛；气机阻滞，胸部窒闷者，加枳壳 9g、桔梗 6g，一升一降，调畅气机，开通胸阳；心神失宁，心律不齐者，加琥珀粉、沉香粉各 1.5g，以宁神养心；阳微阴凝，胸痛剧烈，肢冷脉微者，加附子 9g，以温阳通脉，多能应手。

(韩天雄)

二、冠心病(二)

苏某，女，48 岁。1979 年 4 月 3 日初诊。

病史：胸闷胸痛一周余。胸闷、心绞痛反复发作，近因爱人病逝，忧伤不能自已，症状加剧，彻夜不寐，用西药无效而来求诊。

初诊：冠心病有年，心气不足，气滞血瘀，脉道不畅，不通则痛，故见胸痛时作，近以忧伤而后气郁瘀阻，虚阳上越，神失所舍，故

本例患者胸痛多年，加之近期情绪波动，症情加剧，初诊颜老根据其有阵发胸痛、忧伤易发、失眠、舌淡而紫等气滞血瘀表现，虽有脉沉结代等病久心气不足之象，但颜老紧扣“肝郁气滞，瘀血内阻”这一核心病机，立足王清任“治病之要诀，在明白气血”观点，运用调气活血之衡法治则，投王清任血府逐瘀汤原方治之。

彻夜不寐。脉沉，结代，舌淡苔薄而紫，王清任称血府逐瘀汤能愈“忽然胸痛”“不眠”，故投之。

处方：柴胡9g，川芎12g，枳壳9g，当归6g，桃仁9g，红花9g，桔梗4.5g，生地黄12g，生甘草3g，牛膝6g，赤芍12g。4剂。

血府逐瘀汤出自清代王清任《医林改错》，原用于治疗“胸中血府有瘀”所致诸症，为王氏分部论治血瘀证的代表方。方中取四逆散疏肝理气，以解忧郁；配桃红四物汤祛瘀养血，能治胸痛；加桔梗、牛膝，升降气机。

二诊：心绞痛未作，夜寐欠酣，脉细弦、结代，舌紫，苔薄，气滞血瘀，心肾失交，再取前方加味。

处方：前方加琥珀(临睡时吞)1.5g。4剂。

血府逐瘀，直中病机，药后心痛未有发作，睡眠已有改善，脉沉转细弦，仍见结代，舌质仍紫，颜老结合体征与舌脉考虑虽气机转畅，正气有复，但瘀浊尚未尽去，伴有心肾不交，在守前法的同时，加琥珀粉吞服。琥珀为古代松科植物的树脂，埋于地下年久石化而成，味甘，性平，安神定惊，利小便，散瘀血，多用治心神不宁，惊悸不寐，寐则多梦，淋病，尿血，产后瘀血阻滞腹痛，外伤金疮等，因其不溶于水且在高温下易挥发，故宜吞服。

三诊：加服琥珀粉后能入睡6~7个小时，脉结代亦消失，心绞痛未作。因琥珀来源紧张，停服效果即差，再用后疗效相同。

颜老认为心主血脉，肝藏血，琥珀擅长治疗心肝之病，如心神不宁，肝魂不定，心胸作痛等。本例加用琥珀安神，能促使患者入睡，临床还发现其具有纠正心律之效果。

1. 识证精义 颜老认为瘀血阻脉贯穿于冠心病整个发生及发展过程中，其原因在于心主血又主脉，主血谓全身之血依赖心气推动而流畅，主脉谓脉依赖心气推动而通利。若心气郁滞或宗气不足，血在脉中流行失畅，即会产生心脉瘀阻之病机，其临床症象为胸闷苦懋，心痛，或心前区、胸骨后闷痛，或痛引臂内侧，痛引肩背及咽喉，时发时止，心悸气短，口唇爪甲青紫，舌质紫暗，脉结代等，其病性有虚实之分，其兼证有夹痰，或寒或火之别。

2. 立法要点 心主血脉，是血液运行之主导。凡情志所伤、气机郁结、气滞日久、血流不畅，则脉络瘀滞，或久病入络，气滞血瘀，心脉瘀阻，均可发为冠心病心绞痛。颜老认为，凡见此证，活血化瘀，宣畅气机，升清降浊，为其首务，

用王清任血府逐瘀汤最为合拍。血府逐瘀汤为王清任最有代表性的方子，可治疗头痛、胸痛、胸不任物、胸任重物、天亮出汗、食自胸右下、心里热、瞀闷、急躁、夜睡梦多、呃逆、饮水即呛、不眠、小儿夜啼、心跳心忙、夜不安、肝气病、干呕、晚发一阵热等疾病。颜老从20世纪60年代即开始气血与衰老的学术研究，阐明气虚血瘀是人体衰老的主要机制，发明“衡法”。颜老常用血府逐瘀汤治疗胸中血府血瘀之证，经过加减治疗多种气滞血瘀病证，并拓展至现代多发的脑梗死、冠心病、失眠、血管神经性头痛等诸多疑难杂症，均取得满意疗效。

3. 用方特色　颜老善用血府逐瘀汤，认为人体气血以平衡、充盈、流畅为贵，六淫七情致病，所伤者无非气血，初病在经主气，久病入络主血，故凡久病不愈的疑难杂症，总以“疏其血气，令其调达而致和平”为治疗大法。血府逐瘀汤以桃红四物汤活血化瘀，四逆散疏肝理气，加桔梗使气机上升，牛膝导血下行，升降有度，以畅通全身气血。颜老临证剂量与一般用法恒有不同，其中柴胡、枳壳、川芎量都有加大。有人谓柴胡其性升，多舍之不用，颜老谓柴胡配生地黄，既监制生地黄之滋腻，又制约柴胡之升散，且柴胡与桔梗之升，与牛膝、枳壳之降，巧为配伍，能调畅气机，开通胸阳，有行气活血之妙。

（韩天雄）

三、冠心病（三）

李某，男，73岁。2006年4月5日初诊。

病史：患者有冠心病、窦性心动过缓病史十余年，常感胸闷痛、心悸不适。长期服用颜老中药治疗，症情尚稳定。近半年来，时感胸闷、纳呆，服麝香保心丸后胸闷缓解；另有头晕头痛，自测血压偏高，而来求诊。

患者年逾古稀，患冠心病、心动过缓十余年，正气不足，阳气日耗，痰瘀之邪乘虚而生，其胸闷、喉间有痰、纳呆、苔腻等，为痰浊内阻之象；胸痛、头晕且痛、舌紫等，又为瘀血内潜之证。近日胸闷胸痛频发，颜老循急则治其标原则，投《金匮》瓜蒌薤白白酒汤合益心汤加减，以通阳宣痹，调畅气血。

初诊：先后服用温阳祛风、升阳益气等中药，病呈小康达八年之久。近三月来头痛，心中懊侬，食入运迟，喉间有痰难出，心率每分钟在50次左右。舌紫而胖，苔薄腻，脉小迟。气血仍未调达，亟当调其血气。

处方：全瓜蒌12g，薤白9g，丹参15g，川芎9g，葛根9g，赤芍9g，白术9g，枳壳9g，山楂9g，神曲9g，桔梗6g，桃仁9g，红花9g，决明子15g，露蜂房9g，石楠叶9g。14剂。

二诊：药后咳痰见爽，胸闷见缓，胃纳见振，心率每分钟在60次上下，惟精神依然委顿，饥劳之后仍有胸痛头晕，舌紫，苔薄白，脉缓。痰瘀初化，正气不足之象已显。改用益心汤以固本清源。

处方：生黄芪15g，党参9g，葛根9g，川芎9g，丹参9g，赤芍9g，山楂9g，决明子9g，石菖蒲6g，降香6g。14剂。

方以全瓜蒌、薤白通阳散结，行气祛痰；取益心汤，去甘温益气之党参、黄芪，降气开窍之降香、菖蒲，而用丹参、川芎、赤芍、山楂、决明子、葛根等活血养血，升清降浊；病经日久，虚实同巢，肝阳有余，气阴不足，中焦升降复又失职，故取张洁古枳术丸义，健脾消痞；伍以桔梗，则又呈升降之势；佐以神曲，心胃同治；更加桃仁、红花，合露蜂房，活血通络；石楠叶，味辛、苦，性平，祛风寒，强腰膝，益肾气，通经络，颜老常用其治疗头痛症，与羌活、白芷、川芎、望江南等配合使用，亦用治虚证不孕。诸药合用，共奏通阳化痰、理气活血之功。

凡饥劳而发，皆属气虚之证。本例服痰瘀同治之剂，痰瘀已得初化，正气不足已显露，二诊颜老即用益心汤原方益气活血，扶正达邪，以收邪去正复之效。

1. 识证精义 心居阳位，为清旷之区，若心气不足，或心阳不振，令胸阳不展，气血运行不畅而致痰瘀阻滞，凝于胸中，痹阻心脉，则胸痹心痛。心主血脉，颜老认为胸痹之辨证，必须善于识脉，一般而言，脉数属热象，数而有力为实热，数而无力为虚热；脉迟为寒象，迟而有力为实寒，迟而无力为虚寒。临床所见，胸痹一证，往往虚中夹实，实中夹虚，不可一概论之。本例病痛绵延十年有余，长期服用补气温阳之剂，正气不足可知；而近日出现胸闷头痛、喉间有痰、舌紫脉迟，又为肝阳浮动，痰瘀交困之象，故属虚中夹实之证。

2. 立法要点　颜老认为,脉中之血气流动异常是导致心律失常的基本病机。如心动过速,伴心神不宁者,多为瘀热为患,每取活血药佐以养阴、清心、安神之品;心动过缓,见神情倦怠者,多由瘀寒所致,则选化瘀药配以散寒、补气、温阳之品,辨证用药,多能奏功。

3. 用方特色　颜老在运用衡法治疗心系疾病时,每每根据病情的变化灵活配伍。例如,根据气血相关理论,以活血药配合温阳药、补气药治疗冠心病、心绞痛、心肌梗死、心肌炎、支架后冠脉再狭窄等病症;与清热解毒药同用治疗肺源性心脏病急性发作期;与平肝潜阳药同用治疗高血压病等,类似的案例不胜枚举。颜老认为,衡法治疗心律失常,如对期前收缩、心房颤动、房性心动过速等,活血药用量不宜大,每配以安神之品,以求神安脉静之效;而对病态窦房结综合征、传导阻滞等属心率慢者,用量又可适当加大,多配以温阳之药,以获阳复脉起之功。

（徐步蔡）

四、冠心病合并胆囊炎

袁某,男,82岁。2006年4月21日初诊。

病史:有冠心病、高血压史三十年,时感胸闷心悸,间断服用西药治疗,如银杏叶片、盐酸普罗帕酮、硝酸异山梨酯片、硝本地平、卡托普利等。2001年8月因劳累受凉后突发腹痛难忍,于外院查B超示“胆结石、胆囊炎”,经抗感染治疗后好转,停药后复出现饭后胃胀,连及两胁,胃纳差,便溏(日2~3次,夹有不消化食物),夜寐差,梦多,特从外地赶来求诊。

初诊:高年气血凝滞,痰瘀交结,高血压、胆结石合并冠心病,经

患者年至耄耋,已患胸痹、眩晕三十年之久,元气不足,气血运行乖违;又因劳累受惊,导致脾胃功能失司,胆气失和,出现胃呆腹胀、舌苔垢腻等痰湿内蒙、食积停滞之象。颜老分析本例,认为冠心病、高血压、胆结石等虽病位不一,但病机均为气血凝滞,痰瘀交搏,积瘀未清,胃失降和,久延非宜,亟与温通与分化湿热之法治之,方拟瓜蒌薤白白酒汤合平胃散加减。

初诊取瓜蒌薤白白酒汤之全瓜蒌、薤白,宽胸降气,化痰通痹,是为治疗胸痹的经典药对;合平胃散之苍术、厚朴,

治症状时有起伏，曾服用益心汤，一度小康。近日食入运迟，心悸怔忡，入寐欠安，脉细弦，舌苔垢腻。原当调其血气，利胆化浊。

处方：全瓜蒌 15g，薤白 9g，川厚朴 9g，枳实 9g，青皮 9g，焦山楂 9g，神曲 9g，石菖蒲 9g，薄荷 4.5g，苍术 9g，白术 9g，炒山栀子 9g，木香 9g，大黄（后下）6g，煨草果 3g。14 剂。

二诊：患者携方返回家乡，一月后电话随访得知，服药 14 剂后诸症大定，自己又配药继续治疗。

燥湿和胃，理气消胀，易陈皮为青皮，加强下气作用，并去甘草之甘缓；配以枳术丸（白术、枳实）健脾消痞；因舌苔垢腻，故用煨草果温中燥湿；加焦山楂、神曲、木香等消导行滞；炒栀子、薄荷疏肝清热；石菖蒲开通心窍，宣气安神；酌取大黄一味，味苦，性寒，荡涤秽浊，于心、肝、胃诸脏疾病皆有去宛陈莝、推陈致新之作用，但考虑患者高年，颜老用大黄（后下）6g，缓其制而行之。诸药合用，共奏通阳化浊、祛痰导滞之功。

从心、肝、胃并治，痰、瘀、食兼消立法，不仅胆结石、胆囊炎得以缓解，其冠心病、高血压病也未复发。可见辨证论治准确，可达到执简御繁、异病同治之目的。

1. 识证精义 冠心病引起的心绞痛，属于中医学之“胸痹”，其病位在心胸；胆结石、胆囊炎发作时的脘腹胀痛归属于“脘痛”“胁痛”范畴，其病位在脘胁部。二者病位不一，但均为有形之邪阻遏脏腑经络，或气滞血瘀，或痰浊阻滞，或食积停顿，导致气血不通而痛。颜老推崇王清任所谓“气通血活，何患疾病不除”之说，治疗诸多以疼痛为主的病证，强调调畅气机，活血化瘀，以求“通则不痛”之效。

2. 立法要点 颜老对《金匮要略》中“大气一转，其气乃散”之说倍加赞赏，认为大气者阳气也，胸中大气即上焦阳气。胸中之阳不布，水饮阴邪凝聚，损其胸阳，故水饮久结胸中不散，乃至心下坚大如盘，痰饮凝滞，心脉痹阻。因此，以“通”治痹，强调“气血流通”是颜老治疗胸痹心痛的重要特色。通法的具体运用主要有二，一为通阳，二为化瘀。通阳，其治在气分；化瘀，其治在血分。二者常常并用，治疗胸痹痰瘀交阻者，疗效明显。需要注意的是，通阳与温阳不同。通阳者，温通其阻遏之阳气，用于实证较多；温阳者，温补其虚弱之阳气，用于虚证居多。

此外，又因脾胃为中焦之枢纽，升清降浊，斡旋气机的治法亦十分关键，否则脾胃之功能异常，常衍生出痰浊、湿热内蕴之变，因此不容忽视。

3. 用方特色 颜老从脏腑相关理论出发，临床见到不少心系病证患者伴有中脘症状，餐后痛剧或餐后容易发作心悸、怔忡，从“心胃同治”着手，如用通阳化浊之瓜蒌薤白汤、燥湿健脾之平胃散、气血同治之丹参饮、和胃解郁之橘枳姜汤、清化痰热之温胆汤等，对于痞满食滞、肝胃不和及湿热中阻之胸痹心痛，发作性快速心律失常者，效果确凿。

（徐步蔡）

五、肥厚型心肌病

余某，女，51岁。1986年5月14日初诊。

病史：胸闷胸痛四年余，加剧一周。患者1982年以来常感胸闷、胸痛，直迫咽喉，甚至昏厥，1985年明确诊断为肥厚型心肌病，经中西药物治疗，均无显效，故来求治。

初诊：形体丰腴，面色苍白，始而心悸，胸膈痞闷不舒，继之心痛阵作，自觉阴冷之气上冲，神萎乏力，夜分少寐，脉沉细，舌紫苔白。此为痰瘀交困，心阳失斡旋之职，气血流行受阻，脉络不通，遂成心痹之疾，用麻黄附子细辛汤加味以温心肾之阳，振衰救逆。

处方：炙麻黄6g，附片6g，细辛4.5g，赤白芍各9g，生山楂9g，失笑散

脉沉主里，无力为里虚；苔白主寒，主阳气衰微；脉细主阴邪阻于脉道，舌紫主瘀血内蕴。结合舌、脉、证可见一派心阳不振，痰瘀交阻征象。《素问·生气通天论》曰“阳气者，若天与日，失其所则折寿而不彰”，颜老认为胸中阳气不布，心之气血运行不畅，瘀血痰浊痹阻心胸，故见胸闷胸痛乏力等症，治当急温心肾之阳并活血化瘀，取麻黄附子细辛汤加味。

麻黄附子细辛汤出自《伤寒论》，原治少阴感寒证，麻黄解寒，附子补阳，细辛温经，三者组方，补散兼施，为温经散寒之名方。颜老将本方移治虚寒型的心血管病，另合桂枝、赤白芍、煅龙牡、炙甘草，为桂枝加龙骨牡蛎汤的基本组合，其中麻黄附子细辛汤助阳解表，桂枝加龙骨牡蛎汤燮理阴阳，调和营卫，一方主通，一方主守，共振心阳运行；失笑散（蒲黄、五灵脂）出《局方》，活血行瘀，散结止痛，合赤芍酸苦、微寒之散瘀活血止痛，生山楂酸甘温之消积行瘀、破滞气；延胡索，味辛、微苦，性温，活血行气，行血中滞气、气中血滞，治一身上下内外之心腹、腰膝、四肢等各种疼痛；九香虫别名蜣螂虫，味咸，

(包)9g,延胡索9g,煅龙牡(先煎)各30g,桂枝4.5g,炙甘草4.5g,九香虫2.4g。30剂。

二诊(6月18日):服药一月来所患已有转机,胸闷胸痛减轻,脉沉亦起,但舌体偶有强直,苔白腻。温阳解凝初见疗效,仍以前方,炙麻黄改为9g,加麦冬9g、石菖蒲9g。30剂。

三诊(8月20日):服药两月,症势已呈苟安之局,能主持家务,面色亦转红润,头晕、心悸、胸闷、胸痛均减,遇劳后感胸痞。前方去麻黄加苍白术、黄芪继服之,随访半年,病情稳定。

性温,理气止痛,温中助阳,主治胸脘痞闷、气滞作痛、脾虚泄泻等证。诸药合方,都是巧用、活用经典的范例。

经一个月治疗,胸闷胸痛减轻,脉沉亦起,表明阳气得到振奋,遂继用前方,炙麻黄增为9g;取阳中配阴之法,酌加麦冬养阴;患者舌苔仍白腻,舌体偶有强直,有痰迷心窍之象,加石菖蒲引药入心经并可开窍豁痰。

服药两个月后,面色转红润,头晕心悸、胸闷胸痛均减,可见阳气基本得到恢复,但久病心气耗伤,痰瘀仍存,故劳后胸痞,颜老根据痰瘀同源及脾统四脏观点,加黄芪益气行血,苍白术运脾祛痰,调畅气机,扶正善后。

1. 识证精义 颜老认为《金匮要略》定"阳微阴弦"为胸痹基本病机,确为不刊之论,而肥厚型心肌病的临床表现也可归属于"胸痹"范畴,但其病机阳微更甚,阴弦更剧,故颜老常谓"阳气不到之处,即为寒饮留滞之所",心阳不振,既可导致血脉瘀阻,又能引起津液失布,痰饮停滞,痰瘀痹阻心脉,胸痹、心水之证作矣。故在肥厚型心肌病的临床诊疗中特别强调"有一分阳气,便有一分生机"的观点。

2. 立法要点

(1)心阳不振,血脉瘀阻,胸痛诸症由生。基于以上认识,颜老认为在肥厚型心肌病的治疗中,应益气温阳、活血祛瘀、化痰利水诸药综合运用,任何仅用一法一方,或以祛邪为主,忽略扶正,或以扶正为主,忽略祛邪,都必然会带来某种局限性。本例患者心阳不振,痰瘀交阻,属虚寒型心血管病,故以麻黄、桂枝宣通心阳,附子温助肾阳,通阳温运并举,内外调治,使虚衰之阳振奋;在温阳基础上加失笑散、延胡索、赤芍等活血化瘀,通络止痛,诸药合用,使阳气振奋,痰瘀化解,气血畅行,诸症自解。

(2)颜老临证重视脾胃功能,认为"脾统四脏",脾不健运,升降失司,导致气血运行受阻,痰湿内生而又阻滞气血。本例患者在三诊时出现的遇劳后胸

闷即发，就是脾气不足之明证，治此必先运脾，恢复升降，始克有济，常用苍白二术健脾、运脾，振奋后天之本，以资生化，收效甚多。

3. 用方特色　颜老在胸痹治疗中常以固护阳气为首要，常云“重视阳气，首推附子”，认为附子是温阳救逆的主药，在使用时既要大胆，又要适当配伍，以制其有余，调其不足。常用配伍方法如：一，阳中配阴，配生地黄、麦冬；二，甘缓调和，配甘草；三，阴阳双调，配生脉散；四，镇潜抑逆，配龙骨、牡蛎；五，温阳泻火，配知母、黄柏等，均在临床有广泛运用。

（韩天雄）

六、肺源性心脏病合并急性心力衰竭

田某，男，71岁。1975年11月23日初诊。

病史：有慢性支气管炎、肺气肿病史数十年，每逢气候变化而发。并有冠心病史近十年。入院前一周不慎受凉而咳嗽气喘加剧，咳痰白黏，拟“慢性支气管炎继发感染、肺气肿、肺心病、冠心病”收入病房。入院后经用抗炎、解痉平喘及宣肺化痰之中药，症情好转不显。入院第三日，突然出现胸闷，气促，心悸，不得平卧，尿量减少，心率120次/min，两肺满布哮鸣音及干湿啰音，胸片：两肺慢性支气管病变继发感染，主动脉型心脏。加用强心剂，并请颜老会诊。

初诊：面色苍灰，神萎，昏睡，咳喘气急，胸闷，难以平卧，痰黏不畅，唇甲青紫，四肢厥冷，

本例患者久有咳喘、胸痹病史，病程缠绵，长期反复发作，五脏功能失调，气血津液运行敷布障碍。本次因感受风寒症情加剧，阳气虚惫，气化失司，水泛心肺是其本，故见神疲畏寒、肢体厥冷、浮肿、脉芤无力等象；痰瘀交阻心肺，肃降失司，血脉不畅乃其标，故见咳喘痰黏、胸闷气短、舌紫苔腻之症。治宜温阳利水，方取麻黄附子细辛汤合苓桂术甘汤。

麻黄附子细辛汤具有扶阳祛寒强心的作用，在《伤寒论》中该方主治太阳、少阴两感证，主要作用为温经通阳散寒，可治阳气失展之证；苓桂术甘汤亦出于《伤寒论》，具有健脾化饮、温阳利水之功效。颜老处方以麻黄辛温发散，以解外邪；附子温肾阳，充表阳，以温肾解表；细辛既入肺又入肾，与麻黄相配，解散外邪，与附子相配，助肾阳升发之气；茯苓、泽泻、车前草淡渗利水以利小便；桂枝辛温通阳，化气以利水，

下肢呈凹陷性水肿，舌质淡紫而胖，苔薄腻，脉芤，按之无力。心肺同病，咳喘日久，水饮内蓄，阻于心阳，阳气耗损，血脉失畅，致痰、湿、瘀交结不化。当温阳利水。取麻黄附子细辛汤合苓桂术甘汤加减。

处方：炙麻黄 9g，附子 6g，细辛 4.5g，茯苓 15g，桂枝 4.5g，生白术 30g，生半夏（先煎）9g，党参 15g，化橘红 6g，益母草 30g，车前草 12g，泽泻 15g。7 剂。

二诊：药来咳喘大减，渐能平卧，胸闷心悸亦减，下肢水肿消退，四肢见温，阳气初复，痰湿渐化，益气化瘀善后可也。

处方：党参 30g，白术 9g，黄芪 30g，茯苓 12g，生蒲黄 9g，益母草 30g，泽泻 15g，半夏 9g，陈皮 6g，生薏苡仁 30g，降香 2.4g。7 剂。

三诊：诸症见平而后出院，带药上方 7 剂，门诊随访。

增强膀胱气化作用，又可以解表散邪，配茯苓等可加强通阳化气而利水；生半夏、化橘红燥湿化痰；益母草，味辛、甘，性微温，活血调经，利尿，明目，颜老常以其配合生黄芪治疗气虚血瘀之顽固性水肿症；舌质淡紫而胖，脉芤，为气血衰弱，推动乏力，寒瘀内踞之象，故加党参以益气，扶助心肺卫气、宗气；白术既能燥湿实脾，又能缓脾生津，润肠通便，颜老常用生白术 30g 助脾气以转输，使水精四布，又能健脾通腑泄浊，使水瘀毒从肠排出，可达到减轻心脏负荷、缓解心衰症状的作用。

经服上方振奋阳气，使正邪相峙的局面顿然改观，因辨证准确，收效颇佳，咳喘减，浮肿退，四肢温，阳气来复明显，转予益气化瘀之剂善后。因病势得挫，故中病即止，去麻黄、桂枝、附子、细辛之辛温行散，去车前草之利湿清热；易生半夏为半夏，易化橘红为陈皮，合生薏苡仁健脾化湿，理气消痰；扶正益气方面推进力度，党参加至 30g，合黄芪益气化瘀，气行则血行；降香引逆上之气下行；蒲黄，味甘，性平，生用性滑，行瘀利尿，炒炭性涩，收敛止血。颜老常用生蒲黄治一切血瘀之证，谓其止血不留瘀，化瘀不伤正，质清润，在其原有用途如血滞经闭、儿枕作痛、心腹痛、小便不利、外伤出血、痈肿、崩漏、吐衄等证基础上有了创新性的拓展，屡获良效。

应用补气活血之剂，既可巩固疗效，又有“既病防变”的作用。

1. 识证精义

（1）肺源性心脏病合并心力衰竭在中医属“喘病”“肺胀”“水肿”“心悸”等范畴，常由慢性阻塞性肺疾病、肺气肿、肺纤维化等转归而来。病变首先出

现在肺部，继而影响肝脾，最终伤及心肾，久病则致心肾阳虚，水湿、瘀血停聚于内，阳气虚衰是本病的基本病机，瘀血、水饮互阻是本病的主要病理因素，外邪侵扰是诱导疾病反复发作的原因。

（2）阳为一身之主宰，得之则明，失之则不彰。颜老认为心功能不全的基本病机为心阳式微，阳虚水泛，凌心射肺。其病位虽然主要在心，但与肺、脾、肾诸脏关系密切。肺为水之上源，脾主运化，肾为水之下源，肺脾肾功能失常，势必导致血瘀、痰浊、水邪留潴为害。故心功能不全当属本虚标实之证，心肾阳虚为本，血瘀、痰浊、水邪为标。

2. 立法要点

（1）急当温阳利水：本例患者肺淤血严重，伴有严重低心输出量、全身低灌注和低血压，西医以强心、升压等药物治疗和/或器械辅助支持为主。中医的核心病机为气虚、阳虚、水凌心肺并重，甚者心气、心阳衰微，治疗上应以回阳救逆固脱为急，选用参附汤、参附龙牡汤或麻黄附子细辛汤实施急救。

（2）缓则益气化瘀：气虚血瘀的病理状态贯穿肺心病整个病程，病久气血运行不利，血络之中必有瘀凝，故凡急性心力衰竭患者经治缓解后，颜老即善用补气活血法以治其本。在药物使用方面，常遵循三条原则：首先，益气要心气、肺气、脾气兼顾，肺朝百脉，肺气充沛助心运行气血，脾气健旺则心气得养；其次，温阳须顾全心、肾、经络，温阳散寒、温通经络才能纠正心肾阳虚和寒凝脉中的状态；最后，必须活血化瘀，兼顾利水，固本清源。

3. 用方特色 颜老不囿旧说，初诊处方附子与生半夏同用。颜老尝曰："半夏燥湿化痰，生用效果尤显。《伤寒论》用半夏者有四十三方，其中内服三十七方，外用六方，无论内服外用，概取生半夏，用水外洗，即可入药，实为后学之楷模。后世畏其性燥有毒，竟相制用，以求万无一失。其实，制后毒燥之性虽去，而药力亦大为减弱，轻证初病，或可取效于一时，重病痼疾则丝毫无益。"颜老应用生半夏，宗仲景之法，主张久煮半小时以去其毒，并配以他药，用于多种顽证难病，颇多效验。本草明言乌头反半夏，而颜老于临证常取附子与半夏配伍应用，屡用屡验，并无不良反应。因附子药性刚燥，走而不守，能上助心阳以通脉，中温脾阳以健运，下补肾阳以益火，是温里扶阳之要药，半夏辛温燥热，祛痰降逆，以开中焦气分之湿结，两药合用，同气相求，具温阳化饮、降逆散结之殊功。

（韩天雄）

七、心律失常

王某，男，50岁。1974年8月23日初诊。

病史：胸闷、心悸五年，长期服用双嘧达莫、盐酸美西律、硝酸异山梨酯片等药物，其效不著，且逐年加剧，初则两年一作，次则每年一发，其后半年便作。入院前三日，上症复作，心电图示“频发室性早搏呈二联律”而收住中医病房。入院检查：心律不齐，室性早搏每分钟5~6次。

初诊：胸闷气促，心悸怔忡，夜眠不安，面目黧黑，口唇青紫，舌淡红，苔薄白，脉细弦结代。病属胸痹，证属心气不足，心阳虚衰，瘀血内阻。治以益气温阳，活血化瘀。

处方：附子6g，桂枝2.4g，太子参9g，麦冬9g，当归9g，赤芍9g，五味子4.5g，川芎9g，红花9g，枳壳4.5g，桔梗4.5g，牛膝4.5g。5剂。

二诊：胸闷心悸减而未已，舌淡红，苔薄白，脉沉细无力、结代。阳虚阴凝，守原法更进一筹。

处方：附子15g，桂枝4.5g，党参9g，麦冬9g，黄芪15g，当归9g，赤芍9g，红花9g，枳壳4.5g，川芎9g，桔梗4.5g，牛膝4.5g，石菖蒲4.5g，降香2.4g。6剂。

本例患者罹患胸闷心悸长达五年，治疗效果不佳，且发病频率逐年增加，当属久病、疑难病之范畴。

颜老根据其除心系症状外并见面目黧黑、口唇青紫、脉细弦结代等，提示心阳不足，宗气已亏，宿瘀留恋，治以益气温阳、活血化瘀之法，取王清任血府逐瘀汤合参附汤、生脉饮加减治之。

方以血府逐瘀汤为底，理气活血，以通心脉瘀阻，由于本例久病不愈，正气已显不足，故去方中辛散之柴胡、滋补之生地黄、滑利之桃仁；考虑患者心阳、气阴不足，故加附子通行十二经，桂枝温阳行血，合生脉饮（太子参、麦冬、五味子）益气养阴。诸药相配，共奏益气温阳、调畅气血之功。

复诊在初诊方基础上，一则加重附子、桂枝用量，以增强温阳之力，同时减去酸收之五味子以防掣肘；二则配入黄芪、党参易太子参，以加强益气之效；三则佐以石菖蒲、降香，其中石菖蒲入心，为引经药，降香野生资源极其稀少，每为人工引种，药性辛温，有活血、止血定痛之效。诸药同用，共奏温阳益气、活血通脉之功。

三诊：胸闷气促已平，心悸亦减，纳佳眠安，二便调畅，舌淡红，苔薄白，脉沉细无力、无结代。心电图复查示“窦性心律”，心电向量图示“大致正常心向量图”。症已大定，转以益气养心，活血化瘀以善其后，取益心汤治之。

处方：黄芪 15g，党参 15g，葛根 9g，降香 2.4g，决明子 15g，石菖蒲 6g，丹参 15g，桃仁 9g，红花 9g，川芎 9g，赤芍 9g。7 剂。

三诊时症已大定，转以益气养心，活血化瘀以善其后，取益心汤加减治之，以益心汤原方去生山楂，加桃仁、红花，旨在加强益气活血之力。

1. 识证精义 早搏的常见脉象有促脉、结脉、代脉等。促脉为数中有不规则的间歇，结脉为缓中见不规律的间歇，而代脉为有规律的间歇。一般认为，促脉属热，结脉属寒，其实并不尽然，古人对促脉早有“实宜凉泄虚温补”之训。为此，颜老指出，临床治疗心律失常，必须四诊合参，方能正确辨证，精准用药。

2. 立法要点

(1) 中医治疗心律失常有虚实两端：实证有肝郁气滞，血瘀内阻，痰浊蕴结，寒湿闭阻等；而虚证则分宗气不足，心阳不振，阴虚火旺，心血虚损等。临床所见，初病多见实证，久病则为虚证或虚中夹实证。本例患病五年之久，且逐年加剧，临床除见心悸怔忡外，兼有唇紫、脉细、舌淡等阳虚血瘀的症状，故颜老初诊辨为心阳不振、血脉瘀阻之候，取血府逐瘀汤加桂、附、生脉饮等治之。

(2) 胸痹、心悸等病，本虚标实多见，已成医家常识，而颜老用药皆基于病患体质、病况，四诊合参，步步为营。本例患者病程已达五年，阳虚阴凝，营卫气血失于调达，虚实夹杂，治疗棘手，颜老初投温阳、通阳、化瘀之制；待病势初具降化之机，虚象显然，即取扶正之法渐进缓投，转入扶正固本之治。辨证精细，立法灵活，方随证定，终获吉局。

3. 用方特色 颜老善用附子、桂枝等温阳药与活血药同用，治疗心血管疾病。心为火脏，居阳位，为阳中之太阳。凡心阳不振，阳气失于斡旋，气血运行不畅，则胸痹心痛、心悸怔忡遂作。颜老指出，温运阳气是治疗心血管病的主要法则，并认为附子为百药之长，攻兼通补，温补阳气，有利于气血复原，散寒通阳，又可促气血通畅，临床治疗顽固性早搏，每在辨证基础上，加入附子一味，多能收事半功倍之效。

（胡晓贞）

八、病毒性心肌炎

唐某，男，16岁。1976年10月23日初诊。

病史：两年前外感寒热后，自觉心悸怔忡不已，经他院确诊为“病毒性心肌炎”“早搏”，迭进中西药物治疗而效不显，早搏不已，特来求诊。

初诊：心肌炎有年，心慌不宁，面色㿠白，神萎纳呆，夜眠多梦，舌红，苔薄净，脉结代。病属心悸。证属心阴不足，瘀滞脉络，正虚邪实。治以调益气阴，化瘀宁神。取生脉饮加味。

处方：太子参9g，北沙参9g，麦冬9g，五味子6g，黄芪18g，丹参30g，葛根9g，茯苓神（各）9g，柏子仁9g，龙牡（各）30g，琥珀粉（吞）1.5g。7剂。

二诊：心悸见宁，面色红润，精神亦振，偶有头晕胸痞，纳食不香，间或泛恶，舌苔薄腻，脉细濡有律。复有暑湿内滞，清阳受蒙，取前法参以升清化浊。

本例患者两年前外感寒热后确诊为心肌炎，症见心慌，神萎，多梦，舌红，苔薄净，脉结代，证属气阴两虚，瘀滞脉络，正虚邪实。治当调益气阴，化瘀宁神，颜老取生脉饮加活血、安神之品。

生脉饮出自唐代孙思邈《备急千金要方》，因有益气生津复脉的功效而得名，后经金元时期李东垣载于《内外伤辨惑论》而大倡于世，被广泛运用于各类气阴不足相关疾病。该方由人参、麦冬、五味子组成。颜老取太子参代替人参，太子参味甘苦，性微寒，功同人参而作用较弱，且本例患者舌红苔薄净，纳谷不馨，故取缓和补益之品，缓缓图之，配以麦冬养阴清热，润肺生津，五味子敛肺止汗，生津止渴，三药合用，一补一清一敛，为补益气阴之基本方。在此基础上，更加北沙参清润养阴，黄芪、丹参益气活血，葛根升发清阳，茯苓、茯神、柏子仁养心安神，龙骨、牡蛎、琥珀粉镇潜宁神，其中琥珀兼取其化瘀之用。全方共奏益气养阴，化瘀宁神之功。

二诊患者心悸见宁，面色红润，精神亦振，表明阴阳气血已得一定程度的恢复；时令虽已入秋，但暑湿之气稽留不消，舌苔由红而薄净转为薄腻，清阳受蒙，上升不利，故而出现头晕胸痞、纳食不香、间或泛恶等症。颜老在守前法的同时去北沙参、柏子仁、龙牡等滋补收敛之品，处方：太子参15g，麦冬9g，五味子6g，黄芪20g，苍白术（各）9g，丹参30g，葛根9g，茯苓神（各）9g，炒升麻6g，法半夏4.5g，陈皮6g，琥珀粉（吞）1.5g。7剂。

加苍白术、炒升麻、法半夏、陈皮等健脾燥湿之类，以斡旋中焦，升清降浊，运化脾湿。

三诊：药后症状日趋好转，脉细，舌红，苔薄，暑湿已清，气虚血滞尚存，改用益心汤预后。

处方：党参15g，丹参15g，黄芪15g，葛根9g，赤芍9g，川芎9g，决明子30g，山楂30g，石菖蒲4.5g，降香3g。

三诊患者症状日趋好转，暑湿已清，阴亏亦复，转以益气活血之益心汤原方善后。

1. 识证精义 心肌炎引起的心律失常归属于中医学"惊悸""怔忡"等范畴。《证治汇补》谓"惊悸者，忽然若有惊，惕惕然心中不宁，其动也有时；怔忡者，心中惕惕然，动摇不静，其作也无时"。颜老指出，惊悸时发时止，每因受惊而发，病情较轻，多属实证；而怔忡发作无休止，每于饥劳后加剧，病情较重，虚证居多。

2. 立法要点 《景岳全书》谓："怔忡之病，心胸筑筑振动，惶惶惕惕，无时得宁者是也……此证惟阴虚劳损之人乃有之……凡治此者，速宜养气养精，滋培根本。若或误认为痰火而妄施清利，则速其危矣。"本例患者得心肌炎两年之久，神萎纳呆，心悸不宁，夜眠多梦，舌红，苔薄净，脉结代，其气阴不足之象明显，故颜老初诊投生脉饮等益气养阴、活血宁神之品；待气阴初复，更深层次的问题凸显出来，二诊以气虚湿阻为主要矛盾，颜老把握病情大局，转从斡旋脾胃，升清降浊为治；三诊时由夏季延绵至秋之暑湿终得消解，根据其气虚血滞之病机，颜老果断投以益心汤原方，益气活血，升清降浊，说明心律失常之病，元气亏耗，脉道不续始终为主要矛盾，但因不同气候，不同疾病阶段，以及患者的不同年龄，不同生活境遇等，均会出现因体质倾向导致的多种兼证，临证应抓住主要矛盾，兼顾次要矛盾，以求纲举目张，则问题迎刃而解。

3. 用方特色 颜老治疗气阴两亏引起的怔忡，每取生脉饮治之，认为此方具有气阴双补之功效。其中人参味甘性温，功能益气安神；麦冬性凉味甘，功效补阴养心；五味子性温味酸，配人参则能补心气，佐麦冬则可养心阴，且能收敛心神，三药合用，使心得其养，脉得其复，故以"生脉"为名。根据患者体质，可分别选用红参、党参、西洋参、太子参、竹节参等，以更适应病情。若气虚甚者，则配以保元汤同投；阴血亏者，则佐以天王补心丹，治疗多例心律失常者，均有效验。

（胡晓贞）

九、心肌炎后遗症

肖某，男，53岁。2006年3月28日初诊。

病史：患者青年时曾因发热后出现阵发性胸闷心悸，时有早搏，平时常服盐酸普罗帕酮，时发时止，未发作时一如常人，发作时感心悸恍惚，近日又增咳嗽咳痰，胃纳一般，二便尚可。

初诊：痰瘀交困，心阳受损，心失所养，脉沉濡无力，心悸不时发作，舌苔厚腻，亟为化痰祛瘀，通痹泄浊。

处方：全瓜蒌10g，薤白9g，半夏9g，丹参15g，郁金9g，葛根9g，柴胡9g，决明子30g，生山楂30g，石菖蒲9g，桂枝3g，甘松4.5g，苦参9g，枳壳9g，桔梗6g，炙甘草5g。14剂。

患者胸痹、心悸，由青年时期延绵至今，已有二三十年之久；近因外邪犯肺，肺失宣肃，痰湿内生，症见咳嗽咳痰，舌苔厚腻；心肺同居上焦，痰湿蕴肺，肺之清肃失司为标，心之阳微阴弦为本，表现为胸闷、心悸、恍惚、脉沉濡无力等症。故属心肺同病，本虚标实之证。

颜老方用瓜蒌薤白半夏汤加减。胸痹的病机，如《金匮要略》指出“阳微阴弦”，主为上焦阳气不足，胸阳不振，阴寒太甚，水饮内停，故以瓜蒌、薤白、半夏宣痹通阳，解郁散结；桂枝3g，取温通阳气之用，且与益心气之炙甘草合为桂枝甘草汤，在《伤寒论》中主治“心下悸，欲得按”者；枳壳、桔梗、柴胡、郁金、葛根、丹参升清降浊，活血行气，其中郁金与瓜蒌同用，亦为宽胸常用药对；生山楂、决明子为颜老创制的经验方益心汤中药对，取生山楂活血通脉，决明子微寒气沉之性而可利湿降浊，相得益彰；石菖蒲引药入心经，芳香开窍；苦参，味苦，性寒，有清热燥湿杀虫作用，常用于治疗皮肤病、痢疾、带下等症，中药药理发现其有抗心律失常作用；甘松，味甘，性温，功用理气散寒止痛，治胸腹胀痛、齿痛等，为心胃同治之品。诸药合用，共奏化痰活血，通痹降浊，心肺同治之功。

二诊：服药后心悸即感明显减轻，苔腻渐化，脉象渐振。痰瘀得化，元气未复，转以补气活血，以巩固疗效。

服上方后，苔腻渐化，痰浊消除，转以“缓则治其本”，取益气化瘀之法，俾心气复振，心神得安，心悸得定。处以益心汤出入以善后，于益心汤中去川芎、降香、赤芍、山楂，而维持益气通阳、升清降浊法制。

处方：黄芪 15g，党参 9g，葛根 9g，丹参 9g，决明子 15g，石菖蒲 6g，枳壳 6g，桔梗 6g，桂枝 3g，甘松 4.5g，苦参 9g，炙甘草 5g。14 剂。

1. 识证精义　本案属中医“心悸”“胸痹”范畴。《灵枢》“心藏脉，脉舍神”，心悸的形成，多与心之功能失常相关，如心胆气怯、心血不足、心阳不振、痰饮内停和瘀血阻络等因素均可导致。《伤寒明理论》“其气虚者，由阳气内弱，心下空虚，正气内动而为悸也”，《丹溪心法》认为其责之虚与痰，本案患者曾受外感之邪，既伤娇脏，又损心脉，以致心阳不振，痰瘀交阻，心神失养，发为心悸。

2. 立法要点　《医学衷中参西录》“心脏属火，痰饮属水，火畏水迫，故作惊悸也，宜清痰之药与养心之药并用”，唐容川《血证论》谓“多挟痰瘀，宜细辨之”。本例患者痰瘀交困，心阳不振，属本虚标实之候，故颜老先取瓜蒌薤白半夏汤、桂枝甘草汤等辛温通阳，理气化痰，配以丹参、山楂、郁金、葛根等活血化瘀，以痰瘀并治，心肺同调；待病情稳定后，则改用益心汤固本培元，益气活血，以求全效。

3. 用方特色　颜老诊治心血管疾病，在辨证用药基础上，习取山楂、决明子二味以化瘀降浊，方如益心汤。颜老认为山楂性微温，味酸甘，入脾、胃、肝经，功能消食化滞，活血散瘀；决明子性微寒，味甘苦，入肝、肾经，功可利湿通便，化痰降浊。二者同用，则有痰瘀并治之功，不仅能治疗冠心病心绞痛、心律失常等症，而且有明显的降压、降脂等作用。

（胡晓贞）

十、高血压（一）

乌某，男，48 岁。2005 年 12 月 2 日初诊。

病史：有高血压病史两年，平时血压多在 140~160/80~100mmHg 波动。近半年来感头晕乏力，易感冒，胃纳欠佳，大便正常，有畏寒感，但手心烘热，略有口苦，

患者中年男性，年四十而阴气自半，烦劳郁怒而伤肝，肝体阴而性刚，为风木之脏，肝阴不足，水不涵木，化火生风，上扰清窍则见眩晕、口苦；肝火扰及心神，则见失眠；盗汗、手心烘热、脉细数为阴虚阳亢表现；肝木横克脾土，脾失健运，则见胃纳不馨，舌苔薄腻；肝风旁走肌表，肝强脾弱，营卫失和，则见形寒，易感冒；壮火食气，风动阳升，气不摄纳，

夜寐欠安，夜间下半身盗汗，动甚气急不适。

则见动则气急。四诊合参，属水不涵木，肝风扰及心脾之证。

初诊：时而头晕乏力，食欲不馨，形寒口苦，失眠盗汗，动则气急，脉细数，舌苔薄腻。治拟滋水抑木，交通心肾。

处方：天麻 9g，钩藤 9g，白芍 9g，桂枝 3g，夏枯草 15g，茯苓神（各）9g，煅龙牡（各）30g，山茱萸 9g，知母 9g，黄柏 9g，白蒺藜 9g，女贞子 9g，墨旱莲 9g，怀牛膝 9g，半夏 9g，黄连 1.5g。14 剂。

初诊治以滋水抑木、交通心肾为法，方用半夏白术天麻汤合交泰丸加减。半夏白术天麻汤出《脾胃论》，由半夏、天麻、苍术、白术、黄芪、陈皮、黄柏、人参、干姜、泽泻、茯苓、麦芽、炒神曲组成，主治脾胃虚弱之头眩头痛，虚风内动诸症，颜老此处选用代表性药物天麻、半夏、茯苓、黄柏等。其中天麻息风祛痰，上痉治上；半夏和中降逆，针对苔薄腻之中焦阻滞；茯苓、黄柏清热燥湿，坚肾益阴而利水。桂枝配黄连取交泰丸义，交通心肾，易肉桂为桂枝者，因患者有汗出形寒之证，桂枝配以白芍兼可调和营卫。在此基础上，更加钩藤、白蒺藜平肝息风，山茱萸、二至丸（女贞子、墨旱莲）清滋肝肾，夏枯草、知母清泄相火，茯神养心安神，煅龙牡重镇安神，固涩止汗，怀牛膝补肝肾，上病下治，且引诸药下行。

二诊：经交泰丸合半夏白术天麻汤立法，盗汗已止，渐有睡意。仍有头晕乏力，口苦喜饮水，血压 135~145/80~90mmHg，脉小数，舌苔薄腻。再取上方加减。

经治患者乙癸渐充，肝风稍平，则盗汗止；心肾既济，而有睡意。患者口苦喜饮水，脉小数，为内热未清；舌苔薄腻，为痰湿内停，中焦阻滞，清浊混溷，转从黄连温胆汤加减。

处方：川黄连 3g，枳实 9g，半夏 9g，陈皮 6g，甘草 3g，茯苓 12g，苍白术（各）9g，竹茹 9g，夏枯草 9g，天麻 6g，泽泻 9g，淮小麦 15g，百合 15g，北秫米 9g。14 剂。

颜老处方以黄连温胆汤、半夏白术天麻汤、泽泻汤、半夏秫米汤合方。方中枳实、半夏、陈皮和胃降逆，燥湿化痰；茯苓、苍白术、泽泻健脾燥湿；黄连、竹茹清心化痰；天麻平肝风；夏枯草清肝火；淮小麦、百合清养心神；北秫米配半夏化痰安神；甘草调和诸药，且生用可以清火。全方共奏清热化痰之功。

三诊：服药后头晕口苦悉除，乏力减轻，血压130~140/80~90mmHg，保持稳定。药已起效，效不更方。

上方，14剂。

服上方后肝木风火平息，头晕口苦悉除，血压逐渐稳定；脾土健运，乏力减轻。继服上方，以健运脾胃、化痰清热收功。

1. 识证精义 本案属中医“眩晕”范畴。眩谓眼黑，晕者，头旋也。昔先贤有“无痰不作眩”“无虚不作眩”之说。颜老认为头居高巅，为诸阳之会，清则灵，若杂则钝。故凡六淫外袭，痰浊内停，精血内虚，瘀阻清窍，皆能使清阳不升，眩晕乃作。眩晕病程有久暂之分，病证有虚实区别，临证需把握风、痰、虚、瘀四个关键。本例患者人已中年，水不涵木，阴亏于下，厥阳独亢，肝强脾弱，运化不及，不能为胃行其津液，化湿生痰，阳升于上，痰浊随之，清窍不利，内风夹内壅之痰浊上扰颠顶，而发眩晕。

2. 立法要点 眩晕论治，有虚实之分：虚者当扶正，凡阴血亏损，虚阳上亢，则以滋阴潜降为法，若元气不足，清阳不升，则宜升补中气；实者当祛邪，多以化痰祛瘀为法。本例患者肾水不足，肝阴亦亏，木失涵养而阳浮于上，夹痰浊上升，初诊治以平肝镇之，以介类潜之，清泄阳热，乃消上实下之法。二诊患者肝风渐息，主以痰热内阻，故治以清化痰热之法而奏效。

3. 用方特色

(1) 颜老治疗风痰上扰头目引起的眩晕，习取半夏白术天麻汤治之。曾谓半夏、天麻为治疗眩晕的有效药对，如李东垣谓“足太阴痰厥头痛，非半夏不能疗，眼黑头旋，风虚内作，非天麻不能除”，用治脑梗死、颈性眩晕、高血压等属肝风夹痰之病症，多有效验。

(2) 颜老习用《金匮要略》泽泻汤（泽泻、白术）与《河间六书》清震汤（苍术、升麻、荷叶）合方，治疗中焦痰浊内阻，清阳不升，浊阴不降，厥阳上犯，表现为苔腻、脉弦滑之眩晕、头痛等症。两方配合，健中州，化痰浊，利水湿，升清阳，亦可治“湿胜则濡泻”之证。

（胡晓贞）

十一、高血压(二)

张某,男,61岁。2005年11月9日初诊。

病史:头晕、胸闷、心烦两年余。患者有高血压病病史十年,平时常服珍菊降压片,经多家医院生化检查、心脏超声、MRI示“血黏度高,左心室肥厚扩大,心肌缺血,左主动脉粥样斑块”。有甲肝、乙肝病史,B超示“早期肝硬化”。2001年检查示“尿酸高”,自觉足部跳痛,拟诊痛风。后停服珍菊降压片,改服西药非洛地平缓释片、氯沙坦钾片等。平时常感头晕,心神不宁,夜寐不安,乱梦纷扰,曾中药治疗,感过热则血压升高,过凉则有胸痛。胃纳一般,大便欠畅,口苦口干,思虑繁杂,时有心慌,胸闷。今测血压165/95mmHg。

初诊:始而高血压,继之肝损,肝家气火本重,久病入络为瘀,常有胁痛,少寐,心烦,胸闷胸痛,消瘦,口唇发紫,脉弦数,苔黄腻,均为肝火之象。亟为疏肝清热,活血祛瘀,不宜滋补。

处方:柴胡9g,牡丹皮9g,山栀子9g,赤白芍(各)9g,生蒲黄(包)9g,桃仁9g,枳壳9g,桔梗9g,红花9g,郁金9g,怀牛膝9g,川黄连3g,天麻9g,川芎9g,当归9g,生甘草4.5g,苍白术(各)9g,石菖蒲9g,车前子(包)9g。14剂。

药后感头晕胸闷症减。上方续服,血压尚稳定,多维持在140/80mmHg左右。

本例患者高血压病有年,虽然长期服药,但未能得到有效控制,以致肝阳上亢,脾土欠运,气血失和,日久造成气滞化火,血凝致瘀,从而并发心肌肥大、缺血、冠脉斑块,以及早期肝硬化、痛风等疾病。颜老认为,凡疾病症状众杂,多属肝病,立法用药每从调理肝经气血着手。

肝病有年,肝气失于条达,故有胁痛;唇紫,久之入络为瘀;口苦,心烦、少寐,脉弦数,苔黄腻,肝郁化火可知;肝郁脾虚,壮火食气,荣卫既伤,故见消瘦。

方选丹栀逍遥散合血府逐瘀汤加减。方中柴胡、郁金、枳壳、桔梗疏肝理气,牡丹皮、山栀子清肝泻火,车前子清肝祛湿,川芎、桃红、赤芍、蒲黄活血祛瘀,当归、白芍养血柔肝,天麻息风,牛膝补肝肾,川黄连清心,生甘草、苍白术健脾化浊,平定中州,全方共取清肝活血之效。因苔腻、舌紫,去生地黄之滋补育阴,加生蒲黄化瘀行血;石菖蒲化湿,且为心经引经药,心君不守,“肝肾之阴,悉具相火”,而炎炽上犯,故颜老常用于治疗高血压。

 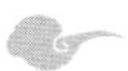

1. 识证精义　眩晕一证，每与肝之病变相关，故《内经》谓“诸风掉眩，皆属于肝”，肝乃风木之脏，其性主动、主升，肝风上扰或热邪炽盛化风，风阳循经上冒；火为五志过极所生，若患者素体阴虚或肝气郁结，日久化火，“风火皆属阳，多为兼化，阳主乎动，两动相搏，则为之旋转”，风火上扰进而出现头晕目眩、面赤耳鸣等表现，因此临证辨治眩晕，颜老常从风火立法施治。

2. 立法要点

(1) 肝主疏泄，调畅气血。若肝气郁滞，失其调达之性，则会影响到气血的正常运行而导致肝火上炎或肝阳上亢而发为眩晕、失眠等症，故本案治以清热平肝以清其源。此外，高血压病与“瘀”也相关，《灵枢·经脉》曰“脉不通则血不流”，颜老认为脉道不通畅则血液运行受阻，瘀血阻滞于脉中，脉管不能正常舒张、收缩，与现代医学对高血压病的发病机制认识有异曲同工之处。

(2) 患者高血压病日久，肝火旺盛，暗耗阴血，则血瘀血热，诚如《仁斋直指方论》云“瘀滞不化，皆能眩晕”，故可见胁痛、胸痛，口唇发紫，因此本案以清泄肝火、活血化瘀立法。

3. 用方特色　颜老习用车前子治疗高血压病。车前子性微寒，味甘淡，入肺、肝、肾、膀胱诸经，功能清热明目，利尿祛湿。颜老认为肝开窍于目，车前子清肝火而明目的功效可能与其具有降压作用相关。故临床曾取单味车前子治疗 50 例高血压病患者，服法为每日 9g，水煎服，一日两次，三个月为一疗程。治疗结果：患者所表现的眩晕、头痛、目糊、失眠等症状均有好转，治疗后，收缩压降到 150mmHg 以内者，有 23 人，占 46%；舒张压降至 90mmHg 以内者，有 25 人，占 50%。服药期间所有患者均未有不适反应。

（刘　珺）

十二、高血压合并冠心病

王某，男，72 岁。2006 年 4 月 18 日初诊。

病史：近五年来间有阵发性心前区闷痛不适，外院诊断为冠心病，气候变化及劳累后易发，伴早搏。近两月胸闷加重。刻下：胸闷不舒，神疲

患者老年男性，气阴暗耗，心肝之火偏旺，病程日久，痰瘀交困，脉络不通，而患高血压、冠心病。肝肾阴亏，水不涵木，虚风上扰，则见双耳耳鸣、头晕头痛，夜寐不安；心脾气虚，心脉不畅，则见神疲乏力，气候变化

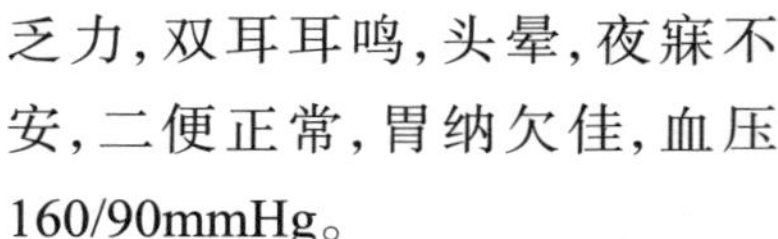

乏力，双耳耳鸣，头晕，夜寐不安，二便正常，胃纳欠佳，血压160/90mmHg。

初诊：高年气阴两亏，心肝之火偏旺，冠心病、高血压多年，胸痹心悸，耳鸣头痛，夜分少寐，面色黧黑，两下肢动则浮肿，乏力神怯，喜饮，舌胖苔薄腻，脉小弦而数。痰瘀交困，脉络不通，亟为养心平肝，滋水抑木。

处方：珍珠母（先煎）30g，生牡蛎（先煎）30g，山茱萸9g，牡丹皮9g，泽泻9g，炒知柏（各）9g，赤芍9g，海藻9g，夏枯草15g，生蒲黄（包）9g，泽兰叶9g，降香1.5g，天麻9g，钩藤15g，地龙9g，益母草30g，磁石（先煎）30g。14剂。

二诊：药后胸闷、眩晕减轻。又服上方14剂胸闷消失，眩晕、头痛偶有，耳鸣减轻，睡眠改善。随访三月，血压140/80mmHg，病患呈小康局面。

及劳累后发为心前区闷痛不适；脾失健运，后天乏源，故胃纳欠佳；脾气亏虚，不能运化津液，遂生痰饮；不能推动血脉，而致血瘀；痰瘀交困，水湿不运，则见面色黧黑，下肢浮肿，心悸怔忡。舌胖苔薄腻，脉小弦而数，均为水亏木旺，虚阳上扰，窜入脉络，肝家气火有余，风阳鼓动痰湿，气血失于正平流行所致。

颜老处方以养心平肝，滋水抑木为法，上取天麻钩藤饮之天麻、钩藤平肝潜阳，下取益母草活血利水，配知柏地黄丸中知母、黄柏、泽泻清泄浮越之肝阳，山茱萸补肾阴，牡丹皮凉血活血，上下同治，补泻兼施。在此基础上，加珍珠母、生牡蛎、磁石平肝镇潜；海藻、夏枯草化痰软坚，平肝阳，散瘀结；以生蒲黄、泽兰叶、赤芍、地龙、降香活血化瘀，针对胸痹之络脉瘀阻，神失所安，胸闷心悸等，其中地龙兼可化血为水。诸药合用，共奏滋水抑木、平肝养心、活血利水、软坚化痰之功。

经治疗，患者肝风日趋平息，眩晕减轻；痰瘀化而气机得畅，胸闷消失。继续服用原方，耳鸣减轻，睡眠改善，血压日趋平稳，病势和缓。

1. 识证精义　本案高血压病属于“眩晕”“头痛”范畴，冠心病心绞痛当按“胸痹”“心痛”论治，临床统称为心脑血管病。中医学认为心脑功能正常与否与气血关系密切，如《素问·五脏生成篇》谓“诸血者皆属于心”，《灵枢·大惑论》谓“裹撷筋骨血气之精，而与脉并为系，上属于脑”，若气血不足，或运行失常，则可导致心脑失养而引发病变。颜老指出，气血失衡是引起心脑血管病的基本病机，其早期多呈气滞血瘀，中期可出现痰瘀交阻之证，晚期则

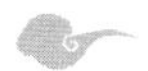

表现为阳虚血瘀或阴亏血瘀。故诊治心脑血管病，当根据患者的体质与症状及病程详辨之。

2. 立法要点

(1)本例患者高血压、冠心病已有五年之久，既有头晕且痛、两耳作鸣、脉小数等阴虚肝旺之象，又有胸闷不舒、心悸怔忡、苔腻等痰瘀交阻之证，故而辨证为阴虚肝旺，痰瘀阻脉，血不养心之候，立法取通补相兼，心肝肾同治之法而奏效。

(2)一元论是认为世界只有一个本原的哲学学说，颜老认为，从整体观出发，在临床工作中，应将疾病的多种现象以主要的病机来概括和解释，在论治时，亦应找出诸多环节中的关键节点，作为复杂矛盾的切入点。在本例患者的论治中，即在复杂的病机和症状表现中，抓住痰瘀交困，肝阳鸱张，脉络瘀阻的主要病理机转，上中下并治，兼顾心、肝、肾三脏，补泻升降有度。

3. 用方特色　颜老临床治疗阴虚肝旺之眩晕，习取生牡蛎、珍珠母为药对。牡蛎味咸性平，入肝、肾经，长于滋肾益阴；珍珠母性寒味甘咸，善于镇心平肝，二药配对，既可补肾益阴，又潜降肝阳，用治诸多阴虚火旺引起的头晕目眩、耳鸣口干、心悸失眠等症，多能奏功。

（胡晓贞）

十三、脑震荡后遗症

陆某某，女，18岁。1995年6月13日初诊。

病史：1993年3月因头部外伤而神志昏迷，当地医院诊为“脑震荡”。苏醒后，遗有头目胀痛，思维逐渐迟钝。曾作头颅CT及脑电图，均未发现异常。曾赴吴江、嘉兴、上海等地医院求治，久治无效。两年后来我院求治。

初诊：脑外伤后，始而头痛，以后逐步加重。近来头部觉有物压迫，

本例起因于头部外伤，伤则必然气血瘀滞，此其一也；伤则必然惊吓，惊则气乱而流通失于畅顺，瘀滞失宣，此其二也。脑府瘀滞在先，气血失衡于后，而血舍神，神魂不能自持，是以思维逐渐迟钝也。若以一味镇静之品，非治本之道，恐反致呆滞耳。颜老治以活血化瘀、开窍醒脑之法，使气血得疏，令其调达和平，神魂得以安宁也。

视物不清，思维迟钝，反应淡漠，别人讲话不知所云，把自己置身于人事之外。夜眠惊叫，悲伤欲哭，眼泪自流，两耳轰鸣，胸闷心悸，四肢乏力，时有筋惕肉瞤，食入运迟，二便尚调。月经量中，色黑有血块。面色少华，巩膜少许瘀斑，舌尖红，根腻，脉细弦。治当活血化瘀，血府逐瘀汤加减。

处方：黄连 3g，川芎 15g，桃红(各)9g，赤芍 9g，生蒲黄(包)15g，枳壳 6g，桔梗 6g，牛膝 6g，当归 9g，生地黄 12g，葛根 9g，石菖蒲 30g，天竺黄 9g，生甘草 3g。6 剂。

另：苏合香丸 1 丸，用石菖蒲 30g 煎汤，分 4 次送服。

二诊：药来头痛已除，胸闷已舒，心悸已宁，夜寐已安，纳谷已馨，神色较前为展，喜悦之情溢于言表，反应较前灵活，思维亦渐敏捷，气血流通逐渐畅顺，阴分亏损未复，以养阴活血安神之剂善后。共服药 21 剂痊愈。

初诊以血府逐瘀汤加减，鉴于患者惊叫、耳鸣、舌尖红、脉弦等肝火之象，故减去柴胡升散劫阴之品，增入甘凉之葛根引药上行至脑；并加黄连清心火，配以石菖蒲芳香开窍，活血通络；再取天竺黄、苏合香丸开窍化痰醒脑，通畅气机。合而用之，使血活瘀化气行，则诸症可愈。

苏合香丸本为温开之品，而颜老习用于治疗顽固性疼痛之症，如胸痛、头痛等，屡获奇功。本例患者以大剂量菖蒲煎汤，分数次送服，全方体现了颜老清热开窍与温通化瘀并施之道，既顺应血得温则行的生理特性，又考虑到患者伤疾日久，瘀热内蕴的个体特点。

二诊头痛已除，胸闷已舒，心悸已宁，思维敏捷，气血流畅后须予扶正善后，颜老认为阴分亏损未复，考虑其肝火内盛，必伤阴血，故原方加入麦冬、白芍、百合等养阴安神活血善后。

1. 识证精义

(1)本例属于“头痛”范畴。头为诸阳之会，凡五脏精华之血，六腑清阳之气皆上会于此，凡六淫外邪入侵，内因七情失常，不内外因如跌仆外伤，均可导致内生之邪，如瘀血、痰浊、食滞等阻于经脉，进而使气血运行不畅，不通则痛。

(2)《杂病源流犀烛》谓“跌仆闪挫，卒然身受，由外及内，气血俱伤病也”，本例患者外伤之后出现头目胀痛，其病机必然为血瘀气滞，气血不通则疼痛不已，病程缠绵二载未愈，血瘀积而化火，瘀热内阻神明，故而出现神志迟钝，入夜惊叫，心悸胸闷等。为此，颜老提出“外伤之后必有瘀”之论，对临床颇有指导意义。

2. 立法要点

(1)颜老认为头痛的基本病机为不通则痛，故立法要点当以通为主。外感头痛，应辨证运用疏风散寒、清泄风热及祛风胜湿诸法；内伤头痛，常见病因有寒凝、痰浊、瘀血、肝火及气血不足等，虽然病因众多，但总以“痛则不通，通则不痛”的论点指导施治。

(2)《医林改错》论血府逐瘀汤所治之症目“查患头痛者，无表证，无里证，无气虚、痰饮等症，忽犯忽好，百方不效，用此方一剂而愈”。本例患者头部外伤，必有离经之血流于脉外，而成血瘀阻络，不通则痛之证，其病机颇符合王清任氏之所述，故取血府逐瘀汤加减治疗而见速效。

3. 用方特色　颜老在临床上习用川芎治疗头痛，认为川芎辛温香窜，走而不守，尤能上行头目，为治疗头痛要药。对风寒、肝火、瘀血、痰浊等引起的顽固性头痛，每取川芎为君。外感头痛多以川芎茶调散化裁；内伤头痛则取血府逐瘀汤加减；若痰湿甚，头痛且重者，配苍术、半夏、天麻；肝火旺，头痛且胀者，辅以黄芩、夏枯草、石楠叶；久痛不已者，则加全蝎、蜈蚣、露蜂房等虫蚁之品。

（刘　珺）

十四、脑卒中

冯某，男，79岁。1990年1月18日初诊。

病史：患者原有高血压病史三十余年，血压最高为195/120mmHg，常服复方降压片等治疗。入院前一天晨起感右下肢乏力，行走不便，伴头晕，急于本院急诊，经对症处理后，头晕减，但逐渐出现右上肢活动不利，为进一步诊治入院。检查：血压135/90mmHg，神志清楚，伸舌略偏右，右侧肢体瘫痪，肌力上肢1级，下肢0级，感觉正常，双侧巴宾斯基征(–)。

初诊：大便三日未解，小溲黄赤，喉中痰声，舌质紫暗，苔黄腻灰褐少津，脉弦滑数。证属痰热蒙蔽心阳，痰瘀交阻。治拟平肝清心，化痰泄热，风引汤主之。

本例高年，夙有高血压史，忽然出现肢体不遂，证属中风，其病机为肝阳上亢，痰瘀蒙蔽，神明受制，殊有神昏之虑，治当以平肝清心，化痰泄热，首选风引汤之意用药。

颜老以风引汤中寒水石清热，生大黄活血祛瘀，泻火降气，釜底抽薪，配以石决明、山羊角镇潜其逆上之气火，俾炎上之风火得以处方：寒水石(先煎)30g，生石决明(先煎)30g，山羊角(先煎30g)，天竺黄12g，石菖蒲9g，生大黄(后下)9g，生蒲黄(包)9g，竹节三七9g，石韦12g，琥珀粉(吞)1.5g，莲子心4.5g，茅根30g。3剂。

平息；取天竺黄清化痰浊，用茅根、石韦以清热利湿，使风火痰热之邪有出路，从二便而去；佐以石菖蒲、蒲黄芳香开窍、活血化瘀；竹节三七功擅化痰散瘀止血，于本例患者的脑血管病有防治作用；琥珀、莲子心以清心安神，防止内闭神昏。全方清中有通，通中寓清，颇得治中风之秘。

二诊：服药3剂，大便畅利，日行2次，成形，但仍感口干而苦，口唇麻木，口中有秽浊之气，右侧肢体不能活动，继服上方3剂。

二诊患者大便通畅，风火痰瘀诸邪从阳明而外泄，方证相符，故仍取原意投之。

三诊：患者感右侧肢体逐渐能活动，上肢已能抬举离床，再予原方加桑枝，连服7剂。

三诊患者病势已趋平稳，为进一步加强患侧肢体功能，加桑枝以通络。桑枝味微苦，性平，归肝经，本属枝条，所以善走四肢，专去风湿拘挛，兼可平抑肝阳，尤适用于中风热证者。

随访：患者右侧肢体活动明显好转，且逐渐康复出院。

1. 识证精义

(1) 本例证属中风，中医认为风火痰瘀是中风急性期的主要病机。中风的发生，多因劳倦内伤、忧思恼怒、嗜食厚味及烟酒等诱因，引起阴阳失调、气血逆乱、直冲犯脑，导致脑脉痹阻或血溢脉外，其病变无外风、火、痰、瘀、虚。颜老指出“无风不作眩”，中风与肝风密不可分，肝阳夹痰、瘀、热上扰清窍为急性中风的主要病机之一。

(2) 本例患者夙有高血压史，属肝阳上亢、痰瘀交阻体质，发病之后，喉间痰声辘辘，小便黄赤，舌苔黄腻，均为肝阳夹痰热蒙闭脑窍之表现，符合《素问·调经论》所谓“血之与气并走于上，则为大厥”之论。

2. 立法要点

(1) 中风一证，内风暴动，气血并走于上，颠仆痰涌，昏迷痉厥，证有闭脱之分，形状相似，治法则大有区别：闭者是痰气之窒塞，脱者是正气之散亡，闭者宜开，脱者宜固，开关固脱，为治疗中风卒仆虚实两大法门。

(2) 本例高年肝阳上亢，痰瘀蒙蔽，神明受制，殊有神昏之虑，风、火、痰、瘀为患，证属闭证，故治以平肝清心，化痰泄热，活血开窍，以恢复脑神清灵之性。

3. 用方特色 颜老认为中风一证，因风火肆虐，燥津竭液，导致肠胃积热，每兼有便燥不通的症状，糟粕痞结，壅滞不通，既诱发痰火上扰，又能耗阴助阳，使实者更实，虚者更虚，临床习用生大黄泄热、通腑、破瘀、启闭，大有釜底抽薪，导龙归海之功。腑气一通，气机由逆转顺。中医虽无降脑压一词，然通腑常能达此目的。

（刘 珺）

十五、脑梗死合并泌尿系结石

谷某，男，69岁。2005年10月12日初诊。

病史：患者夙有高血压、糖尿病，右侧输尿管结石史。2005年6月8日因头晕、左侧肢体麻木、活动不利、言语不清而入院治疗，头颅CT提示"右侧基底节区腔隙性脑梗死"，予红花注射液活血化瘀、拜阿司匹林抗凝、降压、降糖等治疗。至7月8日，患者又感舌体麻木，再予醒脑活血之中医复方治疗。8月8日头颅MRI示"双侧基底节区及半卵圆区、脑干多发性腔隙性脑梗死，右侧颞叶脑梗死"。近2周，患者小便淋沥不尽，尿痛、尿频，情绪急躁，胃纳欠佳，口干口苦，小便淋沥欠畅。

本例患者年近古稀，原有高血压、糖尿病、尿路结石史。四个月前因肢体麻木、活动不利及言语不清而入院，诊断为脑梗死，近两周又出现小便淋沥不尽、尿频、尿急、尿痛，为其当下之主症。就诊之时尚可见情绪急躁、口干口苦、脉弦数，乃肝风内动之象；舌苔黄腻，为湿热困阻之征。肝风、瘀血、湿热交织为患。故治当平肝活血通窍、清热利湿通淋。处方以颜老自拟方脑梗灵为主加减。

脑梗灵由水蛭、通天草、石菖蒲、生蒲黄、海藻、葛根组成。方中以水蛭配通天草，水蛭味咸性寒，专入血分而药力和缓，借其破瘀而不伤气血之力，以祛沉痼瘀积，通天草其气轻清上逸，与水蛭相配，能引药入脑，剔除脑络新久瘀血，俾瘀化络通，脑窍复开；石菖蒲配蒲黄，盖菖蒲秉天地清气而生，有怡心情、舒肝气、化脾浊、宁醒脑之功，为治邪蒙清窍所致神昏、健忘等症之要药，蒲黄生用善活血化瘀，与石菖蒲合用则能祛瘀浊以通脑络，醒心脑以复神明，共奏开窍安神、醒脑复智之功；海藻味咸性寒，气味俱厚，纯阴性沉，颇能软坚，葛根气味俱薄，轻而上升，浮而微降，初诊：始而高血压，合并消渴，继之石淋。今夏中风，头晕阵作，左侧肢体不荣，善郁多愁，心烦口苦，便秘，小溲淋沥。脉弦数，舌苔黄腻满布。肝风内动，瘀热交困之证。

处方：生大黄 9g，水蛭粉（冲）3g，石决明（先煎）30g，丹参 15g，生蒲黄（包）15g，通天草 9g，豨莶草 30g，川牛膝 9g，炮山甲 10g，海金沙（包）15g，石韦 15g，地锦草 30g，赤芍 9g，石菖蒲 9g，郁金 9g，地龙 9g。14 剂。

二诊：药后精神转佳，头晕减轻，仍尿痛、尿频、尿急，点滴不畅，甚则疼痛，脉小数，舌苔中薄，瘀热交阻膀胱，气化不及州都。当肝肾同治，益气化瘀，软坚泄浊，加用附子以振奋元阳，助阳化气。

处方：炮山甲 10g，路路通 9g，王不留行 9g，泽泻 15g，生蒲黄（包）9g，川牛膝 10g，石韦 30g，棱莪术（各）9g，将军干 7 只，

阳中阴也，为阳明经药，兼入脾经，与海藻相配，清浊相因，升降互施，能引其药入脑，增加脑血流量，软化脑血管。全方共奏祛瘀化痰、疏通脉道之功。因患者肝风内动，肝阳上亢之象明显，故升提之葛根暂且不用，而海藻可在疾病缓解期作软坚消痰之用。

在上方基础上，因患者性情急躁，中风左侧肢体不荣，故加入石决明平肝息风；豨莶草通利关节，兼有降压之能，颜老常以之治疗中风后肢体不利者；生大黄号为生军，撤热有釜底抽薪之力，降火有导龙归海之功，入血直能凉血散瘀，大腑一通，气机由逆转顺，于醒脑起废大有功效；配以丹参、赤芍之活血与海金沙、郁金、石韦之清热利湿通淋，有相得益彰之妙；川牛膝引药势下行；地锦草原有清热解毒、凉血止血、利湿退黄等功效，颜老常取其降血糖之用；炮山甲、地龙搜剔经络之风湿痰瘀，使血无凝滞，气可宣通，上行髓海，下通膀胱。

二诊患者精神转佳，头晕较少，舌苔见薄，而结石所致尿痛尿急、小溲点滴不畅上升为主要矛盾，故治以益气化瘀、软坚泄浊为主；患者年近古稀，命门火衰，加用附子振奋阳气，通行经脉。

初诊兼顾中风、高血压、糖尿病之旧患与新发之癃闭，药后精神转佳，头晕减少，但小便仍点滴不畅，甚则疼痛，似有加剧之势，故二诊转而攻其石淋。去脑梗灵中诸药，独保留生蒲黄，配合路路通、王不留行、泽泻、棱莪术、将军干、桃仁、漏芦、小茴香、瞿麦、沉香粉、琥珀粉等活血通利之品；炮山甲搜剔络脉；川牛膝下行利导，与升麻升降相因；葶苈子泻肺，以开上启下；附子之温振元阳，以振奋人体机能。方中以升麻、葶苈子、

赤芍 10g，桃仁 10g，漏芦 9g，海金沙 15g，小茴香 2.4g，瞿麦 15g，升麻 9g，沉香粉（吞）0.3g，琥珀粉（吞）0.9g，葶苈子 9g，淡附片 6g。14 剂。

附子等三药为例，可代表颜老治疗石淋的三种方法，即提壶揭盖、宣畅肺气、通阳化气。

三诊：药后排出黄豆大小结石 1 粒，小便畅利，精神振奋，此乃加用附子之振奋阳气，起推动作用所然。经云气化则能出焉，此之谓也。处方继以益气化瘀，升清降浊。

药后排出结石，小便畅利，附子之振奋阳气功不可没，中病即止；其年高气虚，继以益气化瘀、升清降浊为法，剿抚兼施而以抚为主。

处方：升麻 9g，葛根 9g，石韦 15g，怀牛膝 9g，泽泻 9g，丹参 15g，黄芪 30g，生蒲黄（包）9g，赤茯苓 9g，枳壳 9g，桔梗 6g，海金沙 30g，路路通 9g，决明子 30g，乌药 6g，益母草 30g。14 剂。

守上方，去活血通利之炮山甲、王不留行、棱莪术、将军干、赤芍、桃仁、漏芦、瞿麦、沉香、琥珀诸品及泻肺之葶苈子、通阳之附子，加葛根以助升麻之升清，黄芪与益母草均为重剂 30g，益气活血，利水通淋；加决明子平镇肝阳；丹参、生蒲黄通利全身节络；枳壳、桔梗一升一降，调畅气机；石韦、泽泻、赤茯苓、海金沙、路路通继以清热利湿通淋；乌药味辛，性温，主要有行气宽胀、顺逆止痛、温散肝肾冷气、疏达腹部气机的作用，颜老此处主要用于温少腹、理气机；川牛膝改为怀牛膝，减其活血通利而加强补益肝肾，一药之更替，治法之别寓乎其中。

四诊：患者精神转振，小溲通畅，头晕也平，惟语言欠清，活动欠利，脉弦而小数，苔黄亦化，仍守脑髓纯者灵、杂者钝立法。

脑梗灵冲剂，每次 1 包，每日 2 次，开水冲服。

患者诸症好转，惟瘀热之势化而未尽，故仍取清脑活血之脑梗灵冲剂口服，归于正治，以肃余氛。

1. 识证精义

(1) 脑梗死属于中医学“中风”范畴，临床以突然昏仆、半身不遂、口舌㖞斜、不语或言语謇涩、遍身麻木为主症。发病后病情变化迅速，在短期内发展呈严重阶段，也有呈渐进性加重，或阶段性加重，并有头晕、头痛、手足麻木或无力、一过性言语不利等先兆症状。中风病因虽然复杂，但不外乎本虚标实，肝脾肾不足为本，风、火、痰、瘀之邪入侵为标。颜老诊治中风，特别强调瘀血为患的重要性，认为中风在整个发病过程中，始终存在着瘀血内潜的状态，活血化瘀，畅行脉络是治疗中风的主要手段。

(2) 泌尿系结石属于中医学“淋证”范畴，临床以小便频急，尿道涩痛，排尿淋沥不尽为主要症状。古人根据其不同的表现分为五淋：尿血者，为血淋；小腹胀满者，为气淋；排出砂石者，为石淋；小便混浊如米泔、脂膏者，为膏淋；淋久不愈，遇劳而发者，为劳淋。颜老临床诊治淋证，认为不外乎补泻二法，凡急性发作者，多属实证，治当清热通淋；若日久不愈，则宜扶正祛邪，而强调不宜一味通利。

(3) 本例患者罹有多种疾病，上至脑髓，下达肾与膀胱，并肝阳暴亢，内风上旋，夹素蕴之痰热，矛盾错综复杂，治疗颇为棘手。颜老以“脑髓纯者灵，杂者钝”为主要突破口，取经验方脑梗灵化裁，佐以清热通下、平镇肝阳、搜剔络脉、利尿通淋之品，由上及下，一气呵成，使腑行通畅，肝阳、痰热得以下行，而证势大定。

2. 立法要点

(1) 颜老发展清代医家王清任提出的“灵机记性不在心在脑”观点，认为脑位于颅内，由精髓汇聚而成，其性纯正无邪，唯有气血滋养，精髓充实，才能发挥“元神之府”的功能。若瘀血随经脉流行入脑，与精髓错杂，可使清窍受蒙，灵机呆钝，进而影响神机。治当活血化瘀，并常与平肝潜阳、化痰开窍、滋水涵木等治法同用。王清任论半身不遂病机属气虚血瘀，创制补阳还五汤。颜老则认为痰也是中风的一个重要病因，基于临床实践创制“中风预防干膏粉”，以黄芪、石菖蒲益气活血，辅以苍术运脾胃逐痰湿，水蛭、生蒲黄、川芎等化瘀浊于脑络，利血气于周身。由此亦可见颜氏内科诊疗学术特点之一隅：一是重视气血流通畅达，二是重视脾胃斡旋运化，三是遣药用方细致精当。

(2) 肾主水，司二便，为调节全身水液的枢纽，人体水液的生成、输布和排泄虽与胃的受纳、脾的转输、肺的宣降、三焦的决渎、膀胱的开合及肝的疏泄有关，但关键则赖于肾的温煦和气化，肾阳旺盛，气化正常，肾之开阖蒸化有度，将浊中之清者上升于肺输布全身，将浊中之浊者下注膀胱排出体外，则湿热无

以蕴结，结石无法形成。若肾阳衰弱，气化乏力，肾失开阖蒸化之权，清浊泌别失司，湿浊下注而沉积为石。因此，尿石的形成根本在于肾气虚惫，治疗不可单纯用清热通淋之品，必须施以温补肾阳、通达肾气之药，通补结合，使机体阳气充盈，气化则石能出焉。颜老发挥《素问·生气通天论》"阳气者，若天与日……天运当以日光明"之旨，如本例二诊加用附子振奋阳气，结石方能顺利排出；三诊则用大量黄芪益气配合活血、通淋之品，标本兼治，攻守剿抚之间，变化之妙，存乎一心，体现了颜老"一元论"为主旨而兼顾全面的理念与风格，值得临床效法。

3. 用方特色

（1）颜老创制多方治疗脑梗死，例如本案所用脑梗灵，水蛭为方中主药，能破血逐瘀利水，无论出血性与缺血性中风均可运用，制为粉剂，生用吞服效果尤佳。除了脑梗灵，颜老还针对中风的不同阶段研发了诸多活血化瘀方剂，治疗心脑血管疾病，如中风预防干膏粉（由黄芪、生蒲黄、川芎、苍术等组成）、颜氏清脑2号方（由珍珠母、石菖蒲、生蒲黄、制半夏、地龙、熟大黄、黄连、胆南星等组成）、醒脑复智冲剂（由黄芪、党参、丹参、川芎、桃仁、红花、石菖蒲、远志、地龙、天竺黄等组成），不同的剂型针对不同的病证，发挥不同的作用。

（2）颜老治疗石淋日久不愈者，每在辨证基础上，加用附子温通阳气。附子辛热，其性走而不守，功能助阳补火，散寒除湿，善通十二经，功兼通补。温补阳气，有助于气血复原，助阳化气，有推动、振奋之效；散寒通阳，则可使气血通畅，"离照当空，阴霾自散"。此外，颜老对反复治疗不愈的其他疑难杂症，亦常在辨证的基础上酌加附子，临床常可收到意想不到的效果。本例用之与石韦、海金沙等清利通淋之品同用，则有温阳行气、通淋排石之功。若拘泥于清热通淋，不但结石难以攻下，且久服攻利反有耗伤元阳之弊；而施以温肾助阳之附子，以补代通，通补兼施，阳气充盈，气化则能出焉。此类验案既往实多，非仅见于个案，足证其振奋机能之力。

（3）二诊方中颜老所用将军干，为蟋蟀的干燥体，味辛、咸，性温，有小毒，入膀胱、大肠、小肠经，功能温补肾阳，利水消肿。颜老认为凡虫类药物均有入络搜剔之功，临床常取将军干治疗久病入络之疑难杂症，如癃闭、水症等。本品在下可温肾利水，在上可化瘀通窍，本案取用之，与脑梗死、泌尿系结石之上下病情两相契合，可谓一石二鸟之妙。然其性走窜，既得效后不宜久用，故三诊排出结石后即不再用之。于此一味加减，可见颜老处方进退之法度。

（苏子镇）

十六、帕金森病

韩某，女，71岁。2005年12月2日初诊。

病史：舌、下巴、双下肢震颤七月。今年2月开始乏力纳呆，两腿无力，4月开始舌、下巴、双下肢震颤，左腿尤甚，8月在龙华医院就诊，因不能确诊，诊断性试用盐酸硫必利片，导致症状加重，9月在北京某知名医院神经内科确诊为帕金森病伴抑郁症，同时在某中医院服中药，药后舌、下巴震颤略减。目前乏力嗜卧，但难以入睡，须服2粒安眠药，双下肢震颤，左下肢更甚，动作迟缓，左下肢有拖步现象，头晕，面色不华，纳呆，大便干结，数日一行，需服芦荟粉帮助排便，尿频尿少，有慢性尿路感染史。今慕名来沪求医。

初诊：十一年前乳腺癌术后，复又脑梗及郁证，肝郁气滞，久病入络，络脉为痰瘀所困，今春双下肢震颤，劳累或紧张易作或加重，头晕，神怯，面色萎而不华，脉细弦，舌胖苔白，常常数日不更衣，津液不足，取柔肝息风，活血通络之法。

处方：当归15g，白芍15g，煅龙牡（各）30g，川桂枝4.5g，苍白术（各）9g，白蒺藜15g，葛根15g，千年健9g，伸筋草30g，木瓜9g，地龙9g，生紫菀9g，火麻仁9g，升麻10g，肉苁蓉9g。14剂。

帕金森病之病机特点是本虚标实，多由肝肾不足，气虚血少，筋脉失养，虚风内动所致。本例患者双下肢震颤，头晕，神怯，面色不华，脉细弦，舌胖苔白，常常数日不更衣，总总见端，均表现为津血不足，肝失所养，筋脉失和。肝为刚脏，非柔润不能调和；肝主筋，肝血不足则筋失柔润。

初诊先取柔肝育阴，活血通络之法。颜老临床习用当归芍药甘草汤治疗手足震颤等病症，方取当归养肝血，配以芍药酸甘化阴，共奏滋养肝血、柔筋止颤之功。配伍葛根、千年健、伸筋草、地龙之舒筋活络；木瓜、白蒺藜入肝经，酸甘养肝柔筋；紫菀、火麻仁、肉苁蓉润肠通便；尤妙在柔润剂中增入桂枝一味，辛通走络，群阴药中得此则有阴阳互根之妙。

患者多病缠身，后天乏源，肝风血瘀胶结为患，亟待扶助后天之本，启用苍白术健脾、醒脾、运脾，为扶正达邪之策；取升麻升提清阳，并寓阴阳升降，如环无端，上通下达之力；煅龙牡重镇息风，以为佐助。

二诊：药后精神转振，双下肢震颤减轻，已能独自上楼，睡眠亦大有改善。唯紧张后尚有下巴抖动。近日尿路感染复发，引致内脏失衡，前症又复小作，脉细弦，舌红苔薄腻，再取前法化裁。

处方：当归 15g，白芍 15g，升麻 15g，石韦 15g，苍白术（各）9g，木瓜 9g，地龙 9g，伸筋草 15g，生紫菀 9g，火麻仁 15g，白蒺藜 15g，千年健 9g，知柏（各）9g，黄连 3g，桂枝 4.5g，龙牡（各）30g。14 剂。

药后震颤小止，精神转振，大腑转畅，唯尿路感染复发，引致内脏失衡，前症又复小作。故复诊时续以前法，酌加通关散清湿热，助气化，取黄柏泻相火而坚阴，知母滋肾阴而清热，用桂枝代肉桂通阳化气利关窍，并加黄连清心，升麻与石韦为颜老常用药对，升麻清热升提，颜老曾有“升麻代犀角”之论，配石韦共治淋证。

随访：药后精神转振，肢颤明显减轻，生活自理。返回居住地，继续服用上方调理。

药后诸症改善。本病属慢性疾病，故颜老嘱患者继续用上方调理，以缓图其效。

1. 识证精义

(1) 帕金森病类似于中医“颤证”，明代楼英《医学纲目·颤振》谓“颤，摇也；摇，动也……内经云诸风掉眩皆属于肝，掉即颤振之谓也”。肝体阴而用阳，主藏血，主筋，肝血不足，筋失所养，导致肝风内动，则可出现四肢震颤诸症。病位以肝为主，而脏腑之间常相互影响。

(2) 患者古稀之年，冲任不足，复有多病在身，气血不足，肝郁气滞可知，日久则肝失所养，筋失濡润，虚风内旋经络，发为手足震颤，眩晕神怯，其病本在肝血不足，虚风内动，其标痰瘀内阻，气血失衡，筋脉失养。

2. 立法要点

(1) 五脏皆有阴阳，肝体阴而用阳，肝阳化风则震颤不止，治疗此证不可过于疏肝、伐肝，而应柔肝缓急以顾肝体，酸甘养阴以助肝用，以免犯“虚虚实实”之戒。

(2) 帕金森病患者多因肝肾阴虚、气血不足、脾胃升降失职、肠道运化失常而发为便秘。腑气不通，肝火越发猖獗，久则有发生颤证合并痴呆的可能。颜老认为这类疾病的便秘不宜用大黄之类苦寒峻下之品，当以养血润血之法，以增液行舟，润肠通腑，土厚木敛，可助复脑清灵之性。

3. 用方特色 颜老习用当归芍药甘草汤治疗肝风内动所致的手震脚颤、头摇身摆等症状。白芍性微寒,味苦酸,入肝脾经,功能养血和营,缓急止痛,平肝息风,与当归、甘草相配,酸甘合用,酸能敛肝风,甘能缓肝急,三味合方,能平肝息风,养筋缓急。

(刘 珺)

十七、血管性痴呆

赵某,女,86岁。2006年1月25日初诊。

病史:表情呆滞、反应迟钝两年余,言语口齿不清两周。患者十年前曾脑梗数次,遗留双下肢瘫痪、二便失禁等后遗症,近两年来,患者出现表情呆滞、反应迟钝、思维表达困难、日夜颠倒等症,近两周来言语口齿不清。

初诊:高年痰瘀交困,清阳受蒙,中风多次发作,下肢功能丧失,二便失禁,不言不语,脉弦数,舌红,苔薄腻。风势未息,气阴两虚。参神仙解语丹之义立法,剿抚兼施。

处方:僵蚕9g,赤芍9g,蔓荆子9g,全蝎1.5g,石菖蒲9g,白附子6g,生蒲黄(包)9g,通天草9g,伸筋草15g,豨莶草30g,生地黄10g,丹参15g,五味子9g,麦冬9g,南北沙参(各)12g。14剂。

二诊:近来精神略振,胃纳转好,口齿较前清爽。但反应仍迟钝,有时嗜睡,小便失禁。中风后肢体不荣,小便失禁,反应迟钝,药后颇合病机。高年瘀浊交困于清灵之巅,气血失于斡

本例高年气阴两虚,数次中风,痰瘀交困于清阳之巅,灵机呆钝,思维失常,近2周来言语口齿不清,风势未息,颇虑复中发生。治疗之要在于化瘀豁痰、祛风平肝、益气养阴,复方图治。

初诊治疗取神仙解语丹为主方,以僵蚕、白附子、全蝎之牵正义平肝息风通络,菖蒲化痰祛湿开窍,暂舍辛温之远志、羌活、木香,无痰嗽苔腻故舍胆南星,不以眩晕为主症故舍天麻;参入蒲黄、丹参、赤芍活血化瘀,豨莶草、伸筋草平肝通络,患者舌红脉数,阳化内风,故加沙参、麦冬、五味子、生地黄以益气养阴,滋水涵木,使以通天草、蔓荆子之清轻上逸,引药力直达于脑,剿抚兼施。

药后患者口齿较前清爽,精神亦振,胃纳转好,表明脾运已复。针对患者久病不愈,仍有嗜睡、小便失禁等气虚之象,二诊加入黄芪、升麻以益气醒脑,合蒲黄、丹参、桃仁、赤芍、

旋之象。拟益气醒脑，化瘀通络。

处方：石菖蒲 15g，升麻 9g，豨莶草 30g，丹参 15g，黄芪 30g，橘络 4.5g，半夏 9g，赤芍 9g，桃仁 9g，蒲黄 9g，肉桂 3g，知柏（各）9g。14 剂。

药后口齿较前清爽，精神转振，但反应仍迟钝，一直自配上方服用，病情较为稳定。

豨莶草、橘络活血通络，复入肉桂、知母、黄柏，寓滋肾通关丸之义，为小便失禁而设。服药后病情一直保持稳定。

1. 识证精义　头为诸阳之会，凡五脏精华之血，六腑清阳之气，皆上会于此。至高至上之地，不容半点污秽之物，故程杏轩《医述》有“脑髓纯者灵，杂则钝”之说。人至老年，长期受到六淫七情等干扰，导致脏腑功能失调，气血循环失常，而产生瘀血，若瘀血随经脉流行入脑，与脑内精髓错杂，痰瘀交阻，致使清窍受蒙，脉络痹阻，灵机呆钝，则出现遇事善忘、表情呆滞、易烦易怒、妄思离奇、日夜颠倒等症，同时，由于瘀血内阻，使脑气与脏气不接，气血无法上注于头，脑失所养，日久则精髓逐渐枯萎，故而病情进行性加剧，出现表情呆板，懈怠思卧，二目失神，记忆、思维丧失等症。

2. 立法要点

(1)《三因极一病证方论》谓“头者，诸阳之会，上丹产于泥丸宫，百神所集”，脑属阴而聚阳，藏精髓，上通于诸阳之脉，下通督脉，命火温养，则髓益充。然阳气易亢，一旦阴阳失调，或外邪入侵，则阳亢为火，火灼脑络，头晕、目眩、耳鸣、神昏之象立见，故脑病以阳亢、火甚者居多，诸如风、火、痰、瘀均能损伤脑络而致病，故有“治脑宜清”之提法。“脑髓纯者灵，杂者钝”，所谓“清”并非单纯清热，而指肃清脑部风、火、痰、瘀之邪，以恢复脑轻灵之性；亦指脑病忌盲目进补，盲目进补反招气血壅滞，加重其害。

(2)患者反复脑梗，以致瘀血内阻脑络，气血不涵脑髓，脑神失养，神明受蒙，而出现神志不清、反应迟钝等，其病机当为瘀血内阻在先，气血失养在后，故治疗之法先宜活血化瘀，化痰开窍，待气血津液调畅之后，乃转以补气安神等滋养之法。

3. 用方特色

(1)神仙解语丹出自《证治准绳》，又名解语丸，为颜老治疗脑中风、老年性痴呆等的常用处方。方取白附子、胆南星化痰开窍；天麻、僵蚕、全蝎息风通络；石菖蒲、远志引诸药入心，共奏息风通络、化痰开窍、安神开音之功。临床使用颇验。颜老在此基础上加用活血化瘀之品，以活血通窍。

(2)通天草乃荸荠之苗,其性轻清上逸、善行气血、引药入脑,为颜老脑病常用引经药,有研究表明通天草具有改善脑部血液循环、抗痴呆作用,常用于治疗心脑血管疾病。此外,颜老认为祛风药多味辛上扬,亦可通过血脑屏障,亦常用防风、葛根、川芎等作为脑病引经药。

(刘 珺)

十八、小儿癫痫

张某,男,9岁。2006年5月16日初诊。

病史:患者午睡时突发颜面及四肢抽搐,神志不清,口吐白沫,小便失禁,历时约五分钟,醒后一如常人,查脑电图示“异常脑电图”,头颅CT未见异常,平时时感胸闷,痰多,大便干结。

初诊:九天前突现上肢抽搐,神志不清,口吐白沫,小便失禁,约五分钟后消失,以往有心肌炎及肺炎病史,咳嗽延绵,痰多,脉小数,苔薄白。痰瘀交困清阳之窍,取杂者钝、纯者灵立法。

处方:石菖蒲9g,郁金9g,半夏9g,明矾(吞)1粒,天麻9g,钩藤(包)9g,白术9g,化橘红4.5g,生蒲黄(包)9g,灵芝9g,橘络4.5g,海蜇头9g,荸荠7只。14剂。

另予橄榄方,方以青橄榄1 000g、明矾100g加冰糖熬制收膏,平时常服。

本例患者为9岁幼童,突然出现神志不清,口吐白沫,肌肉抽搐,脑电图检查异常,确诊为癫痫。

颜老针对患儿发病时口吐白沫,醒后仍咳嗽多痰、脉小数等症状,结合其素有心肌炎、肺炎史,诊断为痰瘀化热、上阻清窍之候,方取半夏白术天麻汤合雪羹汤加减。

半夏白术天麻汤出自程钟龄《医学心悟》,功能健脾化饮,息风定眩,初诊方以半夏、化橘红、白术、天麻化痰息风;因患者大便干结、脉数等肝阳化热生风之象明显,故暂不用芪、参、苍术、干姜、泽泻、茯苓等甘温之品,而代之以钩藤平肝息风,石菖蒲、灵芝化痰开窍,蒲黄、橘络化瘀通络;配以雪羹汤(海蜇、荸荠)养阴清热,软坚化痰;更加白金丸(明矾、郁金)豁痰醒神,为治疗癫痫的针对性药物。全方痰瘀同治,化痰以开窍,活血以通络,清肝以息风,用药精准,而以平肝息风、豁痰定惊、祛痰逐瘀为治疗大旨。

二诊：药后随访，症情稳定，无复发。

经汤剂合膏剂同治，患儿未再发病，嘱其停服汤药，改用橄榄膏长期服用。随访多年，病情稳定，未再发。

1. 识证精义　癫痫是以卒然仆倒，昏不知人，口吐涎沫，两目上视，肢体抽搐，或口中如作畜叫声等为主要表现的病症，如《灵枢·癫狂》谓“癫疾始作，先反僵，因而脊痛”“癫疾始作，而引口啼呼”，《诸病源候论》谓“发作时时，反目口噤，手足相引，身体皆热”，皆指出癫痫发作时反复抽搐、神志失常的症状。其发病原因大致由痰火、惊恐、先天因素等引起，如《临证指南医案·癫痫》按语谓“痫病或由惊恐，或由饮食不节……一触积痰，厥气内风，猝焉暴逆，莫能禁止，待其气反然后已”。

2. 立法要点　历代医家论癫痫治疗，皆认为痰、火为其主要病因，多以清心化痰立法，如《医林绳墨大全》谓“其法俱宜理气清痰降火为要，使气清痰降而痫亦可止也”。颜老认为肝风夹瘀，上犯清窍，杂者钝，故而犯病，可见瘀血也是导致癫痫发病的重要因素。本例从痰瘀胶结为患入手，取活血药与祛痰药同用，以生蒲黄、石菖蒲、郁金、半夏等，荡涤陈垄，使气血运行复归正道，则癫痫可止。

本例小儿癫痫发病时肝阳化风，痰瘀交阻，故治当清火化痰息风。由于小儿为稚阴稚阳之体，须注意清火而不伤阳，去邪而不损正，故颜老处方选用荸荠、海蜇、青橄榄等甘凉且不腻之品，滋阴去火，再以白术斡旋中焦，达到退热而不伤阳气的目的。

3. 用方特色　颜老在临床习用橄榄膏治疗癫痫，此方载于《马评外科证治全生集》一书，其谓：“凡患痴癫，或羊头风等症，缘心窍中痰迷所致，取橄榄十斤，敲损入砂锅煮数滚，去核，入石臼捣烂，仍入原汤煎腻出汁，易水再煎，煎至无味去渣，以汁共归一锅，煎浓成膏，用白明矾八钱，研粉入膏搅和。每日早晚各取膏三钱，开水送服。或初起轻者，取橄榄咬损一头，蘸矾末入口嚼咽，橄榄之味更美，至愈乃止。”马培之在此方后评注曰“此方不特能治痴癫，即小儿惊风后手足有时抽搐、神呆、目定，均可服之”。橄榄味甘酸涩，性平，归脾、胃、肺经，功能清肺利咽，生津止渴，解毒除烦，更合以明矾之清热消痰，或加入调节口味之冰糖，为治疗风痰交搏之癫痫的常用成方。

（王　杨）

十九、头痛(一)

何某,女,45岁。2006年1月6日初诊。

病史:患者产后四个月出现头痛,至今已十五年,近一年来加重。感头胀痛,有针刺、走窜感,甚则恶心呕吐。经神经内科门诊确诊为血管性头痛。患者心情抑郁欲哭,胸闷易怒,烦躁。三年前因所怀六月胎儿流产后头痛更甚,伴失眠,甚则彻夜不寐。纳呆、大叹气,二便调。月经量少,周期尚准,经期只有两天,色黑,无痛经,有时乳房胀痛,四肢不温,口干,但不欲饮。

初诊:长期以来,肝郁气滞,胸闷头晕作痛,惶惶不可终日,脉细涩,舌紫,苔薄。气血乖违,头风十数载,拟从治风先治血立法。

处方:羌活9g,葛根15g,柴胡10g,枳壳9g,川芎20g,当归9g,生地黄15g,桔梗6g,桃仁9g,红花9g,赤芍9g,生甘草6g,生蒲黄(包)9g,全蝎3g,蜈蚣2条,怀牛膝9g。14剂。

二诊:服上方后,头部轻松,精神转振,睡眠改善。但未尽其半,突感腹痛,他院拟诊为慢性结肠炎。以往有同样发作史。前患已减,再守前义。参膈下逐瘀汤,以期兼顾。

处方:柴胡9g,枳壳9g,桔梗6g,小茴香3g,赤白芍(各)9g,甘草6g,当归9g,木贼草9g,川芎15g,山茱萸

本例患者病程长达十五年,长期心情抑郁,肝郁气滞,初病在气,久病必有瘀,气血胶结,日久而成瘀阻沉痼之象。颜老从气血辨证立法,化瘀而止痛治其标,行气而活血治其本。

方取血府逐瘀汤原方加味。重用川芎,以活血止痛;诸阳经脉上走于头面,故取羌活入太阳经,葛根入阳明经,柴胡入少阳经,三阳合而治之,其中羌活味辛、苦,性温,长于祛风胜湿止痛,治疗头痛之疾,颜老习用之;以生蒲黄消瘀血,止诸痛;由于络病日深、血液凝坚的沉疴痼疾,非一般辛温通络之品可奏效,故加入全蝎、蜈蚣虫类搜剔,祛除脉络瘀血,以松动其病根,取叶天士“每取虫蚁迅速飞走诸灵,俾飞者升,走者降,血无凝著,气可宣通”之法。

二诊时患者头痛减轻,但又兼见腹痛,颜老辨证认为头痛、腹痛皆为瘀血阻滞所致,秉持一元论,仍投活血化瘀之剂,合血府逐瘀汤与膈下逐瘀汤方义。初诊已效,故川芎用量稍减,加入小茴香、香附等行气止痛之品,参入痛泻要方疏肝补脾,并加补肝体、疏肝用之山茱萸、枸杞子、

9g，枸杞子9g，白术9g，防风9g，陈皮6g，白蒺藜9g，香附6g。14剂。

三诊：药后头痛及腹痛均明显减轻，再服上方继续调治。

白蒺藜等，兼顾上中下三焦，剿抚兼施，灵活调整各逐瘀汤的使用，使疾病得缓。

经治疗一个月后，诸症消失，嘱患者停药观察，预后良好。

1. 识证精义

(1) 三阳经脉均上行于头，厥阴经脉会于颠顶，邪客诸经，循经上逆，不通则痛，均会引起头痛，如朱丹溪《脉因证治》谓“太阳头痛兼项痛，足太阳所过攒竹痛也，恶风寒，羌活、川芎主之；阳明头痛，自汗发热，石膏、白芷、葛根、升麻主之；少阳头痛，额角上偏痛，往来寒热，柴、芩主之……厥阴头痛，顶痛血不及，或痰吐涎沫厥冷，吴茱萸主之”，对头痛新病、久疾均有一定指导作用。

(2) 本案患者初诊时即一派气滞血瘀之象，如头痛走窜、失眠多梦、胸闷易怒、脉象细涩，病已十余年，属久病之体。颜老认为凡头痛缠绵不愈，必有瘀血作祟，故投以血府逐瘀汤加入葛根、羌活等引经药。二诊头痛减轻，而以腹痛症状较为突出，且有反复发作史。颜老坚持以一元论指导临床，明确此腹痛亦为气滞血瘀为患，在治疗上兼参膈下逐瘀汤化裁，进行上下统筹治疗而获得良效。

2. 立法要点 头痛日久不愈，立法以“通”为主，颜老诊治头痛之疾多用川芎，其中川芎的用量需要根据患者的实际情况进行调整，常用量9~10g，然而本案患者病程日久，气滞血瘀，故加大川芎用量，且佐以气味雄烈之羌活，以达散风活血之效。虫类药以其蠕动之性，飞灵走窜，尤为擅长搜剔络中瘀血，有推陈出新之功，用于顽固性头痛，往往能一击中的，为“久病入络”理论临床应用之典范。

3. 用方特色 颜老在临床上擅用王清任氏创制的多种逐瘀汤，认为诸逐瘀汤以血府逐瘀汤为代表。血府逐瘀汤以桃仁破血行滞润燥，红花活血祛瘀止痛，川芎、赤芍、牛膝活血化瘀并引药下行，生地黄、当归养血益阴，并以柴胡、枳壳、桔梗理气行滞，燮理升降，使瘀化而气血得行。膈下逐瘀汤则以桃红四物汤去生地黄，加牡丹皮、五灵脂以增强活血化瘀之力，其中当归活血养血，能益久泻之阴伤，桃仁得春阳升发之气，味苦下泄，逐瘀而不伤新血，二者相伍，颜老常以此作“通因通用”之笔；配以乌药、枳壳、香附、延胡索等，理气止痛，以助血行；佐以甘草，缓和药性，顾护脾胃。

（王 杨）

二十、头痛(二)

金某,女,47岁。2005年12月2日初诊。

病史:二十岁起因失眠服西药后出现头痛,每月发作数次,多于经期前或疲劳、情绪不佳时发作,头痛部位不固定,右侧稍多见,发作时伴头晕,恶心呕吐,每次发作约持续一日或数日。外院查脑血流图:左侧脑供血不足。有便秘、颈椎骨质增生、阵发性心动过速、慢性胃炎病史。月经史正常。

初诊:头痛缠绵三十余载,每于经前发作,甚则恶心呕吐,有郁证病史。脉细数,舌紫,苔薄。头为诸阳之会,唯风可到,瘀僭清阳之巅,未得宣散之路,从治风先治血立法。

处方:羌活9g,川芎30g,石楠叶9g,桃仁9g,红花9g,赤白芍(各)9g,生地黄12g,当归9g,白芷9g,露蜂房9g,全蝎1.5g,蜈蚣1条。14剂。

二诊:药后头痛无再发。但四天前感冒风寒,复饮膏粱厚味,令中阳不运,胸痞头晕,脉小数,舌红,苔薄,已数日不更衣。中州为风寒湿滞交困。前方停服,改予宣中化浊治疗。

本案患者头痛已绵延近三十载,常发作于月经之前及情绪不佳时,并兼有失眠病史。颜老认为头为诸阳之会,凡五脏精华之血,六腑清阳之气,皆上会于此。若情志失和,木郁化火,郁而动风;或痰饮,或瘀血,皆能导致气血阻滞而逆乱,不足以上荣头面,而发生头痛。本例患者虽为瘀血阻滞致病,究其因与情志长期失和有关,气滞则血停。

颜老处方取桃红四物汤活血化瘀,以求血行则气行;配以白芷、羌活以行气化滞、祛风通络;露蜂房、全蝎、蜈蚣等虫蚁之品以搜剔脑络之瘀血;石楠叶为颜老治头痛常用药物,具有祛风通络益肾之功,原治风痹,《本草纲目》载其"浸酒饮,治头风",颜老常以之与望江南、川芎、白芷、细辛、苦丁茶等同用治疗各类头痛证,随证配伍,常获良效,如在颜老创制之脑梗灵中,配以水蛭,破血逐瘀,以还脑髓清灵之性。本案方中所用露蜂房、全蝎、蜈蚣等搜剔之品,亦是此意。

二诊时患者头痛未发,药已起效,惟患者不慎感受风寒,又合并食复,出现胸痞胃呆、眩晕欲呕等症。颜老临证识机,辨为风寒湿滞交困中焦之证,方用藿朴夏苓汤,芳香化浊,原方用藿香,颜老改用藿梗,更倾向于化湿和中,且加用了化

处方：广藿梗 9g，半夏 9g，姜竹茹 9g，川厚朴 9g，全瓜蒌 9g，枳实 9g，泽泻 9g，陈皮 9g，佛手片 9g，白豆蔻（后下）3g，白蒺藜 9g，茯苓 9g。7 剂。藿香正气片 4 粒，一日两次。

滞通腑之品，如全瓜蒌、枳实、陈皮、佛手等；另辅以藿香正气片，外散风寒。

三诊：瘀血头痛，经祛风活血，未再发作，面部色素变淡，巩膜瘀丝减轻，仍感中脘偶尔不适，脉弦数，舌苔薄腻，守原法更进一步，以肃余氛。

处方：柴胡 9g，枳壳 9g，桔梗 6g，川芎 15g，羌活 9g，葛根 15g，天麻 9g，白蒺藜 9g，半夏 9g，炙乌梅 9g，香橼皮 9g，露蜂房 9g，生蒲黄（包）9g，蔓荆子 9g。14 剂。

药后随访三个月，头痛未再发作。

三诊患者风寒得解，痰湿见化，病情已趋平稳，故颜老取调理气血，平肝息风之法，以巩固疗效。方用柴胡、枳壳、桔梗、香橼皮、半夏等疏肝理气，平定中州；川芎、生蒲黄、羌活、葛根、天麻、白蒺藜、蔓荆子、露蜂房等祛风化瘀，活血止痛；运用炙乌梅者，恐辛散甘温之品耗散气血，故以之收敛肝气以顾肝体。

经上方气血并治收功，患者症情稳定。

1. 识证精义　明代医家王肯堂《证治准绳》谓“浅而近者名头痛，其痛卒然而至，易于解散速安也；深而远者为头风，其痛作止不常，愈后遇触复发也，皆当验其邪所从来而治之”。本例头痛反复发作二十余年，当属“头风”之证，颜老秉“巅顶之上，唯风可到”之旨，发扬“治风必治血，血行风自灭”之说，临床习用活血祛风之法治疗头风，多有效验。

2. 立法要点　颜老治疗头风之证，每取活血与祛风相结合。在活血化瘀剂中加入羌活、白芷、川芎诸药驱散头面风邪；对病势深痼之证，多配以虫药搜剔，根据患者实际状况来使用各种虫类药物，如本例患者头痛已近三十载，脉络之中瘀阻胶结，非一般活血化瘀可取效，故以蜈蚣、全蝎、露蜂房等药，入络行搜剔之功。同时注意中病即止，得效后便减少虫类药的使用，以免久服伤及脾胃，耗损气血。

3. 用方特色　颜老在临床擅用桃红四物汤治疗疑难病症，认为此方寓祛瘀于养血之中，通补兼施，攻而不伐，补而不凝，有“疏其血气，令其调达而致和平”之效，如治疗头痛、痹证、血证及妇人痛经、不孕等，常在辨证基础上，投以此方加减，多见药到病除之效。

（王　杨）

二十一、头痛(三)

周某某,男,49岁。2006年4月12日初诊。

病史:二十年前起即患头痛。晨起头胀头重,眉棱酸痛,伴恶心,畏光怕冷。多在劳累、受风寒、饮酒后发作,每月发作3~4次,发作时感两侧太阳穴血管跳痛,波及颈肩板滞,平时大便增多恶臭。经多方求治无效,服用佐米曲普坦片可缓解。2005年曾服用黑附子30g约四月,略好转,停药后复发。

初诊:肝郁气滞,阳明湿热本重,瘀阻脉络,风阳上扰,两太阳穴灼痛,每月发作3~4次,腑行不实,脉沉涩,唇紫,苔垢腻。亟为散风通络,化瘀泄浊。

处方:羌活9g,独活9g,苍术15g,白术15g,川芎30g,全蝎1.5g,蜈蚣2条,苦丁茶9g,望江南9g,石楠叶9g,葛根15g,煨草果3g,藿香9g,佩兰9g,石菖蒲9g,神曲9g,熟大黄9g。14剂。

二诊:上方连续服用一月余,头痛发作1次,程度及频次已减,舌苔厚腻已化,脉小数,仍取上方化裁,以肃余氛。

处方:羌活9g,白芷9g,苍白术(各)9g,川黄连3g,川厚朴6g,枳实9g,石楠叶9g,石菖蒲9g,葛根15g,蔓荆子9g,

本例头痛廿年,性质混杂,可见胀、重、酸痛、跳痛;部位亦不单一,伴见症状亦多种,恶心、畏光、怕冷、颈肩板滞。病程较长,病症繁杂,症见苔垢腻,唇紫,脉涩,说明痰瘀本重,夹肝阳上犯清窍,是为重要病机。颜老从消弭风、火、湿、瘀,畅通气机论治。

方以羌活、独活祛风胜湿,并引药上行头目、肩颈;重用川芎至30g活血行气,祛风止痛;苍白二术、草果、藿香、佩兰、神曲健脾运脾,芳香燥湿,畅通中焦气机;葛根、熟大黄一升一降,俾炎上之风火得以平息,其中葛根亦为治疗肩颈诸疾之要药;久病入络为瘀,故以全蝎、蜈蚣活血通络,搜剔止痛;苦丁茶、望江南、石楠叶为颜老常用治疗头痛药对,功可祛风清火,以复脑窍之轻灵;石菖蒲化湿和中,开窍醒神。全方祛风通络,化湿清热,上病下取,既治疗局部头痛,又畅通一身之气血。

二诊患者头痛由每月发作3~4次减少为1次,且程度减轻。故减去虫类搜剔之品,以防久服咸寒伤胃;舌苔厚腻已化,为湿浊痰瘀渐祛之象;然脉小数,仍有余热未清,定当乘胜追击,方中加入枳实、川厚朴与熟大黄同用,取小承气汤义,以肃余氛,俾腑气一通,则气机升降如常;川黄连、川厚朴同用,又为

 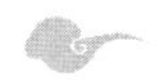

川芎30g，细辛3g，神曲9g，熟大黄6g，薄荷4.5g。14剂。

颜老治疗湿热中阻习用之连朴饮主药，川黄连苦寒，川厚朴辛温，二者具辛开苦降之功；另加入白芷，辛温，善治各种头痛；细辛，辛香行滞，入心、肾、肺、肝经，可治头、腰、膝、腹等诸部疼痛及胸痹、咳喘等；蔓荆子主升，善散上部风热，常与薄荷同用，治疗风热、肝阳上犯之头痛、发热、目痛、面肿诸症；薄荷辛凉，发散风热，尚能清肝明目。

药后头痛发作程度及频次俱减，随访三月，头痛只发作2次，且程度轻微。

经上方治疗，患者头痛明显减少，嘱患者停药观察三个月，经实践检验，疗效稳固。

1. 识证精义 头痛一证，病初多由寒邪所致，如《内经》所谓“痛者，寒气多也，有寒故痛也”；但头痛日久，寒邪每易郁而化火，故颜老认为顽固性久治不愈的头痛，多伴有郁火证候。本例患者头痛二十余载，病初畏冷，受风寒而发，当属风寒头痛。然久病不愈，又多服附子等辛热之品，以致寒邪郁而化火，出现头部灼痛、苔腻等郁火症状，诚如《明医杂著》所谓：“久头痛病，略感风寒便发，寒月须重绵厚帕包裹者，此属郁热。”

2. 立法要点

(1)“伤于风者，上先受之”，“高巅之上，唯风可到”，颜老认为治疗头痛，不可忽视风药的治效。外感常可用祛风药；内伤诸疾，如气血虚弱、瘀血痰饮等，也可适当佐用祛风药，以增强疗效。

(2)颜老认为，头痛日久，瘀血久伏潜入络道，病势深痼，非用虫类药搜剔其病难除。

(3)颜老治病注重整体观，杜绝“头痛医头，脚痛医脚”，结合本例患者腑行不实，但大便恶臭，舌苔垢腻，表明其有湿热积滞胃肠，浊气上冲之病机，故治以通腑泄热，釜底抽薪，浊气泄而腑气畅，大气一转，清气上升，灵机即安。深得上病下取，调畅气机之妙。

3. 用方特色 颜老临床习用石楠叶配望江南治疗风火头痛。认为石楠叶性平，味辛、苦，功可祛风邪；望江南性寒，味苦，擅长清肝火。二者同用，一则治“风”，一则治“火”，共奏祛风清脑，泻火止痛之效，并常配以羌活、藁本、细辛、川芎、白芷等，治疗风火上攻引起的头痛，多可获效。

（刘爱华）

二十二、脉管炎

蔡某,男,27岁。1981年9月14日初诊。

病史:患者六天前出现咽痛发热,三天前两下肢发生红色结节,自觉疼痛,行走不便,口渴欲饮,以往无类似病史。检查:急性病容,咽部充血,未见脓点及脓性分泌物,扁桃体不大,心肺(-),肝脾不大。两下肢内侧自内踝上至股下1/3,条索状淡红色绿豆至黄豆大结节,沿血管走行排列,两小腿伸侧及足背亦有淡红色或暗红色黄豆至蚕豆大结节,有的呈条索状排列,足背动脉搏动良好,触痛明显。红细胞沉降率39mm/h,白细胞7.4×10^9/L,中性粒细胞百分比74%,结核菌素试验(1:10 000)(++),E玫瑰花结形成试验0.54,淋巴细胞转化率0.37,免疫球蛋白正常,肝功能正常。皮肤科收入住院,拟诊结节性脉管炎,故来求诊。

初诊:风燥上犯,始而咽痛,继之湿热下注,血瘀阻络,两下肢结节累累,灼热疼痛,不良于行,脉数,舌质红,苔黄腻。先拟清热利湿,凉血活血。

处方:金银花9g,蒲公英15g,马勃3g,生薏苡仁30g,生地黄9g,射干6g,木通9g,玄参9g,牛膝9g,苏木9g,路路通9g,伸筋草9g。7剂。

脉管炎好发于足背、小腿,亦可累及背部、臀部等处,损害如黄豆大小或更大皮下结节,表面暗红色,有时可沿血管走行排列呈条索状,自觉疼痛,全身症状一般轻微。此病多呈慢性特点,可反复发作。组织病理变化主要位于皮下组织小血管到中等大静脉,管壁增厚,管腔变窄甚至闭塞。血管周围散在淋巴细胞浸润,脂肪层呈现轻度脂膜炎变化,病因与感染、变态反应有关。

本例患者初感风燥之邪,上侵肺系,未及时治疗,以致邪从肺入胃,脾运失司,湿热内生下注,传入营分,瘀结脉络,导致两下肢结节灼热作痛。其脉象数为热,苔黄腻属湿,舌质红乃邪气入营之象,颜老认为其病机当是湿热之邪已入营分,若单从气分论治则力有不逮。

方取生地黄、玄参清营凉血为君,防止邪热入络动血之变;臣以薏苡仁、木通利湿;金银花、蒲公英、马勃、射干清热利咽;佐以苏木、路路通、伸筋草活血通络;使以牛膝引诸药下行直至病灶。诸药合用,共奏清利湿热、凉血化瘀之功。

二诊：服药一周，咽痛已止，结节色泽变暗，触痛减轻，舌质红，苔黄腻，脉沉弦，再用活血通络，凉血清热。

处方：当归 9g，丹参 9g，鸡血藤 9g，三棱 9g，莪术 9g，金银花 9g，怀牛膝 9g，茯苓 12g，生地黄 6g，牡丹皮 9g。14 剂。

三诊：服药后结节消失，遗有色素沉着，脉沉缓，舌质淡，继用活血通络法巩固而愈。

服药后咽痛已止，结节色暗，触痛减轻，惟脉象出现沉弦，苔仍黄腻，虑其湿热夹瘀，入侵营分，耗伤阴血，故于初诊方中减去蒲公英、马勃、射干、木通等清热解毒药物，仅留金银花，治热毒肿痛，配合生地黄、牡丹皮凉血解毒，茯苓利湿，并加入当归、鸡血藤养血和营，丹参、三棱、莪术活血散结，以扶正祛邪，剿抚并施。

服药见效，局部病灶呈色素沉着，仍属瘀血为患之证，故嘱患者继续服用上方，活血通络，以肃余氛。

1. 识证精义　结节性脉管炎属于中医外科痈疽范围。《外科正宗》谓“痈者，壅也，为阳”“疽者，沮也，为阴”。本例脉管炎表现为下肢结节灼热作痛，脉数，苔黄腻，属于热证，其性为阳，当从痈证论治。

2. 立法要点　清代医家高秉钧《疡科心得集》谓：“以疡科之证，在上部者，俱属风温风热，风性上行故也；在下部者，俱属湿火湿热，水性下趋故也；在中部者，多属气郁火郁，以气火之俱发于中也。”本案患者风燥侵袭，复与热、湿、瘀相搏。颜老以金银花疏散上焦风热，合蒲公英共奏清热解毒之功，配以马勃、射干清喉利咽，生薏苡仁祛中下焦之湿，生地黄、牡丹皮、玄参清营凉血，牛膝引血下行。三焦同治，俾湿祛热清，风燥消除，药后咽痛即止，结节色由鲜红转暗。二诊时脉转沉弦，表证已除，故颜老去马勃、射干，在保留一众清营凉血药的同时，加入三棱、莪术等活血化瘀散结之品，更投以补血通络之当归、鸡血藤，使活血而不耗血，凉血而不留瘀，药后患者结节消失。

3. 用方特色　蒲公英与金银花是颜老常用的组合，具有解表清里之功，消痈散结效果显著。颜老认为蒲公英味苦气平，入脾胃经，能清一切虚火实热之证，且清热而不伤胃。热在气分者，常与黄连、金银花、连翘、升麻配伍；热在血分者，则与生地黄、牡丹皮、赤芍等同用，均有良效。

（王　杨）

二十三、血管瘤

王小燕，女，19岁。1979年10月5日初诊。

病史：左上肢血管瘤十九年。患者于出生后即发现左手背有一粒芝麻大小的黑痣，至满月后逐渐手背肿胀，并蔓延至手指、前臂。近年来不仅肿胀较速，且疼痛难忍，不能劳动。X线片显示“左前臂及手背血管瘤，尺骨中下段增粗，尺桡远端关节脱位”。院外会诊认为已无法保留，拟予截肢治疗。遂来中医科门诊。

初诊：左上肢血管瘤，左前手臂周径为39cm，左手背周径为28cm，青筋暴露，手指肥大一倍有奇，须着袖口特大的衣服。患肢疼痛，悬于胸前，丧失劳动力。自觉头昏乏力、自汗。脉细弦，舌红苔薄净。瘀热交滞于络，随气凝结，气血乖违，留而成瘤。当清热化瘀，软坚清瘤。

处方：紫丹参12g，生牡蛎30g，地龙9g，牡丹皮9g，赤芍12g，红花9g，王不留行12g，土鳖虫4.5g，炮山甲4.5g，丝瓜络6g，川芎6g，泽兰12g，威灵仙12g。头2汁内服，3汁外熏。14剂。

二诊(1979年10月19日)：服药以来患肢有轻松感，局部肿胀好转，脉舌同前。上方颇合病机，步前方加味可也。上方加桃仁12g、水蛭粉(另吞)1.5g。42剂。

三诊：续方42剂，患肢疼痛大减，活动亦灵活，能稍做家务工作，脉小弦，舌红苔薄净。上方水蛭粉加为3g，生牡蛎加为60g，继续治疗观察。

静脉性血管瘤，多见于深层组织，病灶广泛，致使患肢肥大肿胀，而发展为巨肢症。中医外科称之为“筋瘤”。

本例患者左前手臂异状肿大，疼痛，青筋毕露，其表现的肿、痛、色青，可从癥瘕积聚、瘀血阻络立法。

颜老处方取丹参、赤芍、红花、川芎、泽兰为君，活血化瘀；臣以地龙、土鳖虫、炮山甲等虫类之品，搜剔筋脉之瘀；佐以王不留行、丝瓜络、威灵仙等疏通脉络，生牡蛎软坚散结。治法上内服与外熏并施，内外同治，以致气通血活、筋柔脉和之良效。

服药半月，已见效机，故二诊仍守原方，加辛润之桃仁、苦咸之水蛭，增强化瘀散结之力，并嘱患者坚持服药，以图全功。

患者症状进一步好转，且并未见其他不适，故在原方基础上，加大生牡蛎、水蛭之用量，旨在软坚活血。

颜老认为生牡蛎善于化痰软坚，如《本草纲目》谓其“消疝瘕积块，瘿疾结核”；水蛭专长化瘀，如《本草汇言》谓水蛭“逐恶血、瘀血之药也”。

1. 识证精义　本例患者上肢青筋暴露，肢体增粗，活动受阻，与古医籍描述的“筋瘤”病证相似。《外科正宗》谓“肝统筋，怒动肝火，血燥筋挛，曰筋瘤”，又谓“筋瘤者，坚而色紫，垒垒青筋，盘曲甚者，结若蚯蚓”。颜老认为筋瘤的形成与肝的关系密切，并与络脉息息相关。肝藏血而主疏泄，若肝失其司，络脉失和，气血瘀阻，瘀热相搏，结于筋脉，则为筋瘤。

2. 立法要点　《杂病源流犀烛》谓“肝之经脉不调，气血失节，往往有筋结之患，不论骸体间，累累然若胡桃块状是也”，其描述的症状类似本例之血管瘤。本案中，颜老针对气血失和的病机，从活血化瘀、化痰软坚立法，并辅以清热、通络等法而获效。

3. 用方特色　颜老临床习用水蛭治疗血管瘤。水蛭味苦咸而腥，入肝、膀胱经，功能化血逐瘀、散癥破结。常以水蛭研粉吞服，取其生用，功效比入煎剂为著。本案患者累计使用水蛭超过 1 000g 之多，且月经来潮时，并不因此造成月经量过多，脸色反较以往红润，表明水蛭治病用之得当则有益而无弊。颜老曾取“坚者削之”之意，以水蛭配延胡索、生牡蛎等，制方名“消瘤丸”，功效消癥活血，治疗多例血管瘤有效。此外，颜老推广其义，临床用水蛭治疗瘀血阻滞之多种疾病，如脑梗死、心肌梗死、肺心病等，均获良效。

（王　杨）

第四章

脾胃肠病证

一、慢性胃炎(一)

季某,男,36岁。2006年8月31日初诊。

病史:患者自诉胃脘部嘈杂十余年,十年前胃镜示“胆汁反流性胃炎”,其间服中药治疗,后复查胃镜示“慢性胃炎”。但胃部嘈杂感未见好转,去年8月查幽门螺杆菌(+),服克拉霉素、枸橼酸铋钾片后,症状仍未减,今年1月查Hp仍为阳性,仍服上两种西药,再查Hp依然未转阴,且胃部嘈杂感更甚。

初诊:胃脘嘈杂,无胃痛胃胀,伴口干,口中黏腻感,胃纳如常,寐可,大便不畅。胃病十余载,舌苔垢腻满布,面色萎而不华,神萎乏力,幼年偏食甘腻之品,脉濡滑。脾胃之阳不足,湿邪缠绵,拟取连朴饮加味,参“邪伏膜原”之义立法,理气化湿,升清降浊。

本例患者胃脘嘈杂之症长达十余年之久,十年前经胃镜检查诊断为胆汁反流性胃炎,后复查诊断为慢性胃炎,西医诊断虽异,胃脘嘈杂之感持续存在。来诊前一年内检查三次幽门螺杆菌均为阳性,经克拉霉素、枸橼酸铋钾片联合用药治疗,幽门螺杆菌未转阴,且胃脘嘈杂之势转甚,伴见口干、口中黏腻、大便不畅等症,舌苔垢腻满布,脉象濡滑,显系湿邪胶结中焦,津液运行障碍,故上见口干、黏腻,下见大便不畅。证属湿邪缠绵,结于中焦,伏于膜原,治宜化湿之原,达气之畅,颜老取连朴饮加减,参入达原饮义。

方中黄连、厚朴、石菖蒲为连朴饮主药,加煨草果则达原饮意寓于其中;湿在中焦,故以砂仁、白豆蔻同用,砂仁与白豆蔻俱能行气调中,醒脾开胃而助运化,其中白豆蔻重在和胃止呕,砂仁长于暖胃燥湿;湿非芳香不化,故加藿香、佩兰等芳

处方：煨草果4.5g，川黄连4.5g，川厚朴9g，广藿香、佩兰（各）9g，石菖蒲9g，薄荷4.5g，砂仁、豆蔻（各）3g，生麦芽30g，檀香1.5g，神曲9g。14剂。

二诊：药后一度舌苔见化，未几复炽，伴乏力、便溏，足证中气已亏，中焦湿邪缠绵不化。时值长夏，拟取前义，参清暑益气法治之。

处方：升麻9g，黄芪30g，苍白术（各）15g，黄柏9g，神曲9g，五味子9g，麦冬9g，太子参15g，青陈皮（各）6g，生麦芽30g，檀香1.5g，茯苓神（各）9g，薄荷4.5g，煨草果4.5g，葛根9g。14剂。

三诊：病经十余载，湿热交困，生化无权，经治后胃脘嘈杂明显减轻，湿邪已化，胃纳尚可，宗前法继予健脾燥湿，升清降浊。去麦冬、五味子、黄芪、黄柏等，酌加薏苡仁、冬瓜子皮以加强利湿之力。

处方：苍白术（各）15g，藿香、佩兰（各）9g，半夏4.5g，石菖蒲9g，薏苡仁30g，神曲9g，生麦芽30g，煨草果2.4g，砂仁、豆蔻（各）3g，川厚朴6g，茯苓15g，泽泻9g，升麻6g，冬瓜子皮（各）9g。14剂。

香之品化湿；气行则湿行，故用生麦芽、檀香调气，并寓丹参饮义；佐以神曲，调中消食，顾护脾胃；薄荷一味，味辛性凉，除发散风热、平肝明目外，其气芳香类于紫苏，尚能消食下气、除胀止泻。全方辛苦并用，共奏理气化湿、升清降浊之功。

二诊患者舌苔一度见化，而未几复炽，且神萎乏力之象更显，大便由不畅转为便溏，可见湿邪不化为标，中气不足为本。时值长夏，颜老参东垣清暑益气汤法治之。

东垣清暑益气汤出自《脾胃论》，功能益气化湿，清暑生津，颜老常用此方治疗气虚湿阻之证，于本案中则去当归身、炙甘草以减滋腻之性，去专事渗利之泽泻而代以益气安神之茯苓、茯神；煨草果、薄荷、生麦芽、檀香等四味则延续初诊方之制。全方正邪兼顾，气津并调，共奏扶正化湿、理气和中之功。

三诊时胃脘嘈杂之症明显减轻，且湿邪之象已化，脾胃虚候亦好转。但胃脘之地，易攻难守，故仍以前法进退，保留升麻、苍白术、神曲、生麦芽、茯苓、煨草果等味，更以半夏、薏苡仁、泽泻、冬瓜子皮等化湿利湿之品投入方中。

守上方，煨草果由4.5g减为2.4g，升麻由9g减为6g，去黄芪、黄柏、五味子、麦冬、太子参、青陈皮、檀香、茯神、薄荷、葛根，茯苓由9g增为15g，另加藿香、佩兰、石菖蒲、砂仁、白豆蔻、厚朴、半夏、泽泻等治湿之类。全方健脾燥湿，理气运湿，芳香化湿，淡渗利湿，诸法并举，给湿邪以出路。

四诊：又服 14 剂后，舌苔薄白，诸症俱安。后 Hp 复查(-)。	治疗得当，不仅症状消除，患者舌苔恢复薄白，并且西医诊断学指标幽门螺杆菌亦归于阴性。

1. 识证精义

(1) 嘈杂属胃，其症状似饥非饥，似痛非痛，腹中懊憹不安，或兼嗳气痞闷，渐至吞酸停饮，脘中隐痛，其发病原因常与湿热相关。颜老认为，湿为阴浊之邪，又系黏腻之质，其袭人也，不一而足，可称最烦，每与其他病邪相混合，故其夹证，甚为繁多。如本例患者感染之幽门螺杆菌，即与湿相合，湿在则菌不除，湿化而菌自去，即为一证。

(2) 颜老临床重视体质辨证，同时传承孟河马培之先生学术思想，对于患病的气候、时令因素亦十分重视。例如本例患者，自幼生长于江南地卑潮湿之处，且询问得知其自幼嗜食甘腻，湿浊内外合邪，湿甚热郁，氤氲蒙昧，是以胃脘嘈杂多年不愈。来诊时当长夏，湿暑相兼，耗气伤津，当以湿困为标，中宫乏权为本，故参清暑益气汤义立法，固本清源，升清降浊，而获佳效。

2. 立法要点

(1) 颜老治疗痰湿为患，重视调理脾胃气机，如严用和《济生方·痰饮论治》谓"人之气道贵乎顺，顺则津液流通，决无痰饮之患"，故治痰湿之邪，必佐理气之药，这一特点在本例三诊中均有明显体现。

(2) 颜老认为，脾胃位于中焦，善运一身气机，其中脾主升清，胃主降浊，二者生理情况下相辅相成，协同为用，病理情况下则需借用药物协调升降，复其平衡。在不同的病理阶段，升降药物的使用有不同的比重，例如本例二诊时脾虚气弱之象较甚，则应倚重升清(如黄芪、升麻、葛根等品)之用，以顺脾主升清之性。

3. 用方特色

(1) 明代医家吴又可《温疫论》谓"去表不远，附近于胃，乃表里之分界，是为半表半里，即《针经》所谓横连膜原是也……凡邪在经为表，在胃为里，今邪在募原者，正当经、胃交关之所，故为半表半里"，本例患者初诊时舌苔垢腻满布，显系湿浊内伏并弥漫三焦之象，与"邪伏膜原"证有相类之处，颜老因取达原饮之君药草果，辟秽化浊，并以此药贯穿诊疗全程，至三诊时因湿邪减轻，故药量亦随之而减。

(2) 颜老临床不仅善用东垣清暑益气汤治疗疰夏、暑温等时令温病，而且不拘泥于外感，亦常用于内伤杂病之属气虚湿热者，如脑动脉硬化、糖尿病、

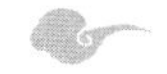

低钾血症等皆常用之。如本例二诊时气虚之象显著，结合时令特点，故取东垣清暑益气汤为基础加减治之。颜老尝谓，清暑益气汤中黄柏至关重要，可以清解夏季延绵难止之暑热，以及谷气下流、湿火相合之湿热。

（吕章明）

二、慢性胃炎（二）

金某，男，27岁。2006年6月7日初诊。

病史：患者因饮食不当（油腻荤腥）后，出现恶心、腹泻，于2005年7月14日曾行胃镜检查示“慢性浅表性胃炎”。后服疏肝健脾中药至今年初，未见明显好转。现患者自诉恶心、清晨嗳气，胃脘胀气痞闷，且不随进食而改变，伴头重如蒙，痰多易咳，色白，无泛酸、呕吐，无胃痛，夜寐不安，易早醒，精神欠振，二便正常。

初诊：一年前饮食不慎，导致胸闷泛恶，继之胸闷、嗳气，日渐消瘦，晨起多痰，神萎失眠，舌红，苔薄而不润，脉弦数。胃阳不振，寒湿与痰浊阻滞，升降失职。

处方：姜半夏30g，茯苓15g，生姜5片，姜黄连4.5g，吴茱萸3g，旋覆花（包）9g，代赭石（先煎）30g，川厚朴9g，枳实9g，公丁香2.4g。14剂。

本例患者病初由饮食油腻荤腥诱发，主症泛恶，兼见清晨嗳气、胃脘胀气痞闷，并伴头重如蒙、晨起痰多易咳色白、夜寐不安、易早醒、精神欠振、日渐消瘦等症。舌红苔薄，脉弦数，舌脉看似肝郁化火之象，但曾服疏肝健脾中药未见好转，故宜考虑是否另有他因。患者自述泛恶不适，胃脘痞闷，咳痰白沫，头重如蒙，表现与小半夏加茯苓汤证“卒呕吐，心下痞，膈间有水，眩悸”描述十分接近，当属痰饮停于胃脘之证。盖脾失健运，胃失和降，脾胃升降失常，痰饮最易形成。胃阳不振，浊阴潜踞，湿痰中阻，胃因不和，乃致水饮积滞胃腑且泛溢体内，痰浊上蒙清窍。此时非温通不得复其阳，法当温通胃阳，降气化痰，颜老投以小半夏加茯苓汤加味。

小半夏加茯苓汤出自《金匮要略》，方中半夏、生姜温化痰饮，茯苓健脾利水；在此方基础上，更加公丁香温肾助阳以煦脾土；旋覆花、代赭石化痰降逆；厚朴、枳实除满消痞；黄连、吴茱萸取《丹溪心法》左金丸意，寒热同用，燥湿和胃，开郁散结，其中黄连姜制，存其用而减其苦寒之性，可有效针对泛恶、嗳气等症。全方共奏温阳化痰，降逆和胃之功。

二诊：依胃中无阳义立法，晨起恶心、嗳气已见好转，痰少，面色渐华，脉弦数，舌红，苔薄。再取前法，以竟全功。

处方：姜半夏30g，白芥子9g，莱菔子9g，枳壳9g，桔梗6g，川厚朴6g，姜川连4.5g，淡吴萸3g，干姜2.4g，桂枝3g，泽泻9g，猪茯苓(各)9g，白术9g。14剂。

二诊泛恶、嗳气、痰多等症减轻，面色、舌苔亦较前正常。颜老在前法基础上加五苓散以温阳气、化阴邪，诸药配合，治病求本，冀邪去则胃脘诸症自瘥。

五苓散出自《伤寒论》，方中桂枝温阳化饮，白术健脾燥湿，猪苓、茯苓、泽泻利水渗湿。在其基础上，保留初诊所用姜半夏、姜黄连、吴茱萸、厚朴等味；易生姜为干姜，增强温中之力；易枳实为枳壳，取其行气之作用较缓，且与桔梗一升一降，俾胸脘气机畅通，邪气无所留滞；去旋覆花、代赭石、公丁香等降逆止呕之品，而转用白芥子、莱菔子降气化痰之类，二药寓《韩氏医通》三子养亲汤之义，但不用原方之紫苏子，因已有发散之桂枝、宽中之枳壳，故暂舍去。合方含五苓散、小半夏加茯苓汤、半夏干姜散、连朴饮、三子养亲汤、左金丸、枳术丸等诸方精华，更加切合患者体质与临床病情，进退裕如，游刃有余，重在治胃，不离乎肝，痰、饮、湿并治，而皆以温通胃阳为基础。

三诊：药后泛恶嗳气等症俱减，舌脉如前。原方再进，以求痊愈。

上方，14剂。

胃阳得振，阴邪皆化，诸症自除。续用前方，以资巩固。

1. 识证精义 胃为阳土，多气多血，故有阳明之称，又为水谷之海，日以纳食消谷为职，故凡嗜食生冷荤腥，水湿内停，多伤胃阳，临床阳虚体质的胃病患者尤为多见，但历代医家多重视胃阴而忽视其阳。颜老宗《素问·生气通天论》“阳气者，若天与日，失其所则折寿而不彰”之旨，尝谓“五脏六腑皆分阴阳，独胃腑无阳乎”，临床十分重视胃阳的作用，凡见水谷积滞胃腑，阻遏不通所致的反胃、恶心呕吐、泛酸诸症，多责之胃阳不振，浊阴潜踞，即如本案之例。

2. 立法要点

(1)颜老认为，凡阳气不到之处，便为阴邪留滞之所，法当釜底加薪，温通胃阳，如《金匮要略》云“病痰饮者，当以温药和之”。盖非温而通者，不能复

其阳；非通而温者，不能化其阴。例如本案初诊之用姜半夏、生姜、吴茱萸、公丁香，二诊之取五苓散加干姜、白芥子等，即以温为主；初诊之取茯苓、厚朴、枳实，二诊之用莱菔子、厚朴、泽泻、猪苓、茯苓等，则皆以通为用。

(2) 在温通胃阳的基础上，又当顺胃之性，调其升降，如本案方中姜半夏、姜黄连、旋覆花、代赭石、厚朴、枳实、公丁香、枳壳、桔梗等，处处体现着颜老对于寒温并投、协调升降法的运用。胃宜降则和，因此对于胃阻气逆之证，当以和降为主；而此升降，还应建立于胃腑之阴阳平衡基础上，平其不平，制其偏胜，由此可见颜老对中医脾胃学说的临床具体应用与拓展。

3. 用方特色

(1) 颜老认为痰、湿、水饮，皆为阴邪，病机相互影响，用药取舍有异，但处方合和则同。如小半夏汤本为治湿主方，加入茯苓一味，则湿、水饮并治；五苓散是以治水饮为主，加入姜半夏、白芥子、莱菔子、桔梗等，则又兼治痰湿。对于胃阳不振的患者，痰、湿、水饮之邪常相兼存在，颜老合诸药于一方之中，配以温通、理气等药，与证相符，故收效显著。

(2) 颜老临床善用药对，在本例中多有体现。如半夏、生姜合用，功擅和胃降逆，二药同气相求，且生姜能减轻半夏的毒性；桔梗、枳壳为伍，辛开苦泄，一升一降，调畅气机，复其升降之常，而无窒塞之患；黄连、吴茱萸相配，寒热同用，燥湿和胃，又有解郁降逆之能(其中黄连与大队温药相伍，同时兼具全方反佐之职)；另如旋覆花 - 代赭石、半夏 - 厚朴、白芥子 - 莱菔子、桂枝 - 茯苓、白术 - 泽泻等，方中药对之用，不胜枚举，然而运用之妙，存乎一心。

(吕章明)

三、慢性胃炎(三)

陈某，男，43岁。2006年2月22日初诊。

病史：患者2000年单位体检时发现乙型肝炎表面抗体(HBsAb)、乙型肝炎e抗体(HBeAb)、乙型肝炎核心抗原(HBcAg)阳性，时感神疲。后因

患者来诊之六年前体检见HBsAb、HBeAb、HBcAg阳性，表明其曾感染乙肝病毒。五年前体检发现脂肪肝，经中药治疗，B超显示脂肪肝已消失，但平时仍感神疲乏力，胃镜检查示慢性萎缩性胃炎，

胃部不适查胃镜示“慢性萎缩性胃炎”，服中药治疗，症情好转。2001年又发现脂肪肝，经中药治疗，近年B超复查，脂肪肝消失，但平时仍感神疲乏力，腰背酸痛，早生白发，并易于干枯脱落，自觉畏寒，以下肢明显，偶有头晕，胃纳欠佳，大便溏薄。

初诊：肝脾同病，缠绵不愈六年之久，气血损耗，形寒肢冷，腑行完谷，毛发枯而不泽，脉细缓，舌胖，苔黄腻。肾阳不振，脾失运化，治当脾肾双调，气血同治。

处方：升麻9g，党参15g，苍白术(各)9g，山药9g，巴戟天9g，补骨脂9g，葛根9g，杜仲9g，熟续断9g，清炙甘草3g，醋炒柴胡9g，生姜9g，大枣9枚。14剂。

二诊：药后大便成形，胃纳略增，腰酸减轻。从脾肾不足，生化受制立法，前患顿失。仍食入运迟，脉小数，舌红，苔薄，边有齿痕。守原法化裁。

处方：苍白术(各)9g，枳壳9g，砂仁3g，党参10g，升麻4.5g，生麦芽30g，檀香1.5g，柴胡4.5g，川断仲各9g，巴戟天9g，狗脊9g，清炙甘草3g，茯苓9g，炙黄芪15g，生姜2片，大枣6枚。14剂。

并有胃纳欠佳、大便溏薄等症，可见脾失健运；腰背酸痛，早生白发且易于干枯脱落，自觉畏寒而以下肢明显，可知肾阳不足；偶有头晕，是因元阳暗耗，清阳不升。《素问》云“肾者，胃之关也”，肾元不足，火不暖土，以致脾胃运化失职。是以脾肾肝三脏俱病，健运无权，清气不升，浊气凝聚，湿注于下。治当釜底加薪，治本为主，颜老拟培补脾肾，气血并治。

初诊宗东垣升阳散火汤方义化裁，该方原治胃弱或过食生冷，阳气遏郁之证，颜老取其中升麻、葛根、党参、清炙甘草、醋炒柴胡等升补脾胃清阳之气，而去羌独活、防风之辛温发散及生甘草、白芍之甘酸柔润。在此基础上，加苍白术、山药，健脾助运；巴戟天、补骨脂、杜仲、续断，温肾助阳；生姜温通胃阳而祛其寒，大枣养血顾阴以和其中。全方脾肾并治，中下焦兼顾，共奏温肾助阳、健脾升清、调气养血之功。

药后胃纳欠佳、大便溏薄、腰背酸痛等症悉减，惟食入运迟，舌边有齿痕，为元气亏虚、脾失运化之故，参以补中益气汤法调理收功。

补中益气汤出自李东垣《内外伤辨惑论》，由黄芪、白术、陈皮、升麻、柴胡、人参、甘草、当归、生姜、大枣等药组成。颜老在此方基础上，去陈皮而代以醒脾助运之枳壳、砂仁、生麦芽、檀香等，并佐以茯苓健脾利水以助脾运；去当归而代以温阳补肾之续断、杜仲、巴戟天、狗脊等以固先天。

三诊：药后精神转振，畏寒已减，胃纳亦馨。嘱患者继续服用补中益气丸善后。

值得注意的是，由初诊到二诊方的变化，除了药味加减，颜老对部分药量也进行了调整。例如去葛根而升麻、柴胡亦减为4.5g，以减弱升散之性；加炙黄芪而党参则减为10g，以防甘补太过而有碍运化；乃至佐使药生姜、大枣的用量也进行了相应调整，颜老临证用药之细致可见一斑。

辨证思路清晰，取法得当，收效甚佳。改汤为丸，嘱患者继续服用以巩固疗效。

1. 识证精义 本例慢性胃炎患者以大便完谷不化，胃纳欠佳为主症。泄泻属脾病，纳呆属胃病。颜老认为脾胃为病，日久不愈，势必伤肾，以致脾肾两亏，火不暖土，土不生物，气血生化乏源，诚如《景岳全书》谓"泄泻之本，无不由于脾胃，盖胃为水谷之海，而脾主运化，使脾健胃和，则水谷腐熟而化气化血"，又谓"肾为胃关，开窍于二阴，所以二便之开闭皆肾脏之所主"。

2. 立法要点 颜老传承孟河医派培补脾肾的治疗思想，认为凡救肾者，必本于阴血，血主濡之；救脾者，必本于阳气，气主煦之。如费伯雄氏提倡"补肾不碍脾，补脾不伤肾"，注重两脏兼顾，更切实际地诠释了前人"补脾不如补肾"或"补肾不如补脾"之论。在本例中，患者泄泻完谷，胃纳欠佳，兼有形寒肢冷、腰背酸痛等，皆为脾肾阳虚之证，故颜老以巴戟天、杜仲、续断等温补肾阳之品与苍白术、党参、大枣等补脾益气药物合用，犹如釜底加薪，火能生土，坎宫鼓动，中宫大健，脾之与肾，互资互助，而二脏皆复。

3. 用方特色 本例初诊颜老即运用补中益气汤中的七味主要药物（党参、白术、升麻、柴胡、炙甘草、生姜、大枣），二诊更增入黄芪，而补中益气作为主方之结构更显，在此基础上加入巴戟天、狗脊等补肾之药，则成脾肾双补之剂；配以砂仁、檀香等醒脾助运之品，补中寓通，补而不滞；更酌加茯苓一味，可参考傅青主加减补中益气汤之制，俾湿去而脾自健。

（吕章明）

四、贲门癌

董某，男，成。1982年2月25日初诊。

病史：胃痛十余年，反复上消化道出血，有冠心病史，检查证实有胃窦炎及十二指肠球部溃疡，因症状加重，服药无效，外科检查确诊为贲门癌，建议手术治疗，但患者虑冠心病复发，多次动员，皆遭拒绝，自动出院，前来门诊求治。

初诊：贲门癌，自觉胸痞腹胀，食入运迟，近来痛有定处，舌苔黄薄。久病入络，瘀浊交搏，气机阻滞。法当清热化瘀，行气散结。

处方：蜀羊泉30g，蛇莓30g，龙葵30g，降香30g，旋覆花（包）9g，代赭石30g，大川芎6g，枸橘李15g，干蟾皮9g，紫丹参12g。14剂。

二诊：药后自觉胃脘舒适，偶有食后呃逆，守法加味。

处方：上方加刀豆子9g。

三诊：原方出入续服六个月，饮食体重不减，面色反转红润，胃镜复查局部病灶好转。嘱患者坚持服药，定期检查。

患者罹患胃及十二指肠病症长达十余年，并有冠心病史，近期症状加重且服药无效，经检查确诊为贲门癌。患者因担心冠心病复发，不愿手术，遂请颜老诊治。胸痞腹胀，食入运迟，为贲门癌常见特点；气机受阻，郁而化热，故见舌苔黄薄。本例患者还有痛有定处之特征，同时病史较长，颜老综合考虑，从久病入络，痰阻气逆，痰瘀胶结立法。

方中旋覆花、代赭石为《伤寒论》旋覆代赭汤主药，颜老取其化痰降逆作用；丹参、川芎、降香、枸橘李等疏通气血，协调升降，其中枸橘李为芸香科植物枸橘的未成熟果实，味苦、酸，性微寒，江南一带医家对于脘痞食滞而又见舌红苔少者，喜用之消积除痞，因其在行气破气的同时尚有酸收之性，不致伤及胃阴；蜀羊泉、蛇莓、龙葵、蟾皮四味为颜老常用于疗癥瘕积聚、抗肿瘤的经验药对，具有化瘀抗癌之功。诸药合方，标本兼顾，重在调气活血，衡其失衡。

药后胃脘舒适，即是效征；偶有胃气上逆而见食后呃逆，守法加入一味刀豆子，取其甘温之性，温中下气，以强化上方对呃逆的治疗作用。

经治六月，不仅饮食、体重、面色悉皆转佳，局部病灶亦见改善，足见中药扶助正气、抗肿瘤之疗效。

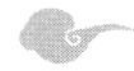

1. 识证精义

(1) 贲门癌，属中医“噎膈”范畴。《素问·阴阳别论》称“三阳结谓之隔”，《灵枢·四时气》有“饮食不下，膈塞不通，邪在胃脘”的记载。颜老赞同徐灵胎氏在评《临证指南医案》时论噎膈之病因“必有瘀血，顽痰逆气，阻隔胃气”，认为本病病机主要是宿瘀与顽痰阻逆胃气，气血失调，阴阳不和为患。

(2) 颜老通过对疑难病症的长期观察，提出“久病必有瘀，怪病必有瘀”的诊断学观点，为疑难病症的临床诊断提供了指导性的思路。本例噎膈难治难愈，病史长达十余年，当属久病、怪病的范畴，且具有痛处不移的特征，因此颜老辨为久病入络，瘀浊交搏胃腑之候。

2. 立法要点　噎膈一证，常法多以润养散结、开郁化痰论治。颜老在中医传统治疗“八法”之外，创立以调气活血为主的衡法治则，认为衡法不仅能通行血脉，消除局部瘀血，而且能疏通全身气血，调节气机升降，改善人体内环境，在新基础上达到气血阴阳平衡，故能广泛地治疗各类久病、怪病。本例患者具有病久难愈、痛有定处的特点，颜老基于衡法治则，“疏其血气，令其调达而致和平”，终获满意疗效。攻邪之余，颜老亦时刻注意顾护胃气，保全生化之源，若见虚象，则扶正以达邪，值得效法。

3. 用方特色

(1) 颜老认为，在辨证论治基础上的处方用药，除了常规药物以外，对于特殊疾病还应掌握并灵活运用其专药，如《孙子兵法·势篇》所谓“凡战者，以正合，以奇胜”，《司马法·仁本》“正不获意则权”。例如本案之贲门癌，已非常病范畴，颜老基于衡法治则，选用蜀羊泉、蛇莓、龙葵、蟾皮等化瘀抗癌之品，与旋覆花、代赭石、川芎等常药配伍同用，常变结合，以正用兵，出奇制胜。

(2) 古有“一味丹参，功同四物”之说，颜老临证体会则认为本品补血之力稍逊，而偏于活血止痛，上行入脑络，下行归心胃，常用于心脑病和胃病之属气滞血瘀者。本案患者既有冠心病史，又有胃病十余年，属心胃同病，因此取丹参合诸行气活血之品治之，亦寓丹参饮之方义。

(3) 二诊时患者偶见食后呃逆，初诊用药旋覆花、代赭石、降香、枸橘李等原有降逆之功，但嫌效力不足，颜老在前方基础上只增刀豆一味，如《本草纲目》载“又有人病后呃逆不止，声闻邻家，或令取刀豆子烧存性，白汤调服二钱即止，此亦取其下气归元，而逆自止也”，故治难治性呃逆取之，良有以也。

（吕章明）

五、慢性结肠炎(一)

朱某,男,33岁。

病史:慢性泄泻有年,经医院检查确诊为慢性结肠炎,叠进中西药物治疗及灌肠而效不显,以致消瘦神萎,几乎不能坚持工作,特来求诊。

初诊:脾肾两虚,脏腑开阖失司,泄泻溏而不实,无黏液完谷,少腹隐隐作痛,夜分少寐,形寒消瘦,神萎乏力,食入运迟,舌紫,苔薄,脉沉细。治当温运,取附子理中汤加味。

处方:附子10g,党参15g,焦白术15g,干姜2.4g,炙甘草4.5g,茯苓9g,炒升麻10g,胡芦巴9g,石榴皮30g,赤石脂(包)30g,煨葛根9g,山药15g,白扁豆9g,四神丸(吞)9g。14剂。

本例患者泄泻经年,以致饮食不为肌肤,后天乏源,形寒消瘦,神萎乏力,不仅脾阳不足而见便溏不实、食入运迟等症,由脉象沉细、少腹隐痛可知病已由脾及肾,先天命门之火与后天脾胃之阳俱为不足。证属火不生土,脾失健运。治当益火补土,温阳助运。颜老取附子理中汤加升清、收涩、健脾、温肾等药。

附子理中汤由《伤寒论》理中汤增附子一味而成,其中附子益火温肾,干姜、党参温中健脾,炙甘草调药和中,白术炒至黑褐色为焦白术而燥湿止泻之功更卓。在此基础上,更加茯苓健脾安神、利小便以实大便;炒升麻、煨葛根升清止泻,二药之炮制方法皆可增强止泻之力;石榴皮、赤石脂收涩止泻;山药、白扁豆培补脾胃,健脾止泻;胡芦巴、四神丸温肾止泻。全方脾肾同治,升涩并用,共奏益火补土、温阳助运之功。

二诊:药后泄止,少腹隐痛,夜寐欠宁,神疲乏力,舌紫,苔薄腻,脉细缓。再拟前法化裁。

处方:党参15g,附子10g,炙甘草4.5g,干姜2.4g,茯苓9g,炒升麻10g,黄芪30g,白术15g,山药15g,

二诊患者泄泻已止,而以腹痛为主症,脉象已由沉细转为细缓,但仍神疲乏力、夜寐欠宁,表明阳气已得一定程度的恢复。阳气未能温肾运脾,火不生土,土不毓木,故见少腹隐痛;未能温养心神,故而昼不精、夜不瞑;未能推动津血运行,故见舌紫、苔薄腻。颜老在守前法的同时治法亦随之而变,在温运的基础上侧重散寒止痛,而减少止泻诸法的使用。

白扁豆 10g，白芍 10g，吴茱萸 2.4g，巴戟天 9g，小茴香 2.4g。14 剂。

守上方，去胡芦巴、四神丸、石榴皮、赤石脂、煨葛根等温阳收涩升清之止泻诸药；加黄芪健脾升阳；白芍柔肝缓急止痛；吴茱萸、巴戟天、小茴香温阳散寒，其中吴茱萸、小茴香偏于暖肝，巴戟天偏于温肾。全方脾肾肝三脏同治，温补运三法并用，共奏温阳助运、散寒止痛之功。

三诊：腹泻年久，脾肾两虚，经附子理中法，益火之源以消阴翳，大便日行一次，成形，但少腹隐痛，舌苔薄腻，脉弦数。再拟健运中州以助生化。

三诊患者仅见少腹隐痛，舌苔薄腻，脉由细缓转为弦数，反映阳气基本已得恢复，其中脉弦主肝郁气滞，脉数提示阳气来复，苔薄腻属脾虚湿阻，可见患者阳虚之候大减，而脾虚肝郁湿阻之象渐显。颜老常谓“补脾不如健脾，健脾不如运脾”，因此，转以健运中州以助生化为大法，佐以调肝、温肾以助脾运。

处方：苍术 10g，白术 10g，煨木香 4.5g，砂仁(后下) 2.4g，炙鸡内金 9g，生麦芽 30g，檀香 1.5g，白芍 9g，吴茱萸 1.5g，青皮 4.5g，陈皮 4.5g，防风 6g，茯苓 9g，附子理中丸(包) 9g。14 剂。

处方立足苍、白二术燥湿运脾；配以煨木香、砂仁、檀香、青皮、生麦芽等行气醒脾之品，其中木香煨用兼可调和胃气，生麦芽、檀香、砂仁三味为颜老习用药对，功能疏肝理气，宽中化湿，或与丹参同用，则为丹参饮加生麦芽之组合，有气血同调之妙；炙鸡内金消食助脾；茯苓利湿健脾；痛泻要方（白术、白芍、陈皮、防风）调和肝脾；吴茱萸暖肝散寒；附子理中易汤为丸，温阳助运。在通过前期治疗使阳气恢复的基础上大运脾土，以收全功。

1. 识证精义

(1) 颜老认为，泄泻一证，初起伤脾，久而不愈，中气渐虚，中气虚则泻不易止，泻不止则中愈虚，中阳式微，寒从中生，阴寒下沉，久必及肾，脾阳失运日久则无以温养肾阳，肾阳失于温煦亦不能健运脾阳，此即仲景所谓“利在下焦”，单纯温补中焦不足以治，而应中、下二焦兼顾。

(2) 颜老继承其父亦鲁公思想，治泄不忘治肝，认为“木动必犯土”，见脾之病，不仅知脾传肾，亦当知肝所传，脾之健运，既有赖肾阳之温煦，亦有赖肝气之调达，若肝木虚弱，肝失疏畅，势必导致脾运不和，而出现土湿木萎之病症。

2. 立法要点

(1)颜老发挥《素问·生气通天论》"阳气者,若天与日……天运当以日光明"之旨,针对初诊、二诊舌紫反映的瘀血病机,立足衡法,认为一旦阳气振奋即可使瘀血消散,此不治瘀而瘀自治。二诊、三诊悉以少腹隐痛为主症,阳虚则寒,寒凝则痛,少腹为脾、肾、肝三经循行之处,因此,治宜脾、肾、肝三脏并温。

(2)颜老临证重视脾胃阴阳,认为脾为太阴之脏,职司运化,喜温燥而恶寒湿,故凡寒湿外受或阳衰寒湿内生,每致太阴之阳受伤,不能运布中阳,俾阴寒窃踞,中焦滞钝,而见湿邪壅滞、阳失斡旋之证。本案从初诊用焦白术燥湿止泻,至三诊时运用苍白术健脾、运脾、启脾,皆体现了斡旋中焦的诊疗思路。

(3)颜老认为,五脏皆有阴阳,肝体阴而用阳,故肝亦有阳虚之证。若肝阳不足则疏泄不及,治疗不可过于疏肝、伐肝,而习用吴茱萸、小茴香等,温阳暖肝以助肝用,免犯"虚虚实实"之戒。

3. 用方特色

(1)颜老临床善用附子理中汤治疗慢性泄泻,认为附子温肾阳,理中丸补脾阳,二者合用,最适宜脾肾阳虚之泄泻证。如本例初诊、二诊颜老悉以附子理中汤为主方,三诊时因病机重点变化而将其改汤为丸投入方中,剂型灵活多变而始终紧扣病机。

(2)颜老指出,治脾之药宜动、宜刚,温脾阳应重升清,因此,在本例中始终重视升清药的使用,如炒升麻、煨葛根、黄芪、防风等,或升已陷之清阳,或取风能胜湿,以风药参合运脾之品,具有助脾升清之用。本案初诊时升清药与收涩药同用,动中取静,静中寓动,取法得当,故药后久泻即止,足见配伍之妙。

(吕章明)

六、慢性结肠炎(二)

斯某,男,56岁。

病史:泄泻三年,消瘦乏力一月。曾做钡餐、钡剂灌肠、乙状结肠镜检查,提示"胃窦炎、慢性结肠炎",迭经西医治疗,

本例患者泄泻长达三年之久,诸治无效,当属久病、疑难病之范畴。颜老根据其大便中夹有黏液,并有腹痛拒按之表现,且病程日久,反复发作,虽然亦有胃纳不馨、舌淡脉细等本虚之象,但邪不去则正不安,果断采取先攘外后安内、先治标

症状无改善。近月来症状加重而入院治疗。

初诊：腹泻日行数次，便中夹有黏液，腹痛拒按，胃纳不馨，舌淡苔薄白，脉细弦。脾失健运乃其本，瘀滞交搏是其标。治以膈下逐瘀汤以清其源。

处方：当归 9g，川芎 9g，桃仁 9g，五灵脂 9g，牡丹皮 9g，乌药 4.5g，香附 9g，红花 6g，延胡索 4.5g，枳壳 4.5g。4 剂。

后治本的策略，首先重点抓住“瘀阻肠角”这一核心病机，先治其标以清其源，立足“疏其血气，令其调达而致和平”的“衡法”治则，强调“治瘀必须治气，治气亦可治瘀”，以活血化瘀与理气之法同用，取王清任膈下逐瘀汤加减治之。

膈下逐瘀汤出自王清任《医林改错》，原书指出“泻肚日久，百方不效，是总提瘀血过多，亦用此方”，颜老解析本方以桃红四物汤去生地加牡丹皮、五灵脂以凉血逐瘀，其中当归活血养血，能益久泻之阴伤，桃仁得春阳升发之气，味苦下泄，逐瘀而不伤新血，二者相伍，具通因通用之妙；以乌药、枳壳、香附、延胡索、川芎、红花等理气止痛，以助血行；以甘草缓和药性。全方气血并治，通因通用，共奏调气逐瘀、推陈致新之功。颜老于本案方中舍去赤芍、甘草二味，因其具有酸收、甘缓之性，或有碍瘀浊之出路，故减味以增其效。

二诊：大便已无黏冻，腹痛亦瘥，脉小弦，舌苔薄腻。瘀浊初有化机，不宜姑息，原制继进。

复诊时患者大便黏冻、腹痛等症状虽已消失，但颜老结合患者舌脉（脉小弦、舌苔薄腻）判断瘀浊化而未尽，因此前法续进以清剿余邪。

三诊：药后泄泻已止，腹痛亦平，惟胃纳欠馨，脉缓，舌淡苔薄白。瘀浊已除，脾胃运化未复，改用参苓白术散收功。

除恶已尽，则转拟健脾助运之法，扶正治本，健运中州以巩固疗效。

1. 识证精义 颜老发明“久病必有瘀，怪病必有瘀”的诊治思路，认为久病、频发之病当从瘀论治。对于泄泻一证，“初病在气，久病在血”，早期多以气虚生湿或气滞食积为主要诱因，但至后期则会“久病入络”而气滞血瘀，阻于肠道，症见腹痛有定处而拒按，便夹黏液或脓血等，颜老将此证病机归纳为“瘀阻肠角”，并指出“久泻必伤正”“久泻必虚”之说乃就临床一般而言，若泄泻日久而腹痛喜按、小便利者多属虚证，但不能将思路困囿于此而只知补涩之法，关键在于细察精详、认证识证。

2. 立法要点

(1) 颜老发挥刘河间“调气则后重自除，行血则便脓自愈”之说，根据本例患者便中夹有黏液、腹痛拒按、病程日久形成完整的辨证证据链，立足衡法，取膈下逐瘀汤调气行血，从而使顽固难化之“肠角瘀血”得以清除。

(2) 本例患者病机之标在瘀滞交搏，本在脾失健运，故先取膈下逐瘀汤以治其标，后用参苓白术散以固其本。颜老认为病有标本，治有先后，应细心审查患者标证的去留情况，明确治法的进退攻补，若补之太早则邪气留连，补之太晚则正气受损，关键在于识证真确，掌握时机，待邪去已尽则宜调理脾胃以固后天之本。

3. 用方特色

(1) 本案颜老抓住“瘀阻肠角”之核心病机，独取膈下逐瘀汤主之，疗效显著。本方逐瘀力强且药性趋下，功能清廓肠道之瘀积，推陈致新，使肠腑之气血通达，不止泻而泻自止。颜老指出，临证应用本方当具备三个条件：一为病程较久；二为痛有定处而拒按；三为大便有黏液。辨证精当，施之于临床，多应手而效。

(2) 参苓白术散，出自《局方》，由莲子肉、薏苡仁、缩砂仁、桔梗(炒至深黄色)、白扁豆(姜汁浸去皮微炒)、白茯苓、人参、炙甘草、白术、山药组成，制为散剂，每服 6~9g，枣汤调服，功能补益健脾，渗湿止泻，后世多援为脾虚夹湿之证的常用方，亦适用于甘平培补脾阴之场合。颜老取该方培补后天，润燥兼施，动静结合之特性，常作为脾胃相关疾病祛邪已尽，既愈防复的调养善后之用，此亦为颜氏内科“治未病”思想之重要体现。

（吕章明）

七、上消化道出血(一)

黄某，男，25 岁。1986 年 6 月 12 日初诊。

病史：素有胃痛史已四五年，曾因反复黑便，两次住院治疗，经钡餐检查证实为“十二指肠球部溃疡”，近两日来因多食竹笋

本例患者反复胃痛、便血多年，此次因饮食不慎再次出现柏油样大便，检查提示隐血“强阳性”，上消化道出血诊断明确。患者症见双眼圈色黑，巩膜瘀斑散在，为血瘀出血之象。瘀血不去，血难循经而行，若单用止血法往往难以奏效，

发现柏油样大便，查潜血“强阳性”而再次入院。

初诊：入院查血压114/70mmHg，苔薄黄腻，脉细缓，双眼圈色黑，巩膜瘀斑散在，腹无压痛，肠鸣音活跃。

处方：止血Ⅰ号粉4.5g，每日3次。

治宜活血以止血，投以止血Ⅰ号粉治之。

止血Ⅰ号粉为颜老经验方，颜老曾用以治疗溃疡病合并上消化道出血400余例，获得较为满意的效果。其组成为：土大黄、生蒲黄、白及，三味等量，研末备用。方中土大黄功似大黄，而更侧重于泻火止血，此处取其清热解毒、化瘀止血之用；生蒲黄化瘀止血，取其消离经之血之能；白及寓化瘀清火于止血之中，取其利于溃疡面愈合的作用。三药合用，共奏活血止血、祛瘀生新之功。

止血Ⅰ号粉用法：大便潜血阳性或强阳性，均予口服4.5g，每日3次；大便潜血转阴后减为每日2次，连服3日，以资巩固。

二诊：次晨大便成形，后半段已转深黄，肠鸣音略亢；第三日大便转为正常黄色，潜血“阴性”，肠鸣音不亢，一般情况均好转。

复诊时诸症平稳，大便转为黄色，大便潜血试验结果为“阴性”，上消化道出血急症得到控制。

1. 识证精义　颜老认为凡出血必有瘀血停滞体内脉外，瘀血不去，血难循经而行，以致出血反复不止。临床所见的咯吐衄血，其色紫黑或鲜红有块，或便血如漆，或尿血作痛，或肌衄磊磊，均为血瘀出血之象。本例患者有反复出血史，宿瘀必有积蓄，兼之眼部周围黧黑、巩膜散在瘀斑，均表明气火有余，血不循经，痰瘀阻络之机。此时泻火即是止血，法当降气降火，荡涤瘀浊，泻火与宣导并用，即所谓“与其扬汤止沸，莫如釜底抽薪”。

2. 立法要点

(1) 出血与瘀血常互为因果。出血每致留瘀；瘀血不去，则新血不生。诚如唐容川所说“经隧之中，既有瘀血踞住，则新血不能安行无恙，终必妄走而吐溢矣，故以去瘀为治血要法”，故当以去蓄利瘀，使血返故道，不止血而血自止。验之临床诚然，故颜老于临证常以去蓄利瘀，使血返故道，结合清热、降气、益气等法而广泛用于出血诸证。

(2) 张仲景提出“血自下，下者愈”（方如桃核承气汤）、“泻心即泻火，泻火即止血”（方如泻心汤）等治血的基本观点，后世医家多推崇之。血证骤发，气盛火旺者居多，当以撤热为先，降气泻火，直折其势。见血止血，犹扬汤止沸；唯有降气泻火，釜底抽薪，方能平定腾溢之势。

3. 用方特色 颜老认为凡出血之证，必有瘀血内结，血不循经，故治疗必须寓活血于止血之中。如治疗胃与十二指肠溃疡合并消化道出血，自拟止血Ⅰ号粉，方中选用土大黄，除泻火降气之外，更具止血效用，为独具匠心之体现；配生蒲黄、白及，研末口服，化瘀降火而宁络，往往能奏奇功。

（颜琼枝）

八、上消化道出血（二）

蔡某，男，46岁。1983年11月11日初诊。

病史：十天前因右上腹部持续疼痛，阵发性加剧，发热、呕吐等入院。检查：体温37.2℃，心率120次/min，血压140/80mmHg，右上腹压痛明显，有肌卫①，白细胞10.0×10^9/L，中性粒细胞百分比83%，淋巴细胞百分比17%，初步诊断为胆道感染，经抗生素与一般处理，病势略定。于第五天突然出现大便鲜血，一次达200ml，用多种止血药无效，持续不止已5天，钡餐检查食管静脉曲张极为广泛而显著。过去曾反复呕血、便血多次住院治疗，诊断为肝硬化。外科无法手术，而请中医会诊。

临床论治便血，属近血、色鲜者常以清热利湿与凉血止血并用，属远血、色暗者常以补脾统血或温阳摄血。但临床所见的具体情况并不单一。本例食管静脉曲张患者病势复杂危重，反复呕血、便血，上腹部疼痛阵发性加剧并伴发热，神萎面皖，舌淡，脉沉细，又患胆道感染，复见右上腹压痛伴肌卫（即腹肌紧张），白细胞计数偏高，便血等，属瘀热交搏之象。血证之因，有以阳乘阴者，血热而妄行；也有阴乘阳者，阳虚而阴无所附，不循经而妄溢。临床以前者多见，病初属火属实；日久则阴虚阳亢，本虚标实。气血间关系密切，气逆或气虚均可引起失血，颜老论治血证，除治瘀外亦治其气，本例乃益气化瘀之例。

本例审证求因，瘀热灼络，血海不安乃为其标；血伤气无以附，气虚不摄而致反复出血乃为其本。既不宜用黄土汤复助其火，又不宜用泻心汤再伤其正。颜老取黄芪合生脉散

① "肌卫"是早期中文医学文献对"guarding"的直译，此指"腹肌紧张"。

 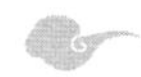

初诊：始而身热，继之便血，神萎面皖，舌淡苔薄净，脉细沉。久病伤络，阴络伤则血内溢，血去气伤，复感热邪，以致气阴两亏，瘀热羁络，当剿抚兼施。

处方：黄芪30g，白及12g，北沙参30g，五味子9g，麦冬12g，云南白药、紫雪丹各1.5g（另吞），桃仁12g。2剂。

二诊：血渐止，身热亦净，偶尔烦躁，脉亦转为细弦，舌淡红。

处方：前方加鲜芦根30g，生蒲黄9g。7剂。

血止神安，已能纳食，脉细缓，舌淡苔薄，血海初宁，生化之权未复，以归脾汤善其后。

培补气阴，防其血伤气脱、血失阴亡，其中生脉饮选用北沙参，具有清润肃化之性；配以紫雪丹，其为《外台秘要》方，功能清热开窍，镇惊安神，原治温热病邪内陷心包、高热烦躁、神昏谵语之证，本例患者外有身热，内踞瘀热，热伤血络，迫血外溢，因此颜老取紫雪丹投之，使火降热清，血循常道不致妄行；取桃仁破血散瘀，兼可润燥，为通因通用之举，以防血止留瘀之弊，符合缪希雍"宜行血不宜止血"之旨；再以云南白药与白及活血止血，虚实兼顾，标本同治而取效。

复诊血渐止，身热亦净，但偶尔烦躁，此乃气阴初复，瘀热未化，血海未宁，仍当扶正达邪，凉血化瘀。以前方加鲜芦根，清热生津，上清肺热，中清胃火，下利小便，引热从小便而去，芦根分为干、鲜两种，鲜者清热生津作用优于干者；生蒲黄化瘀止血，止血而不留瘀。

复服药一周，血海初宁，血止神安。脾为后天之本，气血生化之源，主统血，故以归脾汤益气补血善后，以复生化之权。

1. 识证精义　"阴络伤则血内溢"，包括下窍的前后二阴出血，原因与气、血、火、瘀关系密切，气郁化火，火载血走，迫血妄行，络伤血溢，瘀留气道，而当血伤之后，肝脾之络因伤，气阴复又损耗，虚实标本夹杂，病殊棘手。气血相互依存，若气无所依则可随血而脱，而气虚不摄则更易险象叠生。临床常见大吐衄，或反复失血，面不华，脉细无力，甚则大汗淋漓，肢冷而厥，前贤有"有形之血不能速生，无形之气所当急固"之训。血证发生之时，往往险象丛生，虚实夹杂，须明治疗大旨，并详细辨证，确立治疗原则及方药，方能救危亡于顷刻之间。

2. 立法要点

（1）由气虚而致的失血，一为出血时间持续较长，一为久治而一时不能遏止，其血色多暗淡无光，质多稀薄散漫，患者面色皖白，神疲力乏，头晕目眩，耳鸣心悸，舌淡脉芤。颜老临床常用独参汤以益气摄血，固阴归经，以求气复返而生；亦常用黄芪、升麻益气摄血，以治血崩气脱。

(2) 出血与瘀血互为因果关系，瘀血不去，则新血不生。诚如唐容川所谓“经隧之中，既有瘀血踞住，则新血不能安行无恙，终必妄走而吐溢矣，故以去瘀为治血要法”，治血当以去蓄利瘀为准则，使血返故道，不妄走经脉之外。若止血用塞，势出勉强，每多覆辙重蹈；而止血行瘀，势出自然，症极少反复。颜老常用活血（泛指通气活血）止血中药如大黄、三七、蒲黄、桃仁、赤芍、降香等，既能加速止血，又能促使瘀血消除，常呈双向性调节的特性。

3. 用方特色 气血与五脏关系密切，血生化于脾，总统于心，藏受于肝，敷布于肺，固密于肾，五脏间在生理上相互资生、相互制约，在病理上相互影响。若血脱为脾不统血、肝不藏血、心失所养之故，治本可用黄芪生脉饮、归脾汤等，补气摄血，气旺自能帅血归经；治标亟用云南白药、白及等，止血止痛，祛瘀生新，愈创消肿。标本同治，止血无忘化瘀（如用止血Ⅰ号粉），方能迅速控制病势。

（颜琼枝）

第五章

肝胆男科病证

一、乙型肝炎（一）

王某，男，36岁。1981年6月5日初诊。

病史：乙肝迁延达八年之久，谷丙转氨酶波动在200U/L以下，胆红素28~40μmol/L，乙型肝炎表面抗原（+），乙型肝炎e抗原（+），乙型肝炎核心抗体（+），HBV-DNA（+）。屡经中西药治疗，未能获效。

初诊：面色黧黑，肝区胀痛，畏寒肢冷，神疲乏力，动则汗出，脉细弦，舌质暗红，苔白腻。证属阳虚阴凝，肝疏不及，痰浊交蕴。拟温阳解凝，调其血气，冀能转机。

处方：熟附片9g，桂枝6g，苍术15g，柴胡10g，当归10g，白芍10g，旋覆花（包）10g，茜草根10g，泽兰叶10g，炙乳没（各）5g，丝瓜络20g，丹参10g，煅牡蛎30g，生姜3片，大枣5枚。

本案患者乙肝迁延八年之久，既往治疗未能见效，属于久病和疑难病的范畴。颜老基于患者面色黧黑、畏寒肢冷、神疲乏力、动则汗出、苔白腻等症状，判断为阳虚阴凝、痰浊交蕴；肝区胀痛，脉细弦，舌质暗红，表明肝气运行不畅、气滞血瘀。针对以上病机，拟采用温阳解凝、调和血气的治疗方法，投桂枝加附子汤化裁治之。桂枝加附子汤出自《伤寒论》，原治伤寒太阳病汗出太过之证，功能温阳解表，颜老活用本方，温阳暖肝，以助肝用。

方中附子温振肝脾阳气；桂枝温疏肝木，当归、白芍柔肝养血，桂枝、白芍相配调和肝之营卫气血；柴胡疏肝解郁，与当归、白芍配合，补肝体而助肝用；苍术辟秽、运脾；茜草根、泽兰叶、乳香、没药、丝瓜络、丹参辛润通络；旋覆花消积降气，与茜草根相伍取《金匮》旋覆花汤之意，疏肝通络而以散瘀为主；煅牡蛎敛阴潜阳，固涩止汗；生姜、大枣调和脾胃。全方共奏温阳解凝、调和气血的功效。

二诊：药服20剂，苔腻渐化，肝区胀痛得减，复查肝功能：谷丙转氨酶70U/L，胆红素25μmol/L，前方稍见效机，续服一月。

二诊时，颜老结合患者的舌脉和证候判断初得效机，因此继续使用前法以清除余邪。

三诊：面色渐转红润，肝区胀痛得除，形寒肢冷转温，前方加生黄芪15g、生鳖甲15g，滋养肝血，以免复燃之患，肝功能四次复查均正常，体力恢复。HBV-DNA（–），乙型肝炎e抗原（–），随访至今，症情稳定。

三诊在前方基础上加入生黄芪和生鳖甲，益气活血，滋阴软坚，扶正治本以巩固疗效。

1. 识证精义

（1）颜老认为乙肝的病因病机，主要是肝脾不和，湿邪为患，病程通常从脾胃开始而影响肝脏。脾为太阴之脏，职司运化，喜温燥而恶寒湿，如饮食不洁，嗜食肥甘，或外感湿热之邪，均可导致脾胃功能受损，脾失健运，湿邪壅阻中焦。脾胃升降失常，土壅木郁，影响肝的疏泄功能；肝气郁结而不能疏泄，气郁则化热，故乙肝初起多见湿热交困之证。然湿性黏腻，胶着难解，最易阻滞气机，损伤阳气，如叶天士《外感温热篇》有“湿胜则阳微”之说，随着病程之迁延，湿热交困之证渐向阳微寒凝转化，亦为临床常见征象。

（2）本案患者迁延八年而难愈，患者舌脉与证候体现出阳虚阴凝，肝疏不及，痰浊交蕴之象。颜老认为五脏皆有气血阴阳，在乙肝患者中肝气虚、肝阳虚并非少见，并常与脾气虚、脾阳虚同见，如本案的临床表现亦是肝脾阳虚阴凝之候。

2. 立法要点

（1）临床传染性肝炎之论治，多重视其邪气有余而忽视其正气不足，尤对肝气虚、肝阳虚之论述较少。颜老通过临床观察发现，由于素体虚寒，或误治损伤肝脾之阳，或病久阴损及阳等种种原因出现肝气虚、肝阳虚的病象并不少见，并常与脾气虚、脾阳虚同见。因肝脏内寄相火，寓一阳生生之气；肝肾同源，而肾中真阳亦与肝关系密切。故一旦肝气不足，则机体生化之机能减弱，犹晨曦无光，必然寒气四起，治疗当以温阳解凝为先，以期“离照当空，阴霾自散”。

(2)颜老认为，本案患者其本在于肝气肝阳暗损，其标在于寒凝气郁血瘀，症见畏寒肢冷、肝区胀痛、苔白腻、舌质暗红、脉细弦等，故方选桂枝加附子汤，并合柴胡、当归、白芍、茜草根、泽兰叶、炙乳没、生鳖甲等药温阳解凝，疏肝化瘀，以标本同治。

3. 用方特色　颜老治疗乙型肝炎喜用苍术。苍术功擅燥湿、解郁、运脾、辟恶，历代医家对其极为推崇，如刘河间谓“茅术一味，学者最宜注意”，朱丹溪谓“苍术治湿，上中下皆有用，又能总解诸郁”。颜老认为苍术气味辛烈，其功效主要有四：其一，燥湿化浊；其二，疏肝解郁；其三，运脾醒脾；其四，芳香辟恶。本案患者肝郁脾湿，且肝郁、脾湿相互影响，故颜老重用苍术解肝之郁、化脾之湿，坚持服药，竟收全功。

（张　辉）

二、乙型肝炎（二）

朱某，男，24岁。1975年8月13日初诊。

病史：始而自觉全身乏力，食欲不振，恶心呕吐，厌油腻，右胁隐痛，腹部胀满不舒。检查：肝于肋缘下2cm，质软，触痛，肝功能检查：麝香草酚浊度试验12U，麝香草酚絮状试验(++)，脑磷脂絮状试验(++)，硫酸锌浊度16U，黄疸指数4U，乙型肝炎表面抗原(+)。诊断为急性乙型肝炎。患者自发病后即开始用中药治疗，先后服用茵陈、败酱草、金钱草、大黄、龙胆草、板蓝根、柴胡、红花、桃仁、甘露消毒丹、绛矾丸等清热、利湿、疏肝、活血、泻下诸法组成的复方百余贴，并试用了五味子、垂盆草、满天星等单方，但连查7次肝功能均未好转，病程迁延半年之久，特来求诊。

初诊：患者面色灰暗无华，精神不振，胃纳欠佳，右胁时时疼痛，心悸，口干不欲饮，小溲黄赤，脉细弦，舌苔薄白，舌尖绛红。湿毒侵入日久，邪入血分，郁而化

本例为乙肝患者，病情持续较长时间，症状较为顽固。颜老根据患者面色灰暗、胃纳不香、小便黄赤等症，诊断为湿热之邪内蕴，再根据患病日久不愈，舌尖呈绛红，认为其湿热之邪已入血分，久病入络为瘀，且已现伤阴之象，若单清化气分之湿热恐难奏效，故拟清气分之湿热、化血分之瘀血之法。由于病程缠绵，难求速效，且患者已服中药煎剂百余帖，故改汤剂为丸剂，以缓图其功。

方中广犀角清热解毒，丹参活血凉血、通经活络，二药合用，善清气分之邪热，化血分之瘀血；辅以金银花、蒲公英、

热，久病入络为瘀，宜清热化瘀，制丸缓图。

处方：广犀角 45g，丹参 60g，白芍 60g，金银花 60g，北沙参 60g，白术 60g，蒲公英 60g，薏苡仁 60g，夏枯草 60g，天花粉 60g，共碾细末，蜂蜜泛丸，每服 6g，1 日 2 次。

夏枯草疏肝泄热，利湿化浊；白芍柔肝养血；白术、薏苡仁健脾利水渗湿；北沙参、天花粉养阴清热；蜂蜜补中润燥，缓急解毒，而无滋腻碍邪之虑，故以之泛丸。全方共奏清热化瘀之效。

二诊：服丸药一月后，复查肝功能，谷丙转氨酶 76U/L，麝香草酚浊度试验 6U，麝香草酚絮状试验（±），脑磷脂絮状试验（±），硫酸锌浊度 12U。丸药服完后，复查肝功能，谷丙转氨酶小于 40U/L，麝香草酚浊度试验 2U，麝香草酚絮状试验（–），硫酸锌浊度 10U，乙型肝炎表面抗原（–），患者症状和体征次第消失而停药。

药证相符，服丸方一料，历经月余，患者症状与化验结果均见好转，嘱停药继续观察。

三诊：患者因工作劳累而引致旧疾复发，乙型肝炎表面抗原（+），脉濡弦，舌苔黄腻，湿热瘀未净，停药过早，虑有燎原之势，再取前法煎服。

处方：广犀角粉 1.5g（吞，现用水牛角 30g 代），炒苍术 6g，白术 9g，土茯苓 30g，茵陈 30g，泽兰 15g，平地木 30g，赤小豆 15g，金银花 15g，生薏苡仁 30g，丹参 15g。28 剂。

患者因劳，旧疾复发，舌脉象显示湿热和瘀血未净，故将丸方改为汤剂服用。方中广犀角、泽兰、苍术清营解毒，泄热祛湿；金银花辅水牛角、泽兰凉血解毒；丹参活血祛瘀；茵陈、土茯苓、平地木、赤小豆佐苍术祛湿开郁；白术、生薏苡仁健脾利水渗湿。

四诊：患者服上方一个月后，查肝功能谷丙转氨酶小于 40U/L，乙型肝炎表面抗原（–），嘱患者改用前丸巩固疗效。凡一年。多次查肝功能均正常，乙型肝炎表面抗原均（–）。复工已三年，病未复发。

颜老治疗慢性病，凡服汤剂见效后，每每改以丸剂以肃清余氛，并可巩固疗效。

1. 识证精义 颜老认为乙肝的病变过程与温病传变有相似之处，表现为病邪由外而入，初期多兼恶寒、发热等卫分症状，随着病情发展，相继出现气分、营分、血分等证候。因其具有强烈的传染性，故又属“温疫”范畴。在本案中，初诊患者出现口干不欲饮，小溲黄赤，舌尖绛红，二诊舌苔黄腻，为湿毒侵

入日久，邪入血分，导致郁而化热，久病入络为瘀的表现。

2. 立法要点

(1) 乙肝具有强烈的传染性，因此属于“温疫”范畴，病情相继呈现气分、营分、血分等证候，因此可以从“温疫”角度进行论治。临床上观察到，乙肝患者常出现面色晦黄，巩膜混浊，神萎肢重，烦躁易怒，五心潮热，或低热缠绵，口苦而黏，嗳气泛恶，脘腹胀满，胁肋胀痛或刺痛，小溲黄赤，脉弦数或濡数，舌红有瘀斑，苔黄白而腻等症状。其病变多为湿热毒邪浸淫营血，导致病情缠绵难愈、蔓延流注的特点尤为显著。针对本案患者表现，治疗应以清营解毒化瘀为主。

(2) 颜老根据《金匮》“见肝之病，知肝传脾，当先实脾”之理念，认为治脾可防治肝病之发展。本例患者肝病日久，症见精神委顿，纳食不香，均为肝木克伐脾土之象。颜老取苍术运脾，白术补土，以冀达到实脾治肝之目的。苍白二术共用，以健运中州，使湿祛脾自健，脾健湿自化，不但能治疗本脏，还能治疗他脏病变，具有确切的临床指导意义。

3. 用方特色

(1) 本例乙型肝炎患者病程长，症状难以缓解，首诊制丸缓图获得良好效果。然而患者停药过早，导致疾病复发，考虑病情可能有燎原之势，因此在二次就诊时，颜老再取前法而改为汤剂，剂型灵活多变而始终紧扣病机。

(2) 颜老临床治疗乙肝时常用犀角和苍术。犀角不仅善清热凉血，且解毒之力甚宏，李时珍谓其“能解一切诸毒”，临床对乙型肝炎表面抗原(HBsAg)转阴及降低氨基转移酶有效。苍术功擅燥湿、解郁、辟恶，临床多用于慢性肝炎湿浊交结难化者。犀角与苍术同用，则凉血解毒而无寒凝之虑，燥湿解郁而无助火之弊，尤其擅长搜剔血分湿热毒邪，对于缠绵难愈，湿热毒交结的慢性乙型肝炎患者，常可取得意想不到之效。

(3) 部分乙型肝炎患者经过治疗后病情有所改善，HBsAg 转阴，但停药后立即出现复发。颜老认为这是湿热毒邪清除不彻底的表现，因此建议患者在疾病初愈后继续服药 1~2 个月，或将犀泽汤制成丸剂进行服用，以巩固疗效。颜老自创的犀泽汤具有凉血解毒、清热利湿、疏郁祛瘀的功效，在治疗慢性肝炎方面有良好的效果。方剂的组成包括广犀角 3g(现用水牛角 30g 代)，泽兰 15g，苍术 9g，仙人对坐草 30g，土茯苓 30g，平地木 30g，败酱草 15g，临床应用犀泽汤治疗多例乙肝患者，均有一定效果。

（张　辉）

三、乙型肝炎(三)

李某，男，44岁。1978年7月15日初诊。

病史：患者因肝大二指，查谷丙转氨酶382U/L，乙型肝炎表面抗原(+)，多次反复而入院。

初诊：向日好饮，酒湿本重，脾弱肝强，湿瘀气滞，腹胀有形，二便不利，头昏神呆，口苦溲黄，脉弦数，舌苔薄黄带腻，故拟清肝泄热，利气化湿祛瘀之法。

处方：广犀角粉(吞)3g，沉香曲12g，生薏苡仁18g，猪赤苓(各)12g，大腹皮12g，枳壳9g，连翘12g，黑山栀9g，夏枯草12g，郁金12g，桃仁9g，丹参12g。

本例肝病患者，既往大量饮酒，酒湿较重，症状表现为腹胀有形，二便不利，头昏神呆，口苦溲黄，脉弦数，舌苔薄黄带腻。颜老判断证属肝强脾弱，湿热瘀滞，因此采用清肝泄热、利气化湿祛瘀的治疗方法。

患者腹胀有形，已呈向臌胀发展之趋势，犀角能"解一切诸毒"，故以广犀角清热凉血解毒；郁金、桃仁、丹参活血祛瘀；患者口苦溲黄，舌红苔黄腻，脉弦数，表现为热重于湿之象，故佐以黑山栀、夏枯草、连翘清肝泻热、利湿化浊；沉香曲、大腹皮、枳壳下气破积；茯苓、猪苓、生薏苡仁利水渗湿，给邪气以外出之机。诸药同用，共奏清热利湿、行气化瘀之功。

二诊：药后腹胀已减，肝区隐痛，脸部红点，左脉弦数，右部滑数，舌苔腻黄，中部灰黄，瘀积渐有转机，但甲胎蛋白试验阳性，症势未定，前法再进。

处方：

(1)广犀角粉(吞)9g，沉香粉1.5g，生薏苡仁18g，猪赤苓(各)15g，连翘12g，金银花15g，郁金12g，川楝子9g，桃仁12g，枳壳9g，大腹皮12g，红花9g，赤芍9g。

二诊时，瘀热稍减，但热毒未清，故守前法进一步治疗。由于患者脸部红点，左脉弦数，提示心肝火炽；右部滑数，与湿热蕴积密切相关；舌苔腻黄，阳明必多湿热，窜入脉络，木火有余，肝脾不和，呈现枝节多端之象，因此，另外配制解毒泄浊的处方，包括白花蛇舌草、干蟾皮、龙葵、蜀羊泉、蛇莓、石打穿、半枝莲、七叶一枝花等，与上方交替使用，以达清肝热、解邪毒之目的。

(2)白花蛇舌草30g，干蟾皮9g，龙葵30g，蜀羊泉30g，蛇莓30g，石打穿30g，半枝莲30g，七叶一枝花30g。

以上两方交替服用。

三诊：前药更番继服，颇能安受，复查甲胎蛋白试验与乙型肝炎表面抗原俱呈阴性，更增患者服药信心，连续服药数月，肝脾尚大，便溏，纳佳，头昏胸痞，脉弦数，舌苔微黑。肝病传脾，湿毒内蕴，血瘀气滞，仍鼓余勇，以追穷寇。

处方：广犀角(吞)3g，猪赤苓(各)15g，生薏苡仁24g，棱莪术(各)9g，丹参12g，金银花15g，郁金9g，北沙参15g，蒲公英15g，川楝子9g，延胡索9g，夜交藤9g，广木香4.5g，煅牡蛎15g。

服上方百余剂，病情稳定，每次复查乙型肝炎表面抗原均阴性，已恢复工作。

三诊时前方持续服用数月，甲胎蛋白试验和乙型肝炎表面抗原均呈阴性。但是肝脾依然肿大，便溏，头昏胸痞，脉弦数，为肝强脾弱，兼有宿积之候；而舌苔微黑，寒证、热证均可出现，结合津液盈亏情况分析，本例病患之病势发展仍足为虑。针对肝病传脾，湿毒内蕴，血瘀气滞的病机，在原方基础上加减药物，继续治疗。

颜老认为肝脾大属癥积之病，治当破积软坚消癥，故在原方中加入三棱、莪术、煅牡蛎；辅以丹参、延胡索、广木香活血行气，消积止痛；蒲公英清热解毒；北沙参、夜交藤滋阴安神，以固其本。

1. 识证精义

(1)嗜食肥甘、烟酒或素体木火有余的肝病患者，临床常见面色晦黄，巩膜混浊，神萎乏力，烦躁易怒，口苦而黏，脘腹胀满，不思饮食，恶心反胃，胁肋疼痛，小便黄赤，舌红而有紫斑、苔黄白而腻，脉弦数或濡数等症。颜老认为上述表现既有湿热交结肝脾的情况，又有瘀血内滞脉络之象。该病理变化主要有三个方面：肝气横逆，克伐脾胃，湿从内生是其一；肝气郁结，日久化火，热毒内蕴是其二；湿热郁肝，久病入络，煎熬成瘀是其三。治疗的关键是既要清热利湿，又要活血祛瘀。

(2)本例患者向日好饮，酒湿本重，症见腹胀有形，二便不利，头昏神呆，口苦溲黄，脉弦数，舌苔薄黄带腻，可以判断为肝强脾弱，湿热瘀滞的证候，肝火及湿热窜入血分而乘脉络，因此需要清肝泄热、利气化湿、活血祛瘀的治疗方法。

2. 立法要点

(1)急性黄疸性肝炎、重型肝炎及部分慢性肝炎常呈现湿热内蕴的病理特点。本案因湿从热化,肝郁热而化火所致,所以治疗方法应以疏肝泄热、利湿化浊为主。在临床中应判断湿重于热还是热重于湿。如果患者黄疸明显,伴有身热口渴、大便秘结、小便短少且发黄,说明热重于湿,常用茵陈蒿汤加入虎杖、平地木等药物;如果患者黄疸不明显,同时伴有头重身困、胸腹胀闷、大便稀溏不爽等症状,说明湿重于热,常用茵陈五苓散加入车前子、平地木、续随子、薏苡仁等药物。在本案中,患者虽未出现明显黄疸,但口苦、尿黄,舌红苔黄腻,脉弦数,属于热重于湿的表现。

(2)初病气结在经,久则血伤入络,湿热毒邪久恋不去,浸淫血分,煎熬血液成瘀,所以临床上慢性肝炎患者常见面色晦暗、烦躁易怒、五心烦热、舌质紫暗、舌苔黄腻、脉弦、蜘蛛痣、出血点和肝脾大等瘀热证候,其血细胞比容、全血黏度、纤维蛋白原指数有所增加,血液流变性呈浓黏聚的状态。此类情况应采取清热活血祛瘀的方法治疗,于清热解毒方药中加入丹参、牡丹皮、桃仁、赤芍、红花、郁金等化瘀之药,既可以提高治疗效果,又能预防血液瘀滞的形成。临床观察表明,通过清热活血祛瘀的方法不仅可以改善慢性肝炎患者的血液流变性,还能抑制病毒的活动,调节免疫功能,降低肝功能酶水平、改善黄疸症状,并可抑制肝纤维化的进程。

3. 用方特色 慢性乙型病毒性肝炎病久不愈,病机多为湿热毒邪浸淫营血,其缠绵难祛和蔓延流注的特点尤为显著。颜老认为若从气分论治,投以疏肝理气、清气泄热之剂,虽也有效,但疗效不长,病易反复;应重视气血相互为病的特点,配合使用清营泄热、祛湿解毒、开郁活血的药物,以取得良好的效果。患者之前怀疑为肝癌,甲胎蛋白试验结果阳性,经过辨证治疗,患者的甲胎蛋白试验结果转为阴性,实属难能可贵。

龙蜂方为颜老创制经验方,由龙葵、蜀羊泉、蛇莓各30g,露蜂房9g组成,集清热解毒、祛风化湿于一方,并能提高免疫功能,常用治肾病蛋白尿反复迁延伴水肿、口苦口黏、纳呆、舌红苔黄腻、脉濡滑者。本例患者湿瘀胶结,症势虑变,颜老复诊时投以龙蜂方配合干蟾皮、白花蛇舌草、石打穿、半枝莲、七叶一枝花等药,体现了颜老临证既病防变、标本同治、异病同治的治疗思想。颜亦鲁先生治疗肿瘤时常用七叶一枝花,取其清热解毒,治一切痈疽肿毒之义,可资本案参考。

(张 辉)

四、肝硬化(一)

沈某,女,72岁。2006年4月4日初诊。

病史:患者2001年底因发热、腹胀而住院检查,发现贫血,继而确诊为肝硬化,脾大,脾功能亢进,2003年底出现食管胃底静脉曲张破裂吐血,量约1 300ml。2006年4月4日前来就诊:患者神疲乏力,上腹部胀闷不舒,近来查B超均无腹水,凝血功能基本正常,血常规示"三系均偏低",生化示"白蛋白偏低",胃纳一般,夜寐可,二便正常,面色无华。

初诊:始而发热贫血,三年前巨口咯血,胸腹饱胀,纳食不馨,口苦,消瘦,脉弦数,舌苔白腻,肝家瘀热本重,春木当季,生发万物,其火复炽。

处方:牡丹皮9g,山栀子9g,桑叶9g,竹茹9g,枳壳9g,桔梗6g,黄芩9g,平地木30g,仙人对坐草30g,降香1.5g,白芍9g,生甘草3g,生白术15g,升麻9g。14剂。

本病例为肝硬化患者,三年前曾因食管胃底静脉曲张破裂而大量咯血,后出现胸腹胀满、纳食不香、口苦、消瘦等症状,脉细弦而数,舌苔白腻。颜老拟诊为肝木失于疏泄,瘀热互结,且正值春季,须谨防肝火复炽。因此,初诊时颜老按照"木郁者达之""火郁者发之"的经典理论,采用了疏肝泄热、升清降浊的治疗方法。

方中以桑叶、牡丹皮一走气分,一走血分,可代柴胡疏肝达郁;山栀子、黄芩清肝泻火;白芍柔肝;生白术健脾;枳壳、桔梗、竹茹升降气机、清泄肝胆;降香降气即降火,防止血证复发;又佐以升麻一味,清升浊自降;平地木、仙人对坐草两味为颜老治疗乙型肝炎的经验方"犀泽汤"中常用药对,常配合苍术、土茯苓等疏肝泄热,利湿化浊;生甘草调和药性,兼取其清热解毒之用。血家气火本重,复有离经之血阻络,取脾运不及,肝家气郁化火,阳明痰浊阻中,交结肺、肝、脾胃之经,过用寒凉则冰遏热伏,辛热则气火上炎,于此之势,颜老取降气宁血、透发火郁、平定中州之治。

二诊:经疏肝泄热,升清降浊,颇合病机,胸腹胀满随减,纳食亦畅,精神渐振,脉细弦,舌苔薄腻,春生万物,原当疏肝。

经一诊方案治疗两周,颇合病机,复诊时病情减轻,精神稍有恢复,脉细弦,舌苔薄腻。颜老认为肝病每易克伐脾胃,肝火最会伤及阴分,故二诊守原制处方：桑叶 9g，桑皮 9g，牡丹皮 9g，升麻 9g，降香 1.5g，生甘草 3g，桔梗 6g，枳壳 9g，佛手 9g，白术 9g，怀山药 9g，竹茹 9g，南沙参 9g，北沙参 9g，石斛 9g。14 剂。

而减山栀子、黄芩、平地木、对坐草、白芍等寒性之品，加健脾柔润、益肾生津之品，如佛手、怀山药、南沙参、北沙参、石斛等药。

三诊：经升清降浊，口苦好转，精神转振，症状颇安，能外出活动，脉小数，舌苔白腻。遵土厚则络安义加味。

处方：生白术 15g，怀山药 10g，太子参 15g，茯苓 10g，清炙甘草 4.5g，炒升麻 4.5g，当归身 9g，白芍 9g，降香 0.9g，砂仁 3g，枳壳 6g，桔梗 6g，佛手 6g，桑白皮 9g。14 剂。

患者逐渐康复，三诊时考虑到木与土之辨证关系，转取健脾厚土的治法，且寓血家当以胃药收功，土厚则火敛，扶正固本以巩固疗效。方中太子参、生白术、茯苓、清炙甘草取四君子汤方义，太子参代替人参更为温和，合怀山药以益气健脾；佛手疏肝理气而不伤阴；当归、白芍柔肝养血；炒升麻、降香、砂仁、枳壳、桔梗升清降浊、调理气机；桑白皮清肺中所余虚热。

值得注意的是，前二诊颜老用降香 1.5g，重在降气降火，待症势甫定，即将其剂量减至 0.9g，除了中病即止，降香的辛温之性于气火有余之体质亦有所顾虑；血家病后营血暗耗，亦为二诊时南北沙参、石斛的适用依据。待口苦等热象平伏，转入甘平之治，冀土厚木敛，则病入坦途。

四诊：诸症均安，无特别不适，精力亦充沛。继续服药调理。

患者经上方治疗后，诸症渐退，精神好转，嘱前方继续内服，以巩固疗效。

1. 识证精义 无论是病毒感染或其他原因引起的肝硬化，正气亏虚与毒邪壅盛是关键因素。邪毒留着，导致肝气郁滞，脉络瘀阻，日久成为积块；瘀结日甚，积块渐大，由软变硬；肝气郁结，木不疏土，木郁土壅则脾胃运化失常，以致纳差腹胀，脘痞嗳气；脾运失健，胃纳受损，则生化乏源，患者逐渐消瘦，乏力神疲；毒邪蕴结，气血瘀滞，郁而化热，故常见低热，五心烦热；气火上炎，热伤血络，血液外溢，则见咯血。本案肝硬化患者，三年前曾巨口咯血，后现胸腹饱胀，纳食不馨，口苦，消瘦，脉弦数，舌苔白腻，根据症状判断，患者属于肝木失于疏泄，瘀热痰湿互结之证。

2. 立法要点

(1)肝司疏泄,喜条达,但凡难治病必多气郁,如明代医家赵献可《医贯·郁病论》言:“盖东方先生木,木者生生之气,即火气。空中之火,附于木中,木郁,则火亦郁于木中矣。”颜老根据《内经》“木郁达之”“火郁发之”的原则,制定了疏肝泄热、升清降浊的治疗方法,顺其条达之性,开其郁遏之气,散发郁结的火气。通过调治,肝气得疏而条达,郁热得泄而安宁。

(2)朱丹溪曰“凡血证既久,古人多以胃药收功”,《血证论》也提到“血之运行上下,全赖乎脾,脾阳虚则不能统血,脾阴虚又不能滋生血脉”,颜老发挥“血家当以胃药收功”之说,根据肝木与脾土之辨证关系,仔细审查患者的情况,施疏肝泄热、化瘀和络、和胃抑木诸法,待身体逐渐恢复,则遵土厚则络安义,转而通过甘温健脾厚土治疗,寓血家当以胃药收功之义,患者诸症均安,无特别不适,精力亦充沛,疗效甚好。

3. 用方特色　本例颜老抓住“木郁达之”“火郁发之”之治疗原则,采用了疏肝泄热、升清降浊的治疗方法,取得了显著的疗效。方药中桑叶、牡丹皮对药是叶天士临证组方的常见配伍,《临证指南医案》中二药同用的处方有五十余处,散见于中风、头风、虚劳、咳嗽、吐血、失音、木乘土、肿胀、呕吐、肠痹、暑、痰、郁、肝火、不寐、疟、泄泻、便血、痿、头痛、胃脘痛、胁痛、耳、目等二十余篇。《药笼小品》载“(桑叶)与丹皮同用,大能泄木”,颜氏内科创始人颜亦鲁先生云“桑叶、牡丹皮同用可代柴胡之功,力较缓和”。颜老认为桑叶、牡丹皮二药皆入肝经,味甘、苦而性寒,能清肝热、泻肝火、平肝阳,故常用此药对治疗肝病。

(张　辉)

五、肝硬化(二)

胡某某,男,39岁。1988年10月12日初诊。

病史:右胁胀痛一月。曾患无黄疸性肝炎,时见少量鼻衄,近一月复增齿衄,乏力。查肝功能:麝香草酚浊度试验16U,麝香草酚絮状试验(+++),脑磷脂絮状试验(+++),

本例患者曾患无黄疸性肝炎,时见少量鼻衄。此为邪毒未清,日益胶固,积郁成瘀,瘀血蕴结化热,迫血妄行,故见低热不退,齿衄反复,唇口色紫,皮肤红丝磊磊;毒邪困脾,运化

γ球蛋白43%，食管钡餐示“食管中下段曲张”，脾大5cm，凝血酶原时间28秒，血小板104×10^9/L，拟诊为肝硬化、脾功能亢进，收入中医病房。

初诊：低热不退，齿衄反复，神疲乏力，右胁胀痛，劳累益甚，面色黧黑，唇口色紫，皮肤红丝磊磊，脉沉细，左弦数，舌红苔剥，干而不润。证属肝肾阴虚，瘀热内阻，脉络损伤，治当滋阴降火，化瘀宁络。取青蒿鳖甲汤加味。

处方：

(1) 牡丹皮9g，生地黄12g，当归9g，京赤芍12g，桃仁12g，地骨皮9g，知母9g，青蒿9g，川黄柏9g，生蒲黄12g，龟甲(先煎)15g，鳖甲(先煎)15g，牛膝(盐水炒)10g。

(2) 每日以生蒲黄30g，煎水漱口。

(3) 人参鳖甲煎丸4.5g，每日3次，吞服。

无权，正气亏耗，则神疲乏力，劳累益甚；邪毒内扰，隐伏血分，内耗肝肾，阴精枯涸则面色黧黑；郁久耗气伤阴见右胁胀痛，脉沉细，左弦数，舌红苔剥，干而不润。颜老以滋阴降火、化瘀宁络为治则，取青蒿鳖甲汤加味，合化瘀益气之法。

青蒿鳖甲汤出自《温病条辨》，由青蒿、鳖甲、知母、生地黄、牡丹皮所组成。吴鞠通谓：“青蒿不能直入阴分，有鳖甲领之入也；鳖甲不能独出阳分，有青蒿领之出也。”青蒿配鳖甲能入肝经血分，清肝泻火；辅以生地黄甘寒、知母苦寒，助鳖甲滋阴凉血降火；牡丹皮辛苦凉，泄血中伏火；更加地骨皮凉血除蒸；川黄柏苦寒入肾阴以泻阴火；龟甲滋阴潜阳、清虚热，诸药共奏养阴透热之功。颜老取青蒿鳖甲汤原方，清热滋阴，合当归、赤芍、桃仁、牛膝，寓“血无止法”“宜行血不宜止血”之义，含疏浚治水之妙，并能引火下行；患者已有肝肾阴虚，瘀热内耗之象，故以地骨皮、黄柏增强滋阴降火之力，龟甲配合鳖甲软坚培阴。

生蒲黄乃香蒲科草本植物香蒲之花粉，性味甘、平，入心、肝经，《本草纲目》言其“手足厥阴血分药也”，颜老谓其善祛血中之瘀浊，活血而兼有止血之功，煎水漱口可止牙龈出血。

人参鳖甲煎丸可行气活血，祛湿化痰，软坚消癥，有攻邪不伤正、畅气行血、内消癥积之效，乃针对其肝硬化、脾功能亢进而用。

二诊：上方服用二十余剂，齿衄渗出减少，脾脏缩小，质变软，复查肝功能：麝香草酚浊度试验 7U，麝香草酚絮状试验（+），脑磷脂絮状试验（±），凝血酶原时间缩短为 18 秒，病情好转而出院。

患者经汤丸并进，内外同修，病情得以缓解。嘱其出院后继续门诊治疗，以巩固疗效。

1. 识证精义　肝硬化是由于不同的疾病因素长期作用于肝脏而导致的一种慢性、进行性、弥漫性的肝病终末阶段，属于中医"臌胀""癥瘕""积聚"范畴。本病病位在肝，病因多为感受虫邪病毒、情志抑郁不畅、饮酒嗜食不节、药物使用不当等，若邪未彻清，日久缠绵则易损伤脏腑气血，气滞血瘀，以致瘀血滞留，着而不去，《难经》有云"气之所积名曰积，气之所聚名曰聚"，《血证论》中亦有相关描述，"单腹胀者为血臌""血臌之证，胁满小腹胀满，身上有血丝缕，烦躁漱水，小便赤，大便黑，腹上青筋是也……有蟹爪纹路……气热则结，而血不流"。本例患者病邪侵入日久，耗伤正气，上下交损，隧道壅滞，气血互结，郁而化热，浸淫血分，迫血妄行，症见低热不退，齿衄反复，皮肤红丝磊磊，故颜老治疗从血分求之。

2. 立法要点　肝为将军之官，体阴而用阳，既司疏泄气机，又主藏血。肝若病，上则凌金犯心，中能侮脾，下则波及肾水，故古人谓肝为百病之贼。治肝之法，有辛散、甘缓、凉降、濡养诸法，当随患者病情而分别施治。本例患者肝气郁结，积气留阻，瘀血停聚，是其本；肝病迁延不愈，郁而化热，瘀热夹杂，稽留血分，耗伤阴精阴血，是为标。治疗上既要考虑对肝硬化本病以活血化瘀，又要针对瘀热内耗、阴精阴血枯涸之标证，灵活机变，加养血柔肝、清热养阴、凉血除蒸之药，使邪去正安。

3. 用方特色　颜老治病用药轻灵，治法多种多样，注重个体治疗效果。本例患者颜老以青蒿鳖甲汤为主方，人参鳖甲丸为辅助，生蒲黄漱口合用治疗，汤、丸、散合用，手段多样，针对病机有的放矢，既能减轻患者服药负担，又紧扣病机，达到治疗目的。

（陈姼姼）

六、血吸虫性肝硬化(一)

朱某,男,60岁。2005年11月8日初诊。

病史:患者幼年曾患血吸虫病。近三年来出现腹胀、下肢浮肿,后外院就诊,查B超示“肝硬化、脾大、腹水”。予利尿、保肝等中西医结合治疗,效果不显。病程中无咳嗽气急,无皮肤黄染。目前感腹胀,乏力,双下肢轻度浮肿,胃纳一般,小溲不利,大便溏薄,形体消瘦,测腹围98cm,从无锡前来求诊。

初诊:有血吸虫病史,三年前始有腹胀、腹水、双下肢浮肿,右甚于左,阴囊不温,小便点滴不爽,胃纳尚可,大肉尽削,面苍不华,巩膜黄染,脉沉细,舌淡暗,苔薄腻,多语则怯,病在肝脾肾三脏,拟予益肾健脾,分清利消。

处方:葶苈子15g,半边莲30g,小茴香3g,泽泻9g,荜澄茄4.5g,黄芪30g,益母草30g,党参15g,汉防己9g,煨黑丑9g,柴胡9g,丹参15g,泽兰9g,鳖甲15g,白术9g,枳实9g,巴戟天9g,陈葫芦30g。14剂。

本例患者自年幼罹患血吸虫病,近年出现腹胀形瘦,畏寒肢肿,小溲短少,神萎便溏,舌淡暗,脉沉细。脉证合参,显系脾肾阳虚,气虚有瘀,气化不及之证。病位在肝脾肾三脏,肝病疏泄失职,脾病运化无权,肾病命火式微,致三焦决渎无权,水液内聚而成臌胀。颜老予以温阳利水,益气健脾以攻补兼施。

方用防己黄芪汤合党参、丹参、益母草、半边莲、黑牵牛子、鳖甲等益气健脾,化瘀利水;柴胡与泽泻相配而用,乃宗“治水者,当兼理气”之旨,疏肝行气,气血同求,气瘀分消;肺居上焦,主通调水道,予葶苈子一味,肃降肺气,利水消肿;补虚方法,千蹊万径,而其关键总以脾胃为之主脑,故予张洁古枳术丸以崇土健脾;水肿日久,群阴用事,汩没真阳,唯有温肾助阳,助其气化,才布阳和之局,药用巴戟天、陈葫芦、小茴香,寓李杲天真丹之义,温肾化气,通阳泄浊,酌加荜澄茄温阳和中,理气消胀;黄芪配益母草是颜老常用药对,黄芪益气补肺,益母草化瘀利水,对于顽固性水肿患者疗效明显;泽兰化血为水,鳖甲软坚散结,共为佐使。全方治疗不离攻补兼施之法,诚张景岳“治积之要,在知攻补之宜”之谓。

二诊：药后小溲渐畅，胃纳有增，精神转振。患者回无锡，上方续服14剂，腹胀减，自测腹围90cm。

患者连服28剂，腹围随减，精神转振，诸症渐除。颜老指出，臌胀虚证虽见虚则补，然须补而能通，祛邪而不伤正，才合法度。

1. 识证精义　孟河医家马培之谓"肿由于湿，胀由乎气，肿胀之症，不越脾肺肾三经"，臌胀之起多系湿热互结脾胃，阻塞气机，木邪侮土，水湿潴留而成，其病位在肝脾，病延日久，肝脾日虚，进而肾脏亦虚，肾阳不足，命火式微，火不生土，则表现为腹胀，面色苍白，下肢浮肿，胸闷纳呆等。故颜老认为臌胀一证，皆肝脾肾三脏之病。

2. 立法要点　臌胀一证，病在肝脾肾，故颜老治此，每取柴胡类疏肝，枳术丸健脾，肾气丸温阳，数脏兼顾而施治。本例患者肝脾肾三脏同病，临证补肾温阳用巴戟天、荜澄茄，疏肝取柴胡、枳实，仿张洁古枳术丸健脾消痞，加入煨黑牵牛子、半边莲、陈葫芦、小茴香、泽泻、泽兰以行气化水。三脏并治，补正而不恋邪，祛邪而不伤正，药证相符，故能奏效。

3. 用方特色　治肿必治水，治水先治气，颜老治疗臌胀腹水重视调畅气机，认为通畅气机，大气一转，则气行水退，症情立见改善，本例方中取枳实破气除满，调气用柴胡，降气则用葶苈子。小茴香、泽泻合用，可行气利水，与汉防己、黑白丑相伍则有加强利水之效。

（陈姈姈）

七、血吸虫性肝硬化（二）

沈某，女，62岁。2006年2月21日初诊。

病史：患者幼年曾患血吸虫病，有高血压、冠心病史。二十年前体检时发现血吸虫性肝硬化。平时时感右胁隐胀不舒，近年来尤为明显，并感神疲乏力，间有胸闷，心烦，胃纳一般，大便欠畅。

初诊：血吸虫性肝硬化二十余载，肝家气火本旺，久病入络为瘀，

本例患者肝病有年，症见胸痞胁痛，心烦便结，颜老诊断为肝气郁结，日久化火入络之证，依据"女子以肝为先天"之说，给予疏肝理气、泄热化瘀之法。

处方以丹栀逍遥丸加减。方中柴胡、郁金、川楝子、延胡索疏肝解郁，行气止痛，共为君药。鳖甲软坚散结、养阴清热，

时而胁痛、心悸、胸痞，口干便坚，心烦多梦，脉迟弦。舌红，苔薄。亟为疏肝理气，化瘀泄热。

处方：薄荷4.5g，牡丹皮9g，山栀子9g，甘草3g，枳壳9g，桔梗6g，川楝子9g，桃杏仁(各)9g，赤白芍(各)9g，延胡索9g，柴胡9g，郁金9g，鳖甲15g，决明子30g。14剂。

二诊：药后右胁隐胀不舒得减，但有阵发性胸闷。久病于肝，复有高血压、冠心病，气血失衡，面色黧黑，舌红少津苔薄，脉沉弦，胸痞隐痛，夜寐多梦，当以攻补兼施。

处方：葛根9g，太子参15g，北沙参9g，五味子9g，麦冬9g，柴胡4.5g，降香3g，石菖蒲9g，黄芪30g，丹参9g，郁金9g，八月札9g，川芎6g，火麻仁9g，生紫菀9g。14剂。

药后胁胀得舒，诸症有减，精神得振。

与肝硬化本病之癥瘕亦合；赤芍、白芍养血和血、柔肝止痛；栀子清热凉血、泻火除烦；牡丹皮清热凉血、化瘀止痛；枳壳、桔梗升降气机、开通胸阳，以上共为臣药。甘草益气和中；薄荷辛凉清轻、入肺肝经，疏散风热，利肝气，清头目，和咽喉，助柴胡疏解郁热；桃仁、杏仁润肠通便；决明子疏通气机，调畅气血，共为佐使药。诸药合用，气血兼顾、上下通调，共奏疏肝止痛、清热凉血、通腑泻浊之功。

丹栀逍遥散出自薛己《内科摘要》，是颜老常用之方剂。现代人群工作、生活紧张，难免多思多虑，精神压力颇大，肝郁化热、化火之症比较多见，丹栀逍遥散解郁散热，并有滋补作用，应用广泛，于丹溪火证论治之“火郁当发”亦为恰当的现代注解。患者舌红，故颜老于方中去偏于温燥的当归、茯苓、白术、生姜，亦为体质辨证之临证范例。

复诊时患者右胁不适好转，以阵发性胸闷为主诉，症见面色黧黑，舌红少津苔薄，脉沉弦，乃气阴两虚、气滞血瘀之象。鉴于患者素有冠心病病史，二诊颜老以自拟方益心汤为基础治之。

益心汤以黄芪、党参、丹参益气养血活血，降香与葛根成胸中升降之势，石菖蒲化浊，入心为引经药，适合气虚血瘀之胸痹等病症，活人无数。考虑本例患者老年，病久虚实夹杂，舌红少津，脉沉，于益心汤之余，参入生脉饮益气养阴，并易党参为更和缓之太子参、北沙参，气阴双补；郁金宽胸，生紫菀疏通上下气机，柴胡、郁金、八月札疏肝理气以增行气活血之力，使以菖蒲引诸药入心、开窍通络，火麻仁润肠通便。诸药同用，共奏益气养阴、宁心除烦、行气活血、祛瘀止痛之功。

1. 识证精义 本例血吸虫性肝硬化患者以右胁隐痛为主要表现，中医学名谓之“胁痛”，是以一侧或两侧胁肋疼痛为主要症状的病症。肝居胁下，其经脉布两胁，而胆附于肝，其经脉循身之侧，故胁痛与肝胆关系最为密切。《临证指南医案》谓：“胁痛一症，多属少阳厥阴。伤寒胁痛，皆在少阳胆经，以胁居少阳之部；杂症胁痛，皆属厥阴肝经，以肝脉布于胁肋。”本例患者病程二十余载，胁痛久久不愈，当从杂病胁痛论治。本例患者并患有胸痹、眩晕等症，待胁痛之症得缓，颜老即转方转法，“知犯何逆，随证治之”，体现了辨证论治“步步为营”的精华内涵。

2. 立法要点

(1)胁痛一证，临床多责之于肝。肝为风木之脏，主藏血而司疏泄，喜条达而恶抑郁。颜老指出，治疗胁痛，当以疏肝为先，丹栀逍遥散一方集辛散、酸收、甘缓诸法，最符合肝的生理特性，用治胁痛多能奏功。

(2)心主血脉，肝藏血，心肝两经，全赖营血濡养，若肝失疏泄，气滞血瘀，必然导致血难养心。本例患者有血吸虫性肝硬化、冠心病史，心肝同病，故二诊时，颜老转以益气活血的益心汤，心肝同治，从中也体现出辨证论治的重要性。

3. 用方特色 颜老在学术上推崇气血学说，认为人体气机“升降出入，无器不有”，诊治诸多疑难病症每以升降气机为用药特点，以取“气通血活，何患疾病不除”之效。如本例在一诊时用枳壳配桔梗辛开苦泄，一升一降，降已而还升，其升降气机，有气行而血行之效。二诊时予生紫菀开上调气，颜老认为紫菀有疏泄肺气，开上窍、泄下窍的作用，故以此药通达经脉、润肠利便，并有降香、葛根、八月札、郁金等斡旋升降。

（陈姈姈）

八、坏死后肝硬化

周某，男，成。1978 年 10 月 12 日初诊。

病史：黄疸四月余。始患急性黄疸性肝炎，经治疗缓解。四个月后，发现脾大，自感腿酸乏力，腹胀纳差，尿少色黄。检查：两巩膜深度黄染，心肺正常，腹隆起，青筋暴露，有移动性浊音，肝肋下 2cm，剑突下 1.2cm，脾平脐，双下肢凹陷性水肿，一分钟胆红素

肝硬化多有血瘀症状，病机多由病邪干扰机体的气血正常运行，气滞血瘀，瘀阻络脉而致，活血化瘀药物能改善细胞缺血，改善组织代谢，抑制肝脏组织增生，确有临床疗效。

19.2mg%，总胆红素为24.3mg%，麝香草酚絮状试验(+++)，黄疸指数>100U，谷丙转氨酶280U/L，拟诊为坏死后肝硬化、脾功能亢进。

初诊：黄疸日久，屡经攻伐，气血两衰，神疲低热，大腹膨胀，延及胸脘，呕恶纳差，两胫肿胀，小溲不利，脉细弦，重取无力，舌红边紫，苔黄腻，久病入络为瘀，与湿热交蒸为患，运化失司，正虚邪实，拟剿抚兼施之法。

处方：党参12g，茵陈90g，丹参30g，红花9g，赤芍12g，川芎9g，泽兰12g，苍术9g，黄芩9g，枳实9g，平地木30g，半边莲30g。14剂。

二诊：服药14剂，低热已退，二便通利，腹围随减，黄疸略有消退，纳食亦有小增，脉细弦，舌红苔薄，病久不愈则补脾，再取健脾化瘀，扶正达邪。

处方：党参12g，白术9g，黄芪12g，鳖甲12g，泽兰9g，茵陈30g，丹参30g，红花9g，赤芍12g，川芎12g，山楂15g，茯苓12g，大腹皮9g。

上方连服20余剂，精神食欲转佳，巩膜轻度黄染，二便正常，复查一分钟胆红素0.5mg%，总胆红素15mg%，麝香草酚浊度试验7U，麝香草酚絮状试验(+)，黄疸指数15U，谷丙转氨酶40U/L，病情稳定出院。

本例患者罹患肝炎，黄疸与腹水较为严重，肝脾大，内科拟诊为“坏死后肝硬化”，病情危笃，大腹膨胀，呕恶肢肿，小便不利，邪气鸱张；舌红边紫，苔黄腻，表明瘀毒与湿浊久踞不化，根深蒂固；而脉细弦，重按无力，提示正气已伤，本虚标实，病机错综复杂。经中药以祛瘀为主，佐以健脾化浊而获效。

本方重用茵陈90g，与黄芩、枳实、平地木、半边莲共用，清热利胆，逐下以去标实；以党参、丹参、红花、赤芍、川芎益气活血化瘀，泽兰化血为水，增强利水消膨作用；苍术斡旋中焦，协调肝脾，固守生化之源。昔上海甲肝流行之时，颜老治肝病，遵“见肝之病，知肝传脾，当先实脾”之旨，创制犀泽汤而以苍术为要药，为中医治未病之既病防变思想的杰出体现。

复诊时低热已退，二便通利，腹围随减，黄疸略有消退，纳食亦有小增，颜老认为病势得缓，故减少茵陈用量，去行水、消肿、散瘀之半边莲，转投以山楂、白术、党参、黄芪、茯苓健脾助运，扶正治本以巩固疗效，加丹参、红花、赤芍、川芎、泽兰化瘀行血，大腹皮行水，鳖甲软坚散结。

1. 识证精义

(1)颜老认为，水肿所成正如《血证论·肿胀》所言，“瘀血流注，亦发肿胀者，乃血变成水之证”。瘀血阻滞，血化为水，而为水肿。可见水之为病，既各有侧重，又相互为因，一般而言，以气虚为本，血瘀为标，初病在气，久病入络。

(2)肝病日久，必横逆犯脾，脾气衰微，脾阳不振，寒湿内盛，土不制水，水蓄不行，清者不升，浊者不降，脾失运化，阻塞气机，津液停聚成水，发为胀满；或肝失疏泄，气机郁滞，气滞血瘀。其病位在肝脾、气血。故症见大腹膨胀，延及胸脘，小溲不利；脉细弦，重取无力，舌红边紫，苔黄腻，提示痰瘀互结，郁而化热，本虚标实，而成错综复杂之证。

2. 立法要点

(1)颜老认为津血同源，水能病血，血能病水，气滞则血瘀，血涩不通，三焦气化通路受阻。本例患者复有肝胆瘀热，结而为患，故初诊投以清利肝胆、行气活血、利尿消肿之品。

(2)颜老针对该患者大腹膨胀、延及胸脘、呕恶纳差、两胫肿胀、小溲不利等症状，在治疗上宗叶桂论水肿之云：凡病本于阴阳，通表利小便，乃宣经气，利腑气，是阳病治法；暖水脏，温脾胃，补土以驱水，是阴病治法，治肺痹以清开上，治脾必佐温通，若阴阳表里乖违，脏真日漓，阴阳不运，亦必作胀，治以通阳，乃可奏绩，故颜老在初诊得效之际，二诊投甘温之参芪益气升阳，斡旋脾胃，使各个脏腑复其职司，臌胀、水肿大势即撤。

3. 用方特色

(1)初诊时见久瘀入络与实热交互为患，取攻补兼施之法，针对本病重用清利肝胆湿热之茵陈至90g，体现了重病危急之时的胆略，配合益气活血、利水消肿之剂，两周左右即平定病势。

(2)辨证之时，表里寒热虚实阴阳，八纲之法为临床常用，颜老尝言，气血为纲，涵盖了传统意义上的八纲之法。本案中补虚泻实，尤重气血，体现了病情复杂胶着之际，抓住主要矛盾，执简御繁的格局，尤其是健脾化瘀之法，可资后人效法。

（陈娒娒）

九、重症肝硬化

陈某，男，27岁。1980年1月12日初诊。

病史：腹胀呕血加剧一周。患者多次大量呕血，并伴有腹水而住院，检查发现脾大二指，食管下端静脉曲张，诊断为门脉性肝硬化，经治疗一般情况好转出院。后因大量呕血而入院行脾切除及胃左右静脉结扎术，术后不久又有腹水出现，乃转院行门腔静脉吻合及肝管结扎术，术后出现腹水加剧，为此转至我院治疗。入院检查：腹部膨隆，腹围87.5cm，腹部可见静脉曲张，有移动性浊音及波动感，肝脾未扪及。食管钡餐检查：食管静脉全部曲张。肝功能检查；总蛋白5.55g%，白蛋白2.02g%，球蛋白3.53g%，白蛋白：球蛋白=0.57：1，麝香草酚浊度试验9U，麝香草酚絮状试验(+++)，脑磷脂絮状试验(+++)。根据患者以往曾住日本血吸虫病流行地区，有河水接触史，拟诊为血吸虫病引起门脉性肝硬化并发术后腹水。请颜老会诊。

初诊：病膨已久，屡经药物、手术治疗，俱不为功，大肉日削，腹水膨隆，脉沉细，舌光少苔。经言膀胱藏津液，气化则能出，所谓气化者，即命门之真火，火衰则不能蒸发而水聚焉。拟以附桂八味固本清源，以附桂蒸动其关，积水始下，治水治胀，其要在于通阳而已。

本例患者曾两度手术，再度腹水，腹围增至87.5cm，食管静脉全部曲张，大肉日削，腹水膨隆，遍用多种方法无效，而达危险之边缘。颜老认为患者虽属青年，但证已经年，两度手术，则肺、脾、肾三者俱虚，气化不及州都，治节不行。故经攻伐、化瘀、逐水等等治法俱无疗效。惟壮命门之火，滋肾中之水，复下焦之气化，则水道自通。盖肾为先天生气之源，补命门则元气复，胃气有所本，土旺能生金，水安则火熄，而肺气亦得舒。颜老认为对久病肿胀，慎勿恋恋于攻伐，而应从本治为宜。虽本病以肝为主，但已波及脾、肾多脏，而当以治肾为主，体现了脏腑之间相互影响的关系，治疗时抓住关键之肯綮。

方取肾气丸治之，此方出自《金匮要略》，故又称金匮肾气丸，后世多用原方中干地黄改为熟地黄，用少量温阳补火药与大队滋阴益精药为伍，重用熟地黄滋阴补肾生精，山茱萸、山药补肝养脾益精，泽泻、茯苓利水渗湿，为治肿胀所常用；患者多次大量呕血，显系血家，予通阳之桂枝、温阳之淡附片小制同用，配以

处方：淡附片4.5g，熟地18g，山茱萸9g，茯苓12g，桂枝4.5g，山药9g，牡丹皮4.5g，泽泻6g。

牡丹皮凉血散瘀，预防再次出血，体现了颜老施方用药，主次矛盾兼顾的全面观念。

二诊：药后小便增加，每日尿量达1 000ml以上，腹水渐消，腹围缩小至80cm左右，一般情况好转，肝功能也见好转，总蛋白7.6g%，白蛋白4.08g%，球蛋白3.52g%，白蛋白∶球蛋白=1.75∶1，麝香草酚浊度试验4U，麝香草酚絮状试验（±），脑磷脂絮状试验（±），为肃清余邪，原方再加黄芪15g，牛膝9g，车前子9g，将军干1.5g。

复诊时患者尿量增加、腹围缩小，肝功能好转。颜老认为病延稍久，肝脾日虚，进而肾脏亦虚。肾阳不足，命门式微，火不生土，则肝脾益虚，遂加将军干利尿消肿，黄芪增强气化作用，牛膝引药下行，车前子加强利水渗湿作用。

三诊：经上方治疗，患者小便量日趋增多，腹水消失，腹围缩小至74~75cm，肝功能正常，精神食欲恢复而出院。

患者出院后嘱其继续服用肾气丸，随访多年，疗效巩固，多次复查肝功能均正常。

经治疗好转后，仍嘱续服肾气丸，以固根本。

1. 识证精义　胀为腹内发胀，臌则腹皮绷急，腹大如鼓。胀病并不多兼臌，而臌病无不兼胀。臌胀一证，多见于肝硬化腹水等病。古人辨治，有气、血、寒、热、虚、实之别。颜老认为中医学素有“臌、膈、风、劳”四大难病的说法，臌胀一证，多属本虚标实，虚实相兼之病，其病机多为阳气虚衰，阴气凝聚，气滞湿郁，血瘀成瘕，治疗上往往欲速则不达，慎勿浪用攻伐。

本例患者病初呕血，复经手术之苦，以致形体日瘦，腹大如鼓，脉沉苔少，已呈肾阳虚弱，州都气化无权，阴水内盛之候，故治疗当以扶助阳气为急，亟复气化之职。

2. 立法要点　清代医家王旭高谓臌胀水肿“从外感而得者，多暴多实多热，从内伤而得者，多缓多虚多寒”，又谓“单腹胀乃脾肺肾真气败坏”。本例病臌胀日久，经药物、手术等法治疗不效，故颜老认为肝硬化腹水遍用攻补无效者，唯当壮命门之火，滋肾中之水，温通达下，泄水利浊，以求“离照当空，阴霾自散”之效。

3. 用方特色　本例患者病情复杂，并且经历多次西医内科、手术治疗，导致其正气亏耗，邪浊盘踞，颜老在辨证准确的前提下用药精简、治法清晰、目的明确，初诊以金匮肾气丸温补肾阳、行气化水，并于方中重用熟地以兼顾阴阳资生；

二诊症缓，加黄芪益气健脾，牛膝引药下行，在扶正的基础上再加利尿消肿之车前子、将军干，做到治标先治本，本实邪自去，以四两拨千斤之法使其症情好转。

（陈姈姈）

十、不育症

李某，男，38岁。1966年7月11日初诊。

病史：患者平素身健，但性功能异常，无性要求，亦不排精，结婚十一年无生育，检查精子数值、形态均正常，遍用中西药物无效，已失去治疗信心，经妻子及亲友劝说，前来就诊。

初诊：壮年体健，寡言少笑，同房阴茎举而不坚，且不能射精。脉沉涩，舌紫，苔薄腻。肝郁血瘀，精道为之不畅。治当疏肝理气，温肾活血。方选化瘀赞育汤。

处方：紫石英（先煎）30g，蛇床子9g，韭菜子9g，红花9g，桃仁9g，柴胡4.5g，枳壳4.5g，牛膝4.5g，桔梗4.5g，当归6g，生地黄12g，赤芍9g，生甘草3g，川芎2.4g。7剂。

二诊：药后性情较活跃，房事阴茎勃起正常。脉弦亦平，药已见效，再疏前方7剂。

本例患者结婚十一年而未育，病程有年，房事索然，不能排精，此难言之隐，就诊时寡言少笑，肝气郁结可知；正值壮年，形体强健，且遍用中西补益药物无效，其病非虚所致。由脉象沉涩、舌紫苔薄腻可知证属血气瘀滞。治当疏肝理气，温肾活血，方选化瘀赞育汤加减。

化瘀赞育汤是颜老治疗男性不育症的经验方，系由《医林改错》血府逐瘀汤和《景岳全书》赞育丹二方加减合化，组成为柴胡、红花、桃仁、赤芍、川芎、当归、熟地、紫石英、枳壳、桔梗、牛膝等。方中以柴胡、枳壳疏理气机，桃红四物活血祛瘀，气血通调，其治在肝；紫石英温补肾阳，合熟地则阴阳并补，其治在肾；桔梗、牛膝提上利下，贯通血脉，疏肝气之郁滞，化血脉之瘀结。诸药合用，共奏疏肝理气、温肾活血之功。此案以活血为主，无须滋补，故以生地黄易熟地；另加蛇床子、韭菜子温振肾阳，鼓动精室。

经服化瘀赞育汤加减7剂，以逐瘀为主，复加蛇床子、韭菜子以振阳道，初剂即效。二诊患者性情较前活跃，药已中的，守方再进。

三诊：同房已能排精，性生活渐趋正常，续进前方30剂而停药，次年得子。

前方续进7剂，患者已能排精。效不更方，续服30剂。前医重用参茸、睾酮、促性腺激素等，实其所实，以致瘀滞胶结，气失流畅，病势久陷。经本方拨乱反正，一方不易，还其健康，终于喜获麟儿。

1. 识证精义 男科疾病，医家多责之于肾，从温补肾阳或填养肾精治疗而获效者固然不少，但临床亦屡见久服补肾之药而无寸功者。颜老在实践中认识到不少男科疾病与肝有密切关系。考《灵枢·经脉》云“肝足厥阴之脉……循股阴，入毛中，过阴器”，《灵枢·经筋》云“足厥阴之筋……其病……阴器不用”，朱丹溪《格致余论》谓“主闭藏者，肾也，司疏泄者，肝也，二脏皆有相火，而其系上属于心，心，君火也，为物所感则易动，心动则相火亦动，动则精自走”，陈士铎《辨证录》也谓“血藏肝中，精涵肾内，若肝气不开，则精不能泄”，均说明肝及其经脉在男科疾病辨证与治疗中占有一定地位。肝为将军之官，体阴而用阳，职司疏泄，性喜条达而恶抑郁。若情志不遂，抑郁不乐，必然导致肝气郁结，气滞日久，血流不畅，足厥阴经脉为之失养，则“阴器不用”的男科疾病迭起。况且肝藏血，肾藏精，精血同源，故肾与肝在生理病理上常相互影响，肾之封蛰溢泻必赖肝之疏泄，而肾精亏损又可致肝血不足或肝气失畅。因此，男科疾病从肝肾论治，是一条行之有效的治疗途径。颜老经多年临床实践，拟肝肾同治、气血并调的化瘀赞育汤治男科疾病，常取得满意疗效。

2. 立法要点

(1) 颜老治疗男科病，多重视其“久病必有瘀，怪病必有瘀”之病因；又精神情志活动为肝之所主，足厥阴经络上达脑颠，下环阴器，肝气郁滞，血脉瘀滞，可致经络失和，即可产生生殖器疾患。以血府逐瘀汤为底，可疏肝活血，使气畅血活，性事由是而恢复。大凡阳事不兴、早泄、不射精，以及前列腺增生、慢性前列腺炎、精囊炎、精索静脉曲张等男性疾患，多缘于厥阴气结，阳器气滞血瘀。本例前医重用参茸、睾酮(睾丸素)、促性腺激素等，实其所实，瘀滞胶结，已发展至性情变化。颜老以化瘀赞育汤拨乱反正，一方不易，还其健康，并得一子。

(2) 本案患者病程达十年以上，郁结瘀滞日久，治疗欲速则不达，病机既已明确，药后中的，效不更方，守一方连进44剂，终获麟儿，诚如吴鞠通所言“治内伤如相，坐镇从容，神机默运，无功可言，无德可见，而人登寿域”。

3. 用方特色 颜老治疗男性不育症，习用紫石英一味。紫石英为矿石类药物，其又名为萤石、氟石，其性味甘温，无毒，主入肝肾二经，具调气温肾、宁心安神之功。历代医家沿用此品以暖妇人子宫虚寒，专治宫寒不孕之证。颜老用此品，取其调气温肾之功，以通厥阴之气结，温少阴之阳寂。细析病史，该患性趣索然，但精液检查则正常，说明阴精尚盛，唯肾阳寂而不动，并非纯属肾阳虚衰之证，若采用温补肾阳之剂，则误入"实其所实"之境地，重蹈前医之覆辙。故予血府逐瘀汤加入紫石英温振伏蛰之肾阳，伍以蛇床子、韭菜子以兴奋阳气，全方疏肝活血，温肾补阳，肝肾同治，以使阳气振奋，精室鼓动，性趣动而排精。

（苏子镇）

十一、男性乳房发育

李某，男，59岁。1980年2月12日初诊。

病史：患者于1978年9月份发现左侧乳房增大，无结节，自觉局部胀痛，诊断为"男性乳房发育症"，兼患前列腺肥大合并炎症，经丙酸睾酮治疗，遗精反复发作，中断丙酸睾酮治疗，而来中医科求诊。

初诊：左侧乳房增大肿胀，头昏乏力，心烦易怒，腰痛胫软，小便淋沥不爽，舌紫，苔厚腻，脉细弦小数。乳为肝经循行部位，肝郁气滞，瘀热交蕴，治当平肝清热、化瘀软坚。

处方：蒲公英30g，王不留行12g，石打穿30g，白花蛇舌草30g，炮山甲4.5g，红花9g，知母9g，黄柏9g，牛膝9g，石韦12g，桑寄生18g，夏枯草12g。49剂。

中医经络理论认为，乳房为足厥阴肝经、足阳明胃经所过，故多从肝胃论治。结合患者除乳房增大之主症外，尚有头昏乏力、心烦易怒，苔厚腻等肝郁化热，犯于经络，肝阳上亢表现，故治以平肝清热为主；同时患者有前列腺肥大，症见小便淋沥不爽，且有舌紫之征，故合以化瘀软坚之法。

颜老方用夏枯草、蒲公英、白花蛇舌草清肝散结；王不留行、石打穿、炮山甲软坚通络；红花、牛膝活血通经；心烦易怒，遗精反复，为相火妄动，扰动精室，故以知母、黄柏清泻相火；桑寄生，原名桑上寄生，味苦，性平，补肝肾，除风湿，强筋骨，颜老重用桑寄生18g，与牛膝、石韦合用，引肝阳潜降，兼顾腰痛胫软、小便淋沥不尽之症。全方扶正达邪，在补益肝肾基础上，清肝火、化瘀血、解坚结，有整体调治之效，而无病情反复之虞。

二诊：服药49贴，乳房增大消退，自觉症状消失。

用药紧扣主症“男性乳房发育”，结合病机、病性、病位选用清热散结及活血软坚药物，整体调节，直达病所，连服49剂而诸症悉退。

1. 识证精义 男性乳房发育，古书籍虽无类似记载，颜老认为此病当属中医学“乳病”范畴。陈实功《外科正宗》谓“夫乳病者，乳房阳明经所司，乳头厥阴肝经所属”，并谓“男子乳疾与妇人微异，女损肝胃，男损肝肾，盖怒火房欲过度，以此肝虚血燥，肾虚精怯，血脉不得上行，肝经无以荣养，遂结肿痛”，颜老拟补肝肾、泻相火、化瘀血之法治疗男性乳房发育症，取得满意效果。

2. 立法要点 乳房疾病，男女治法不一。妇人乳病，当以疏肝解郁为主，佐以和胃消积；男子乳病，则以补益肾气为主，佐以疏肝理气，如高秉钧《疡科心得集》谓“男子乳头属肝，乳房属肾，以肝虚血燥，肾虚精怯，故结肿痛”。本例男性乳房增生，重用桑寄生补益肾气，并通调血脉，清肝散结，活血消癥，直趋病所，标本兼治，攻补并行而不悖，相得益彰，故获佳效。

3. 用方特色 颜老根据乳头属肝、乳房属胃之说，临床治疗乳房疾病，习用蒲公英一味。蒲公英味苦，性平，入脾胃经，既能清热解毒，又可疏泄气机，泻火而不损土。颜老根据其清热泻火而不伤胃的特点，治疗乳房增大、肿痛、结块诸症，每取蒲公英为君，辅以白花蛇舌草清热解毒，配以红花、石打穿活血消癥，佐以夏枯草、炮山甲软坚散结，随证配伍，每能获得良效。清代徐士銮《医方丛话》载治乳肿奇方，取蒲公英、泽兰叶、金银花、白芷、木瓜、生甘草各三钱，共为末，每服二钱，水酒各一盅煎服，出汗即消，亦合颜老用药心得。

（苏子镇）

十二、精囊炎

徐某，男，48岁。1980年4月14日初诊。

病史：患者既往有肝炎史，近半年来，发现肉眼血精，并伴有少腹及睾丸隐痛，溲黄，口干，头昏，

本例患者血精五月，少腹及睾丸隐痛，西医拟诊为精囊炎，兼见口干、溲黄、脉弦滑而数，为相火妄动之象，颜老谓之“龙奋于泽”。奋者，动也，震也，振也，挥也。朱丹溪《格致余论·相火论》言：

西医拟为精囊炎，精液常规：计数 79×10^6/L，精子活动率 20%，活动力差，红细胞(+++)，脓细胞少许。经抗生素治疗无效而转来中医门诊。

初诊：血精五月，睾丸隐痛，口干，溲黄，脉弦滑而数，舌淡苔薄。姑从肝肾不足，龙奋于泽，瘀热下注，迫血妄行立法。治当清热化瘀。

处方：生石膏 30g，盐水炒牛膝 9g，炒黄柏 9g，生蒲黄 9g，知母 9g，牡丹皮 9g，景天三七 15g，大蓟 15g，血余炭 9g，小蓟 15g，水牛角 15g，陈棕炭 9g，白茅根 30g。20 剂。

二诊：药 20 剂后症状好转，精液常规复查，总数 178×10^6/L，形态正常，精子活动率 50%，红细胞 2~3 个 /HP，脓细胞极少，脉弦数已平，舌红苔薄，出血总由于火，再以滋阴降火，化瘀泄热，以善其后。

处方：

(1) 知柏地黄丸 9g，日 1 次。

(2) 丹参片 4 粒，日 3 次。

"天主生物，故恒于动；人有此生，亦恒于动。其所以恒于动，皆相火之为也。见于天者，出于龙雷，则木之气，出于海，则水之气也；具于人者，寄于肝、肾二部，肝属木而肾属水也……天非此火不能生物，人非此火不能有生……故雷非伏、龙非蛰、海非附于地，则不能鸣、不能飞、不能波也。"表明阳根于阴及相火潜藏的重要性。龙本潜藏于泽，今肝肾不足，泽浅而蛟龙无处潜藏，震而火动，以致迫血妄行，亟当清热凉血，化瘀止血。

方中生石膏清热泻火，与知母合用有白虎汤义，东方青龙亢而为害，故用西方白虎之清肃以制约之；知母与黄柏合用，滋阴清热以收藏浮火，加盐水炒牛膝下行入肾，且有补益肝肾、活血之能；牡丹皮、水牛角入营血分而清营凉血；血余炭、陈棕炭为止血之标药，先塞其流也；离经之血亦是瘀血，故取生蒲黄、景天三七、大蓟、小蓟化瘀止血，而无留瘀之弊；更重用白茅根 30g，凉血止血，且其形质中空，兼作引经之用，如画龙点睛之笔。

前方服 20 剂后症状好转，复查精液指标改善，脉象亦平，缓则治其本，以中成药知柏地黄丸滋阴补肾，清泄相火；丹参片活血化瘀，通络止痛，以善其后。

三诊：随访年余，复查精液常规多次均正常。

患者续服知柏地黄丸、丹参片年余，诸多症状消失，复查精液常规多次也均正常，即嘱停药。

1. 识证精义 精囊炎的临床表现当属中医“便浊”“赤白浊”等范畴，其症状为尿道流出浊物如脓，混有血液者为赤浊，不混血液者为白浊。赤白浊与尿血不同，赤白浊病在精道，尿血病在尿道，如《景岳全书·淋浊》谓“便浊证有赤、白之分，有精、溺之辨”。颜老认为赤白浊的病机多为肾阴不足，湿热下注，诚如《类证治裁》所谓“赤白浊，由心动于欲，肾伤于色，强忍不泄，败精流溢，窍端时有秽物，如疮之脓，如眼之眵，淋沥不断”。

2. 立法要点 《丹溪治法心要》谓“浊主湿热，虽有赤白之异，终无寒热之分，河间云‘天气热，水则浑浊，寒则澄澈清冷’，由此观之，浊之为病，湿热明矣”。颜老认为，血精大多由于肾阴不足，相火偏旺，迫血妄行，精室受扰，亦有源于湿热熏蒸精室，病因虽异，出血总由于火，见血必有瘀，故处方宗清热利湿、化瘀止血之法，急则治标。获效后则取知柏地黄丸滋阴降火，丹参片活血通络，免留离经之血阻于精道，固本清源，以善其后，缓则治本。

3. 用方特色

(1) 颜老治病，重视引经药之应用，曾谓“药物归经是遣用每味药的依据，而引经药是导使全方发挥的专主”。本例初诊于处方之末重用白茅根，考白茅根一药，味甘性寒，清热凉血，止血利尿，上治鼻衄、齿衄、吐血，下疗血尿、血精等证，皆效。且其形质中空，与本例主证相契合，置于处方之末，非轻视之，乃引经之妙药也。笔者随颜新老师品读明清方笺，多有于处方之末置一二药以引药入经者，亦传承之迹也。

(2) 本例病机本虚而标实，故颜老处方用药，先以汤药急折火热，荡涤瘀热，待病势平定后再以丸、片固本，王道无近功，缓缓图治。

（苏子镇）

十三、前列腺增生

顾某，男，62 岁。1981 年 7 月 22 日初诊。

病史：患者既往有高血压、冠心病史，经常头晕，耳鸣，胸闷不适。五年前因小便不畅，排尿

本例患者花甲之年，有高血压、冠心病、前列腺增生病史，因小便不畅、腹胀难忍前来就诊。

困难，经泌尿科诊为“前列腺肥大伴感染”，用抗生素治疗，症状时轻时重。近一月来，小便淋涩不畅，日益加剧，腹胀难忍，剧则导尿后方能暂缓一时，因不愿手术，前来门诊。

初诊：小便点滴而下，面萎少华，舌暗，苔薄黄腻，脉小数而弦。花甲之年，气分耗损，湿浊瘀阻，血脉失畅，以致癃闭。治当升清降浊，活血软坚。

处方：黄芪 30g，升麻 6g，盐水炒黄柏 9g，川楝子 9g，台乌药 9g，石韦 15g，益母草 30g，牛膝 9g，蒲公英 9g，炮山甲 6g。14 剂。

患者除主症小便点滴而下外，尚见面萎少华，乃气血不荣所致；舌暗，为血瘀之征；苔薄黄腻，是湿热内蕴下注之象。是以气虚而气化不及为本，湿浊瘀血阻滞为标，治当益气升清，活血降浊。

方中以黄芪为君，补益中气，合升麻之升清，提壶揭盖，开达水之上源；黄芪合益母草，为颜老常用药对，益气而活血利尿；川楝子、乌药，一寒一热，以行气导滞而助气化。以上诸药补气、提气、行气，皆为调气之品。黄柏为《兰室秘藏》滋肾通关丸之主药，其性苦寒趋下，苦能坚阴，盐水炒用则咸能软坚且入肾，合石韦、牛膝、蒲公英以清热利湿降浊；炮山甲一药在处方之末，以血肉有情之鳞甲破沉痼之瘀积，直达病所，是为画龙点睛。全方共奏升清降浊、活血软坚之效。

二诊：小便日见通畅，腹胀亦缓，惟心悸、耳鸣。胸痹、癃闭症虽属二，然气血不通之病机则一，前方加重化瘀通络。

处方：黄芪 15g，升麻 9g，苍白术各 9g，黄连 2.4g，石韦 15g，炮山甲 9g，蒲公英 9g，磁石 30g，益母草 30g，牛膝 9g，王不留行 9g，路路通 9g，生蒲黄（包）9g，棱莪术各 9g。14 剂。

二诊症状减轻，唯心悸、耳鸣，症状与癃闭虽异，然其病机则同，皆为气血不通所致，异病同治，故守方而加强化瘀通络之法。

症见于上焦，故二诊于前方去川楝子、乌药；上为胸痹，下见癃闭，上下交损，治取中焦，加苍白二术以健运脾土，斡旋中焦；黄柏改为黄连以清心宁神，加磁石平肝益肾而通耳窍，王不留行、路路通、生蒲黄、三棱、莪术增强化瘀通络之功。

三诊：药后胸痹得宣，癃闭得开，续进 90 余剂后，行前列腺肛检，增生改善。

经化瘀通络、升清降浊，血通气顺，胸痹得宣，癃闭得开。王道无近功，药已见效，嘱患者继续服用前方三月余，以巩固疗效。

1. 识证精义

(1)患者上有头晕、耳鸣、胸闷之症，下有小便不畅之苦，究其原因，皆清阳不升，浊阴不降，血脉瘀阻所致，二便不利先通其前后，水道得通，气化则血行，胸痹随之得解。颜老在诊治过程中重视一元论，于诸多病症之中梳理出主要病机，方能如庖丁解牛，问题迎刃而解。

(2)观颜老之脉案，先言主症，次面色、舌脉，此问诊、望诊、切诊所得，诊察以收集信息，而后再进行辨证分析。辨证时考虑患者体质，强调病机，如本案患者“花甲之年，气分耗损”即其体质，而“湿浊瘀阻，血脉失畅”即当下主症之病因病机。寥寥数语，诊察与判断完备，法随证立，方从法出，理法方药节节贯穿。诊治之核心在病机，病机之确立关键又在舌脉。患者高龄气虚，故攻逐湿浊瘀血之时当加以黄芪益气，方能祛邪而不伤正。

2. 立法要点

(1)颜老把治疗癃闭的经验总结为“调畅气机”。膀胱通利与否赖于三焦气化，气化不畅则水道不通，临床辨治癃闭宗旨不离三焦气化功能失常，内治当以畅通气机为重。常用方法有三：一为提壶揭盖法，上窍开则下窍通，每在辨证基础上加入升麻、桔梗、柴胡、黄芪等以升提其气；二则宣畅肺气法，肺为水之上源，常以生紫菀开泄肺郁，葶苈子直泻肺气，以求“泄可去闭”之效；三乃通阳化气法，肺气虚者，习用西洋参煎汤送服琥珀粉治之，每有开上启下之妙，脾气弱者，可用黄芪补气，苍术运脾，俾水津四布，可得升清泄浊之效，肾气亏虚者，则以附子、肉桂、小茴香等益火助阳，使气行则水行。

(2)“血得温则行，得寒则凝”，“血气喜温而恶寒”，故活血药多配合辛温行气之品，如方中乌药之用；而舌苔黄腻，症见癃闭，又为湿热之征，则当治以清热利湿，如蒲公英、黄柏之属，故方中寒温并用，并行不悖。

(3)此案上见胸闷，下有癃闭，上下交损，治取中焦，用苍白术斡旋中焦，脾运健则气流行，实脾又可杜痰湿之源。黄芪、升麻以升，牛膝、益母草以降，升降相因，亦助中焦斡旋而通气化。诚如张锡纯所谓“三焦之气化不升则不降，小便不利者，往往因气化下陷，郁于下焦，滞其升降流行之机也，故用一切利小便之药不效，而投以升提之药，恒多奇效”。

3. 用方特色　前列腺炎属中医“癃闭”范畴，病变虽在膀胱，实与全身气化功能失调密切相关，由于年高气虚，气机不畅，瘀血内阻，导致气化不及州都。故治疗本病应抓住调节气化与活血化瘀两大关键，改善气化不仅理气，还必须善用补气、升气，老年患者多中气下陷，颜老常于处方中加升麻、黄芪，提壶揭盖，其中升麻气味俱薄，最能引清阳上升，配以黄芪补益元气，升阳而不伤气，益气而不壅滞，每与活血化瘀、软坚散结之品为伍，如益母草、牛膝、王不留行、炮山甲、棱莪术等，有相得益彰之妙。

（苏子镇）

第六章

肾膀胱病证

一、慢性肾炎(一)

侯某,男,34岁。1963年5月15日初诊。

病史:全身浮肿已两年余,外院诊断为慢性肾炎。曾用中药治疗,肿势屡有进退。近一年尿检尿蛋白始终(++)~(+++),血胆固醇17.3mmol/L,总蛋白20.4g/L,球蛋白22.6g/L。

初诊:面目四肢浮肿,按之凹陷不起,伴腰痛酸重,怯寒神倦,尿量减少,脉沉细尺弱,舌胖质淡,舌苔白。以温阳逐水饮治之。

处方:鹿角片9g,肉桂3g,巴戟天9g,附片4.5g,黄芪12g,杜仲9g,猪苓9g,商陆9g,黑白丑(各)9g,泽泻15g,椒目2.4g,茯苓15g。7剂。

本例患者罹患慢性肾炎,面目四肢浮肿,按之凹陷不起,伴腰痛酸重,怯寒神倦,尿量减少,结合舌胖质淡,苔白,脉沉细尺弱,证属肾阳不足,开阖失司。肾阳不足,肾失开阖,气不化水,故见面浮身肿,按之凹陷不起,尿量减少;不能暖煦开阖,充养督脉,故见腰痛酸重,怯寒神倦;舌胖质淡,苔白,脉沉细尺弱,提示命门火衰。治当温阳逐水,颜老取温阳逐水饮治之。

温阳逐水饮系颜老自拟方,经临床反复实践而成经验方,由鹿角片、巴戟天、黄芪、肉桂、椒目、杜仲、附子、商陆、黑白丑(即牵牛子)、猪苓、茯苓、泽泻组成。是方取鹿角片、巴戟天、杜仲与肉桂、附子组合,通补结合,能守能走,下元则暖;佐以黄芪益气,则肺肾得充而气能化水;商陆、黑白丑、椒目泻水逐饮;茯苓、泽泻配猪苓,利水渗湿而不伤阴,且泽泻性寒,兼可清热,茯苓并能健脾以助运湿,此亦暗含医圣张仲景五苓散之手法。

二诊：上方颇合病机，药后浮肿尽退，攻逐之品不可再用，中病即止。

处方：上方去黑白丑、商陆。14剂。

三诊：上方共服43剂好转。复查尿蛋白少许，血总蛋白70.5g/L，白蛋白40.5g/L，球蛋白30.2g/L，白蛋白球蛋白比率(A/G)＝1.34∶1，出院回单位工作。多次随访，情况良好。

二诊浮肿尽退，症见好转，可见温阳逐水饮颇合病机。肾阳得温，水肿见消，中病即止，原方去黑白丑、商陆等攻逐之品，续服14剂。

患者前后共服药43剂，症状及相关生化指标皆趋稳定。

1. 识证精义 慢性肾炎主要表现为全身浮肿、蛋白尿、腰痛等，当属中医学“水肿”“腰痛”病范畴，病机主要为全身气化功能障碍，病位主要在肺、脾、肾，而关键在肾。诚如《景岳全书·肿胀》所言，“凡水肿等证，乃脾、肺、肾三脏相干之病，盖水为至阴，故其本在肾”，肾主水，水液的输化有赖于肾阳的蒸化、开阖作用。颜老认为，肾司开阖，肾气从阳则开，从阴则阖，阴气太盛，关门常阖，气不化水，通调转输之机亦废。故主张温补肾阳，以促开阖，利水消肿。非借温肾之法，难布阳和之局。

2. 立法要点

(1) 颜老认为，慢性肾炎正邪交争，相持不下，可用温阳之品助其一臂之力，改变邪正关系，本案即此思路的代表性医案。水肿日久，肺、脾、肾三脏同病，大水弥漫则群阴用事，汩没真阳。肾阳不足为本，水肿不消为标。若只着眼于肿势，重用利水渗湿和峻下逐水之药，只能缓解一时，旋即反复。本案在颜老诊治前，也曾服用过中药，屡治屡复。颜老主张标本同治，温补肾阳以求本，助其气化，布阳和之局。盖肾中真阳之气得温而上升，脾之斡旋，肺之治节乃能复司其职，再配合逐水之药以治标，水肿大势即撤。

(2) 颜老指出，温肾阳，应温补与温通，通补共施，相兼而用，方能补而不滞，“少火生气”温而不燥，方振真阳。如温阳逐水饮中，取鹿角片、巴戟天、杜仲，温补肾阳，且鹿角片尚能入督脉，而督脉又系全身阳脉之总司，配以少量的肉桂、附子，温通肾阳，通补相兼，方可“离照当空，阴霾自散”。

3. 用方特色 颜老处方治病继承了海派中医用药轻灵等特点，遵循《内经》“大毒治病，十去其六”之说，治疗肾病水肿、二便不利之重证，常取峻下逐水之品以急则治标。本例初诊取温阳逐水饮，温肾阳，利水肿，剿抚

兼施，药后颇合病机，首战告捷。既已中病，二诊撤去药性较为峻猛的商陆、黑白丑，以防攻伐过度，矫枉过正，伤及人体正气。颜老认为，黑白丑不宜久服，仅可暂服，亦可研末制丸，以图缓治。

（杨　扬）

二、慢性肾炎(二)

毕某，男，45岁。2006年3月31日初诊。

病史：平素神疲乏力，一年前因高血压就诊，查出患慢性肾炎，24小时尿蛋白定量1 267.60mg，尿常规：尿蛋白(+++)，尿红细胞(++++)。平时症见神疲乏力，腰部板滞，眼花，记忆力下降，畏寒，喉中异物感，晨起有痰，质硬，块状，色灰黄，夜寐差，易醒，时有盗汗，大便稀，小便不畅。

初诊：慢性肾炎缠绵二载，同时伴有血压升高，甚为乏力、心慌，体重日增，呛咳多痰，脉弦数，舌红苔薄。风水内袭，肺肾同病，拟疏风化浊。

处方：荆芥9g，防风9g，蝉蜕9g，薏苡根30g，西河柳9g，芫荽子9g，葶苈子9g，僵蚕9g，丹参15g，泽兰叶15g，生黄芪30g，泽泻9g，桂枝3g，白术15g，猪苓15g，茯苓15g。14剂。

患者有高血压病史，又患慢性肾炎，蛋白尿及相关生化指标异常，同时伴有乏力，心慌，呛咳多痰，舌红、苔薄，脉弦数，颜老综合判定为风水相搏，肺气失宣，肾失封藏，拟疏风化浊法治之，主以疏风汤化裁。

疏风汤乃颜老根据多年临床实践创制而成的经验方，由紫苏叶、荆芥、防风、芫荽子、西河柳、浮萍、蝉蜕、薄荷、薏苡根组成。颜老尝谓“水无风则平静而澄，遇风则波起浊泛，慢性肾炎蛋白尿缠绵不解，祸根往往为风邪作祟”，故本案取荆芥、防风祛风疏表；芫荽子、西河柳辛开肺郁，辛散风邪；蝉蜕、僵蚕、葶苈子，疏风利咽、肃肺化痰。集诸多祛风药并用，意在祛风胜湿，疏表清热。因外感表证不显，以肺气遏郁，清肃失职为主，故佐以泽泻、桂枝、白术、猪苓、茯苓，取五苓散义，健脾利水，其中桂枝仅取3g，乃为温化阳气而设；薏苡根，为颜老治疗尿蛋白症常用之品，其味甘、苦，性微寒，归脾、膀胱经，清热通淋，健脾制湿，颜老常以之与乌蔹莓配伍同用，具解毒泄浊之妙；生黄芪、丹参、泽兰叶三药合用，益气化瘀利水，并可加强肺肾气化功能。全方气血并调，共奏疏风化浊之功。

二诊：药后尚合病机，身心较爽，血压稳定，实验室检查尿蛋白(++)，脉濡弦，舌红，苔薄。前方加减。

处方：生黄芪30g，薏苡根30g，生蒲黄(包)9g，荆芥9g，防风9g，僵蚕9g，泽兰叶9g，桃仁9g，杏仁9g，土牛膝9g，车前子9g，车前草9g，玉米须30g，赤芍9g，牡丹皮9g，葶苈子9g，白术15g，泽泻9g。14剂。

方证相和，诸症较前好转。取前法再进。原方去西河柳、芫荽子、蝉蜕、丹参、桂枝、猪苓、茯苓，加生蒲黄、桃仁、赤芍、牡丹皮、土牛膝以增化瘀之力；濡脉主湿，故加车前子、车前草、玉米须以清化湿热；杏仁开肺，冀肺气通调，则水道畅利，浊邪自有出路。

三诊：药后诸症皆明显好转，精神转振。舌脉如前，续服14剂。尿常规：尿蛋白(+)，尿红细胞(++)。

药合病机，上方续服，巩固治之。

1. 识证精义　中医学并无蛋白尿之名，但对于肾系病证的诊治有着系统的理论与丰富的经验。颜老遵循《灵枢·口问》“中气不足，溲便为之变”之说，认为蛋白尿的形成当与脾肾功能有关。临床辨证有虚实之分：实证多由肾病而起，风热夹湿之邪入侵肺肾，金水不能相互滋养，湿热内蕴，清浊不分，或因脾胃运化失常，湿热下注，迫精微外泄，如《素问·至真要大论》谓“诸转反戾，水液浑浊，皆属于热”；虚证则为脾肾气虚，中气下陷，肾失封藏，以致精微从小便流出。本例患者病已五年，神疲乏力，大便稀，为脾肾虚弱之象，痰多色黄，小便不畅，乃湿热之证，故属本虚标实之候。

2. 立法要点　颜老治疗肾炎蛋白尿，认为不宜过早固涩，固涩不当反使沉瘀湿浊胶结难化，浊气不能外泄，精气进而渗漏，故治疗重在提高气化功能，尝言：“气化而愈者，愈出自然；固涩亦偶然有得，愈出勉强。多用固涩出现反复，根源即本于此。”因此颜老特别重视祛风药的治疗作用，其思路一则由于肾

炎的发病多起于外感风邪，二则认为湿热下注是引起蛋白尿的主要原因之一，并且湿热蕴结可进一步导致脾肾亏损，封藏失职，使脾不固精，肾不敛精。根据“风能胜湿”的理论，主张取祛风之品，达湿去热除之效，创制验方疏风汤治疗蛋白尿或伴有呼吸道及皮肤感染者，效果显著。

3. 用方特色 颜老在临床上发现僵蚕有消除尿蛋白的作用。认为僵蚕为血肉之虫，既可补漏失之蛋白，又能祛除风邪，用于肾炎蛋白尿，不论虚实，均可加入，或取僵蚕研末，每次1.5~2g，日服2~3次，用于肾炎蛋白尿或低蛋白血症。

（杨 扬）

三、尿毒症

马某，男，60岁。1983年9月12日初诊。

病史：近三年来颜面、下肢反复水肿，伴腰酸，夜尿增多，劳累后加剧，外院诊为慢性肾炎。近半年面色萎黄，肢倦乏力。一周前出现恶心呕吐，不能进食，食入即吐，日尿量少于200ml。住院检查“尿蛋白(+++)，尿红细胞(++)，血尿素氮46.3mmol/L，血清肌酐807.8mmol/L”，B超提示“两肾偏小，弥漫性病变”。经多方医治无效，请中医会诊。

初诊：颜面浮肿而萎黄，精神倦怠，恶心呕吐，尿少，舌质淡胖，苔薄腻，脉沉细。关格重证，脾肾两亏，水湿内停，治当温阳泄浊。仿温脾汤法。

处方：附子(先煎)9g，干姜

本例慢性肾炎患者已发展至尿毒症。颜老结合病史及面浮神怠、恶心呕吐、尿少等症状，诊其为中医“关格”；舌质淡胖，苔薄腻，脉沉细，证属脾肾两虚，水湿内停，浊邪上干。肾病日久，迁延不愈，致肾阳衰微，湿浊内停，三焦气机不畅，内外不通，治疗当以温肾阳、调气化、泄溺毒为原则。颜老认为，尿从尸从水，本会意之字，水浊同下，是为正常排尿活动，如水下而浊不去，或水浊停蓄均足以造成体内浊邪滞留，久则大量毒物侵害机体，提出尿毒症实水浊之毒的观点，仿《备急千金要方》温脾汤法治之。

《备急千金要方》所载温脾汤主治下久赤白，连年不止，及霍乱、脾胃冷食不消等症。是方由大黄、附子、人参、干姜、甘草组成。本案颜老仿温脾汤法，取附子、干姜大辛大热之品，温振脾肾之阳；大黄质重气雄，为泄浊要药，生用、后入，则降浊之力尤胜；

3g,生半夏(先煎)9g,党参30g,白术10g,猪茯苓各15g,泽泻15g,陈皮10g,生大黄(后下)10g,益母草30g,丹参30g。7剂。

佐以半夏、陈皮、茯苓,法取二陈,和胃燥湿、降逆止呕;更加党参、白术、猪苓、泽泻,具春泽汤义,益气扶正、利水泄浊;颜老常言"久病必有瘀",久病络脉瘀阻,清阳不升,浊阴不降,故取益母草、丹参,化瘀泄浊;附子与生半夏久煎同服,乃颜老治疗慢性肾炎尿毒症关格吐逆经验药对。全方标本同治,补泻兼施,共奏温阳泄浊之功。

二诊:尿量增多,每日约1 200ml,呕吐减少,复查血尿素氮37.04mmol/L,血清肌酐395m/L,舌淡苔薄,脉细。方药合度,毋庸更张。

处方:上方加生黄芪30g,红花10g,桃仁10g。7剂。

复诊尿量增多,呕吐得减,血尿素氮、血清肌酐亦颇有下降之势。方药合度,毋庸易辙,加生黄芪、红花、桃仁,益气扶正化瘀,其中生黄芪、益母草乃颜老常用治顽固性水肿之药对,屡效。

三诊:服药后日尿量已达1 500ml,恶心呕吐消失,知饥思食,复查尿蛋白(–),红细胞少量,血尿素氮4.07mmol/L,血清肌酐60.5mmol/L,已正常。嘱服金匮肾气丸善后。

三诊证势大定,取温补肾阳的金匮肾气丸巩固善后。

1. 识证精义 关格者,上为格,下为关。关是关闭之义,古以二便不通称关,现临床习惯仅以小便不通者名关;格是格拒之意,即吐逆称格,以恶心呕吐为主要特征者为格。关格是以少尿或尿闭、呕吐恶心并见为主要特征且伴多系统症状的一种危急重症。颜老认为,关格之证是多种疾病发展到脾肾阳虚,阳不化湿,水湿内停,浊邪壅滞三焦阶段所产生的病理结果。因此,脾阳亏损,肾阳衰微是其本;湿浊、热毒、瘀血壅滞,三焦不通是其标。三焦相溷,内外不通,故上则吐逆不入,下则溲闭不出。

2. 立法要点

(1)颜老治关格,认为临证应明辨脾肾虚损情况,审查病变在气在血,采用"急则拯关格,缓则调气化"治则,治疗脾肾阳虚要缓缓补之,治疗浊邪则需急

用峻下而不伤正气。如本案急性期用温脾汤为主，温脾肾，通三焦，泄浊毒；待病情稳定向好之后，转从求本缓补，用金匮肾气丸善后。

(2)《金匮要略》有"血不利则为水"之明训，津血同源，水能病血，血能病水，久病多瘀，血涩不通，三焦气化通路受阻，必然加重水肿或尿少。颜老治此，常血水同求，喜投泽兰、益母草化血利水，或加红花活血化瘀，亦常配伍黄芪等加强气化作用，补气利水。

3. 用方特色　关格属于本虚标实之症，虚实错杂，治当温肾泄浊。温脾汤、大黄附子汤等乃颜老常用之方。其中，附子配大黄是核心药对，附子为百药之长，功兼通补，温补阳气，有利于气血复原，散寒通阳，可促使气血畅通，加强气化作用；大黄攻下降浊，使溺毒从大便而去，亦寓通后阴以利前阴之义。可见大黄配附子，与关格之病机非常契合。附子亦常配合半夏同用，历代本草明言乌头反半夏，颜老却认为附子辛热刚猛，为温里扶阳之要药；半夏辛温燥湿，擅长降逆祛痰。二药合用，同气相求，具温阳化饮、降逆止吐之功，用于关格，止呕降逆，屡用屡验，并无不良反应。

（杨　扬）

四、膀胱痉挛

李某，女，23岁。2006年5月30日初诊。

病史：患者近三年来，自觉小腹部隐痛，以左侧尤甚，疲劳、经期及天气变化后易于发作，白带量多，经期较长，胃纳欠佳，夜寐较差，无尿失禁，外院检查排除妇科系统疾病。近来学习工作压力大，少腹隐痛发作频繁。拟诊为膀胱痉挛。

初诊：左少腹隐痛缠绵三载，每于受寒或气郁则作，夜分少寐，经事延绵，白带量多，脉小数，舌紫苔腻。肝郁气滞，脾胃不和。拟疏肝和胃，调燮冲任。

本例患者左少腹隐痛缠绵三载，深以为苦，每于受寒或气郁则作。血得寒则凝，气受滞则不行，气血搏结不化，病在肝脾两脏，居于气血两端，故见苔腻舌紫。冲任二脉皆起于胞中，腹痛日久，湿浊下注，累及血运，冲任有损，影响波及经带，故而经事延绵，白带量多；胃中不和，故而胃纳欠佳，且"胃不和则卧不安"而夜寐较差。证属肝胃不和，气滞血瘀，冲任失调。颜老拟疏肝和胃，调燮冲任之法，主以少腹逐瘀汤化裁。

处方：小茴香3g，当归9g，白芍9g，甘草3g，延胡索9g，香附9g，生蒲黄（包）9g，五灵脂9g，枳壳9g，苍术9g，牛膝9g，黄柏9g。14剂。

少腹逐瘀汤为清代名医王清任所创，取温经汤合失笑散化裁而成，主治瘀血积于少腹之顽固性腹痛、妇人痛经、不孕等。本例以少腹逐瘀汤化裁，取当归、白芍、甘草柔肝止痛；延胡索、生蒲黄、五灵脂祛瘀止痛；因气郁为症状引发原因之一，故加香附、枳壳、小茴香行气止痛，其中香附芳香辛散，行气通滞，“通则不痛”，是最常用的理气开郁药之一；小茴香散寒止痛，且引诸药直达少腹，兼走奇经，燮理冲任；经期较长，因脉小数，虑有气郁化热趋势，故去辛温之肉桂、干姜、川芎；没药，味辛，性平，善治瘀血、经闭、癥瘕，因与经期延绵有所掣肘，故亦暂去。在少腹逐瘀汤基础上，颜老佐以苍术、牛膝、黄柏，即三妙丸，理下焦之湿；下焦之湿，多与脾胃不和、湿浊下注有关，苍术燥湿健脾，既能祛已成之湿，又能运脾醒胃，升发谷气，杜湿之源。全方气血同调，湿瘀并治，共奏疏肝和胃、燥湿健脾、燮理冲任之效。

二诊：患者感腹痛缓和，白带减少，脉舌如前，原方再进，以巩固疗效。

药后显效，腹痛、白带症缓，但舌脉如前，守原制再进。

1. 识证精义 脘腹是人体六腑所居之处，奇经交会之所，气机升降之要冲，清浊泌别，出入转化，无不赖之于此。其特点宜和宜降，宜宣宜调，开郁散结，以流通为贵。疼痛过程中，正邪相争总要伤及机体的气血，颜老将疼痛辨证定为六类，分别是寒、热、虚、实、气、血，如本例系寒气客犯经脉，稽迟凝涩而痛。

2. 立法要点

（1）腹痛一证，有痛在气分、血分之辨，痛在气分，攻注不定，痛在血分，刺痛不移。颜老辨治腹痛，或从气治，或从血治，或气血双治，处方用药多从“通”字着眼，以调畅气血而安脏腑为治疗原则。如本例所用即是温经活血法的具体应用。取活血药与导滞、祛湿之品同用，适用于湿瘀胶结之证。又本例腹痛以左侧为甚，足厥阴肝经循行之地，因此行气导滞亦为治疗之必需环节。

(2)"女子以肝为先天",肝与人体气血关系最密,故颜老常从气血论治妇人疾病。补奇活血法乃由清代名医叶天士所创用,颜老认为临床凡产后或小产,以及崩带、癥瘕日久,奇经八脉损伤,虚而不复者,最宜用之,补奇活血,燮理冲任。奇经病证的治疗与正经病证的治法不同,无论补虚治实,均须流通气血、疏行脉络之法,本例的小茴香与当归相配,即寓此意。

3. 用方特色 颜老临床遇寒凝血瘀积于少腹所致的腹痛、泄泻,或阻闭胞宫引起的不孕、月经不调、痛经、闭经、崩漏、癥瘕等疑难病症,常投以少腹逐瘀汤。颜老认为此方为散寒活血的代表方,主治瘀血夹寒积于腹部的疑难病症,效果明显。本例用之治膀胱痉挛,取其散寒祛瘀、解痉止痛之功,亦是活用少腹逐瘀汤之例。又因兼证中涉及湿滞中焦及湿浊下注,故化裁亦当环环相扣。

(杨 扬)

五、小儿遗尿

米某,男,6岁。2005年12月27日初诊。

病史:患者自幼年起即夜间遗尿,多在顽皮或兴奋后发生。去年10月及今年2月曾2次哮喘发作,均使用平喘喷雾剂治疗,未找到过敏原。胃纳一般,大便偏溏,有时夜间盗汗。

初诊:襁褓时即有遗尿,去冬复又哮喘,连续发作两次,时而便溏。舌红,苔薄,脉细。肾阳不足,下元不固,厥阴有寒,二病同出一源。姑从张景岳巩堤丸立法,加味兼顾。

处方:大熟地15g,菟丝子9g,白茧壳6g,黄芪30g,白术9g,防风9g,苍耳子9g,韭菜子

肾主二便,遗尿多责之少儿肾气未充,阳不用事。患儿遗尿多年,大便时溏,显属肾气不足,下元虚冷。肾主纳气,近年复患哮喘,进一步影响肾气之摄纳。颜老从"一元论"观点出发,认为二病同出一源,当责之肾阳不足,下元不固,厥阴有寒,治从张景岳巩堤丸立法化裁。

巩堤丸出自《景岳全书·新方八阵》,由熟地、菟丝子、白术、补骨脂、益智仁、五味子、附子、茯苓、山药、韭菜子组成。颜老师其意不泥其方,灵活化裁,取巴戟天、韭菜子、蛇床子温补肾阳,培益先天之本,其中蛇床子、韭菜子同用,意在充养肾阳,益肝健胃;熟地、菟丝子补益肾精,取阴阳互根、精气互生之妙;黄芪、白术、防风益肺健脾,培土生金;肺为水之上源,与膀胱通气化,

9g，蛇床子9g，升麻4.5g，巴戟天9g，茯苓9g。28剂。

另：肉桂粉吞0.3g，每晚1次。

二诊：患者遗尿次数明显减少。哮喘亦未再发。嘱患者再服上方一月，以巩固疗效。

苍耳子温通肺窍，通上而达下，为御卫肃内之品；更伍升麻、白茧壳、茯苓之组合，赖其升清、固涩、利水，具升降相因之妙，其中白茧壳为颜老常用缩尿之品。另配合服用肉桂粉，取其少火生气，温固下元，且肉桂尚能入肝经，共煦肝肾之相火。全方肺肾同治，升降并用，通涩互施，内外、上下兼顾，共奏温煦下元、固肾缩尿之效。

方证相应，故效如桴鼓。

1. 识证精义 遗尿是指小儿睡梦中小便自遗，醒后方觉，故又称"尿床"。临床诊断，凡四周岁之后，夜间依然遗尿形成惯例，应视为疾病状态。颜老认为，肾主水，又主二便，尿液的生成和排泄都必须依赖于肾气的作用，只有肾气的蒸化功能发挥正常，肾阴、肾阳的推动和调控作用协调，膀胱开合有度，尿液才能正常地生成和排泄。小儿为幼阳之体，若肾阳发育不良，开阖失常，入夜阴分当令之时，则小便自遗。故辨治小儿遗尿，可从肾入手。

2. 立法要点

(1)《素问·宣明五气篇》曰"膀胱不利为癃，不约为遗溺"，《素问·灵兰秘典论》谓"膀胱者，州都之官，津液藏焉，气化则能出矣"，肾与膀胱相表里，肾之阳气不足，不能气化膀胱，小溲为之失约。故颜老指出，凡证属肾气虚弱，中气不足，固摄无权，膀胱失约引起的遗尿，当以温肾益气、固涩止遗为法。

(2)病有多歧，不出一途。颜老临床思维渐进的踪迹，基本上先有演绎，再有归纳，其中亘贯着"一元论"思想。一元论思想的根本特点是从现象的不同组合来判断现象系统证候的特异性质，凡病情复杂、隐蔽或多方面相互牵涉时，必然有一个决定和影响作用的症状，而其他症状都是随着这一症状的产生而产生，随着这一症状的转变而转变。"候之所始，道之所生"，这里病机分析是提供症状间相互联系和寻找起决定作用症状的最有效方法。如本例既有遗尿，又患哮喘，病名虽异，但颜老直击病机所在，二者均为肾阳不足，前者下元不固，后者有肾不纳气之端机，并在下焦肾，治则下病上治，兼顾肺、肝诸脏，投以温阳补肾法后，遗尿见效，哮喘亦平。

3. 用方特色　颜老强调，中医必须以提高临床疗效为前提，针对患者复杂的病情，治疗方法也可多种多样，如本例除了服用汤剂之外，还特别嘱咐每晚服肉桂粉，在阴盛之时，服用阳药，且小剂量吞服，足见颜老用药之巧，用心之细，汤粉并用，相得益彰。

颜老治疗遗尿善用白茧壳。白茧壳，又名蚕衣、茧黄、蚕茧壳、茧壳，为蚕蛾科昆虫家蚕蛾的茧壳，味甘，性温，入脾、胃经。颜老临床取其收涩之性，用治遗尿，老少皆宜。凡中气不足者，配以升麻；肾阳不足者，则与韭菜子同用；也可以白茧壳6g（或10枚）、红枣8枚同煎常饮，均有一定效果。

（杨　扬）

第七章

血液病证

一、败血症

杨某,女,43岁。1981年3月5日初诊。

病史:发热恶寒两周。两周前因感冒发热,畏寒,热势时有起伏,缠绵不解,汗出而热不退,伴恶心胸闷,体温高达40℃,经用复方柴胡注射液肌内注射,安乃近口服,庆大霉素及氢化可的松静脉滴注,热虽渐退,但停药复升,查血白细胞11 200/mm^3,中性粒细胞百分比80%,血培养有大肠杆菌生长,遂诊断为败血症。

初诊:发热恶寒两周,汗出热不解,神疲胸闷纳呆,口苦喜饮,大便四日未行,舌红苔黄腻而垢,脉细数。湿热蕴蒸,留恋气分,卫分表邪未解,阳明腑邪胶结。治以表里双解。

处方:清水豆卷9g,金银花

本例患者发热恶寒两周,汗出热不退。胸闷恶心,舌苔黄腻为湿邪明证,高热而脉数为热邪所致,据此颜老辨证为春温挟湿之证。恶寒未罢,表明邪尚留于卫分;大便数日未解,提示邪热已初入阳明气分,而未见动血之征。总体病机属卫表失宣,阳明腑实,湿热内滞,故治当表里双解,清热化湿,宣透气机。

方中清水豆卷、金银花、连翘清透卫分之邪,其中清水豆卷清解表邪,分利湿热,孟河医家习用于治疗湿温初起,湿热不化之证;杏仁、米仁(薏苡仁)、蔻仁为三仁汤主药,清三焦湿热,宣畅气机;川黄连、黄芩清热燥湿,大黄颜老谓其"撤热有釜底抽薪之力",三药合用,开中焦胶结之痞,腑通则痞消;芦根取清、透、润之用。

在上药基础上,更配以甘露消毒丹、鸡苏散同煎。甘露消毒丹出自《温热经纬》,又名普济解毒丹、普济解疫丹,由滑石、茵陈、黄芩、石菖蒲、川贝母、木通、藿香、射干、连翘、薄荷、白豆蔻

9g，连翘9g，川黄连3g，白蔻仁2.4g，杏米仁（各）9g，生大黄9g，黄芩9g，鸡苏散（包）9g，甘露消毒丹（包）9g，芦根30g。2剂。

二诊：前投清热化湿通腑之剂，热退身凉，恶寒已罢，胸闷亦减，大腑得行，苔仍黄腻而垢，脉细弦，续进清热化湿，以肃余氛。

处方：杏米仁（各）9g，川黄连2.4g，陈皮6g，茯苓9g，白蔻仁2.4g，芦根30g，神曲6g，天花粉9g，广藿佩（各）9g，白术9g，枳壳6g。3剂。

等药组成，能化浊利湿，清热解毒，治湿温初起，邪在气分，湿热并重，苔黄腻或厚腻之证；鸡苏散出自《宣明论方》，由滑石、甘草、薄荷组成，功能清暑利湿，兼解表邪，常用于治疗暑湿而兼表证者。二药既解表邪又清里热，与汤剂同投，共奏卫气兼顾、表里双解、湿热并治之功。

复诊时腑通痞减，热退身凉，颜老结合舌脉（苔仍黄腻而垢，脉细弦），认为湿热之邪化而未尽，继以宣透湿热，健脾化滞。方用三仁（杏仁、白蔻仁、米仁）、藿香、佩兰宣利三焦湿热；陈皮、茯苓行气利水；枳术丸（白术、枳壳）运脾导滞，协调升降；神曲化湿和中，黄连清三焦湿蕴之热，天花粉、芦根清热利尿除烦，且二药具甘寒质轻之性，养阴而不滋腻留邪，常用于温热病以顾护津液。

1. 识证精义 外感六淫之邪而引起的恶寒发热类疾病，统称为外感热病，其病因多由外邪或疫毒之邪内侵所致，或因体内湿热、食积、瘀血等病理因素郁结化热，导致邪气从表入里，脏腑实热内盛，或湿热蕴滞，如不及时治疗，甚则出现高热、惊厥、出血、厥脱等危象。

2. 立法要点

(1) 颜老指出治急性热病要点有五：一，解表透邪，寒热并用。二，卫表先汗，当参瘀、食、痰、郁四端。三，把气分关，阻截变症。四，邪贵早逐，下不厌早。五，泄热清营，旨在保阴。

(2) 颜老在急性热病的立法处方中，特别强调以下四点：

一，透邪外出。透法不但解表所必须，尚能使内伏之邪外透，不仅用于卫分证，亦适用于气分及营分证，即叶天士所言“入营犹可透热转气”，颜老每于清热中参以辛散，组成清透法，据邪之所在不同，遣方用药不同。

二，辛开苦降。湿热之邪非辛不开，非苦不降，颜老每于清热剂中佐以辛开之品，开湿郁达气机，本例舌红苔黄腻，取微辛轻苦之品畅达气机，开泻湿热，如方中三仁、黄连、陈皮、茯苓、黄芩、白术、枳壳等，并根据湿热具体情况分主次用药。

三，邪贵早逐，下不厌早。颜老在治疗急性热病时，非常推崇“客邪贵乎早逐”“逐邪勿拘结粪”“勿拘于下不厌早”之说，一见邪气入里成实，重视表里双解，下法用之得当，各种病理损害可随通腑泄热而缓解，“得汗后”与“热不退”是两个重要指征，可能会进一步发展，需一面清解肌表无形之热，一面消导肠腑有形之积，以免邪入里胶结不化而难分难解。

四，泄热清营，善用保阴。颜老认为伤阴是急性热病基本病理变化之一，阴津损伤程度之轻重会影响转归和预后，因此，无论邪在卫在气，还是入营入血，祛邪泄热和清营养阴可作为保津护阴的重要举措。本例方中芦根、天花粉之用，可窥一斑。

(3) 颜老在各类疾病发生发展过程中，皆坚持辨证论治，常获良效，即使为败血症之类重病，结合患者体质与脉证表现，按湿温病机特点施治，而非一味苦寒清热，从而避免邪伏冰遏、终难得解之后果。

3. 用方特点　颜老对急性热病的认识，宗伤寒，师温病，不拘泥于经方，不墨守时方，临证融伤寒温病于一炉，主张经方时方合用，遣方用药轻灵，湿热发热不解者，采用“渗湿于热下，使湿不与热相搏”，以三仁汤、甘露消毒丹、鸡苏散之属加味以宣、透、清、利、润，而获良效。颜老认为甘露消毒丹是治疗湿温、时疫的主方，赏识清代医家王孟英所言“但看病人舌苔淡白，或厚腻，或干黄者，是暑湿热疫之邪尚在气分，悉以此丹治之立效”，临床凡外感热病伴有舌苔厚腻色黄者，辄取此方投入，每有立竿见影之效。

（程　杰）

二、变应性亚败血症

冯某，女，6岁。1977年3月7日初诊。

病史：反复发热，皮肤斑疹两年余。患者在4岁时注射乙型脑炎疫苗后，于第三天发现高热。经作感冒、感染等处理无效而住院检查，确诊为变应性亚败血症。采用氢化可的松、

变应性亚败血症（今称成人斯蒂尔病）是一种较少见的疾患，临床以反复发作的高热、皮疹及关节病变为主症。

促肾上腺皮质激素、地塞米松、泼尼松等激素治疗，病情缓解，但减量或用量不当时却出现反跳现象。两年多来，患者反复发热，最高可达40.9℃，最低可降至正常，每日体温波动4℃左右，热退后精神如常。发热时均见皮疹，多见于手掌和足底，面部及躯干亦偶见，疹形多为红斑，亦有红点及荨麻疹样，热退后自消，不留痕迹，发热时关节疼痛明显，多见于肘、膝、腕、颈和腰部，每次发作受累部位均不相同。白细胞及中性粒细胞增高，中性粒细胞核左移而嗜酸性粒细胞不消失，白细胞一般在20.0×10^9/L左右，最高达30.4×10^9/L，中性粒细胞百分比90%左右，最高达98%，红细胞沉降率增快(120mm/h)，黏蛋白增高(152mg/L)，血清γ球蛋白、球蛋白升高，血培养多次阴性，抗“O”阴性，抗风湿因子和抗核因子阴性，心电图正常。1977年2月28日再次发病，经口服泼尼松龙30mg/d，病情始终无法控制，转来诊治。

初诊：患者高热面赤，手足红斑明显，关节肿痛，尤以左手背、右下肢足背为甚，白细胞35.8×10^9/L，中性粒细胞百分比88%，舌苔灰黑而腻，脉细数。此乃风湿侵袭肌表，日久郁而化热，湿热搏结营分，气血不和所致，先从白虎历节风论治，取桂枝白虎汤加味。

处方：桂枝4.5g，石膏60g，知母12g，甘草12g，地龙4.5g，虎杖15g，桃仁12g，红花9g，赤芍12g，薏苡仁30g，马鞭草15g，土鳖虫4.5g，黄连2.4g，黄芩9g。5剂。

本例患者反复高热，发热必伴有红色斑疹，关节疼痛明显，舌苔灰黑而腻，脉细数，其表现乃为风湿之邪已化热夹瘀，侵入营分，蕴结络脉。颜老根据叶天士所言“入营犹可透热转气”之说，并认为患者发热时全身多处关节疼痛明显，符合“白虎历节风”的表现，遂投以桂枝白虎汤加减治之。

桂枝白虎汤亦名白虎加桂枝汤，出自《金匮要略》，清热解肌，和营止痛，原治热痹关节疼痛，得冷则缓之证。本例患者反复高热、皮疹、面赤，故颜老以本方加减治之。取桂枝通络和营；石膏、知母、甘草内清郁热；久病入络，故以桃仁、红花、赤芍、地龙、土鳖虫清营凉血，化瘀通络；患者舌苔灰黑而腻，表明湿热浊邪深重，故以薏苡仁、黄连、黄芩清热利湿；虎杖祛瘀生新，清利湿热；马鞭草苦、微寒，功用破血、杀虫，原治女子月经不通、血气癥瘕、下部湿疮阴肿、久痔等证，颜老常用其治疗莫名发热，高热不退者。诸药合用，共奏解肌和营、清热利湿、化瘀通络之功。

二诊(3月14日)：药后关节疼痛大减，体温反复在37.5~37.8℃左右，皮疹明显消退，当日检查白细胞22.8×10^9/L，中性粒细胞百分比88%，舌红，苔腻，脉细弦。仍守旧制，加强凉血解毒之力。

处方：广犀角粉1.5g(吞)，石膏30g，知母12g，甘草12g，桃仁12g，红花9g，赤芍12g，马鞭草12g，黄连2.4g，黄芩9g，地龙4.5g，薏苡仁30g，贯众12g。7剂。

复诊时患者病势大减，颜老结合舌脉认为余邪未尽，仍用前法，并加强清热凉血之力。守上方，去桂枝、虎杖、土鳖虫，减石膏及马鞭草用量，加贯众解毒驱虫，广犀角解毒凉血透热(因货源缺乏，常作为粉剂冲服，自1993年禁止贸易，近年来多以水牛角替代而加大剂量)。

三诊(3月21日)：迭经祛风泄热、化瘀活络，关节疼痛大减，皮疹隐约起落，低热绵绵不退，饮食不馨，脉濡弦，舌苔黄腻满布。湿为黏腻之邪，湿与热合，最防缠绵。前方加苍术9g续进。

三诊时患者症状进一步减轻，但见舌红苔腻转为苔黄腻满布，脉濡，皆为湿热氤氲，缠绵反复之象。颜老习用苍术斡旋中焦，运脾燥湿，解郁辟秽，故加之。

四诊(3月29日)：经燥湿清热，关节疼痛消失，便行正常，纳佳神振，低温不著，皮疹减而未除，白细胞27.6×10^9/L，中性粒细胞百分比96%，舌红，苔薄净，脉细弦。风邪初清，湿邪渐化，化瘀泄热，可无后顾之虞。参以滋养营血，乃攻邪不伤正之义。

处方：

(1)铁树叶30g，莪术9g，马鞭草18g，七叶一枝花30g，甘草12g，黄芩9g，胡黄连4.5g，知母12g，天花粉12g，生地黄18g，天冬9g。14剂。

四诊时关节疼痛已止，唯见皮疹尚存，参舌苔已净，湿热渐化，转投滋阴凉血、清热散瘀收功。方中铁树叶、七叶一枝花清热解毒，颜老用此药对针对变应性亚败血症，亦常用于各类癥瘕积聚；莪术软坚散瘀；马鞭草退无名邪热起伏；胡黄连、黄芩清解湿热；知母、天花粉、生地、天冬、甘草滋阴清热凉血，其中生地黄重用至18g，为热病后填补阴津之用，况患者舌苔已转薄净，提示邪热渐退而阴液易伤；另口服牛黄解毒片清热解毒，以助其功。

(2)牛黄解毒片，1 日 2 次，每次 2 片，口服。

自服上方后，体温已恢复正常，亦无皮疹出现，白细胞 8.7×10^9/L，中性粒细胞百分比 75%。上方去牛黄解毒片续服。

两周后复查血常规，白细胞 8.8×10^9/L，中性粒细胞百分比 69%，淋巴细胞百分比 31%，血沉 3mm/h，随访两年，血常规、症状俱呈稳定，已入学。

继上次调整治疗后诸症渐平，复查相关检查指标均趋于平稳，随访两年均无所苦。

1. 识证精义　中医学虽无变应性亚败血症的具体记载，但仍可根据临床表现进行辨证论治。颜老根据患者反复发作高热，伴有关节疼痛的表现，按“白虎历节风”论治。历代医家对本病有诸多描述，如《丹溪心法》谓“遍身骨节疼痛，昼静夜剧，如虎啮之状，名曰白虎历节风”，李梴《医学入门》“以其循历遍身，曰历节风，甚如虎咬，曰白虎风”等，这些论说与本例患者的症状颇为相似，据此颜老取桂枝白虎汤古方新用而奏功。

2. 立法要点　本案治疗可分为三个阶段：第一阶段，高热、皮疹、关节疼痛，苔腻灰黑，脉数，辨为风湿化热夹瘀滞于营分，从热痹论治，故投以疏风清热，活血化瘀；第二阶段，继以湿浊之象尤为突出，故守原方而加苍术；第三阶段，风湿之象渐平，则转以化瘀泄热，滋养营血，扶正达邪。全程以病机变化为辨治基础，始终抓住患者高热、皮疹、关节疼痛等主症，通过辨舌察脉，判断主要病机，随证进退，以患者体质倾向为依据，辨病与辨证相结合，终获治愈佳局。

3. 用方特色　颜老善用石膏治疗高热邪在气分者，认为石膏味甘、辛，性寒，归肺、胃经，为清凉退热、解肌透邪之专药。邪热在肺，取麻杏石甘汤；热邪在胃，用白虎汤；风湿热在关节，加以桂枝；夹有湿邪者，辅以苍术；正虚邪实者，则配以人参、生地黄等。常用于外感热病、关节痹痛、糖尿病消渴、白血病发热等内外诸病，均有良效。

（程　杰）

三、贫血

程某,女,31岁。2005年11月23日初诊。

病史:神疲,胃胀,纳差一年余。患者既往有贫血史,手心、脚心发黄,月经量不多,有时腹部作痛。近一年来,胃脘胀痛,胃纳欠佳,二便正常,形怯畏寒,头晕乏力,夜寐欠安,脉细数,舌红苔薄。

初诊:食入运迟,经来腹痛,形怯畏寒,曾经贫血,手足心色微黄,脉细数,舌淡红,苔薄。心脾两亏,生化无权之象。

处方:黄芪30g,当归6g,远志9g,酸枣仁15g,生姜3片,红枣6枚,党参10g,木香4.5g,川芎6g,苍白术(各)9g,清炙草4.5g,巴戟天9g,龙眼肉9g,茯苓9g,熟地15g,砂仁3g,柏子仁9g。28剂。

本例患者贫血一年余,伴痛经时作,胃纳欠佳,后天脾胃失于运化,气血生化乏源,四肢百骸失于濡养,故手足萎黄,头晕乏力,经量减少;神失所养,故不寐;穷必及肾,阳气日消,故形怯畏寒。颜老诊为心脾两虚,兼损及肾,治当益气养血,健脾安神,佐以温润下元,取归脾汤加减。

归脾汤出自宋代严用和《济生方》,严氏根据《内经》中"二阳之病发心脾,有不得隐曲,女子不月"而拟定,殆因心藏神而主血,脾主思而统血,治当"引血归脾"而得名。颜老于方中加血中气药川芎行气活血,以助新血之化机;苍术、白术协同促运脾胃,以助新血化生;巴戟天、熟地滋肾,一阴一阳,肾气充则脾土旺;砂仁与熟地同用,防滋腻滞气;加柏子仁,养心安神。

二诊:药后精神转振,头晕乏力减。舌脉如前,仍守原意进之。

上方,28剂。

药已见效,效不更方,仍守原方以巩固疗效。

1. 识证精义 中医学中并无"贫血"病名,病名每以病者的主要症状而定,如伴冠心病心绞痛,则名为"胸痹";伴脑梗死之半身不遂,则名为"中风";本例患者因贫血引起头晕等症状,故当从"眩晕"论治。颜老认为眩晕一证,有虚实之辨,实者分肝风内动、痰浊上扰、瘀血内阻等;虚者则有气血虚弱、阴虚火旺、阳亏水泛等。本例患者头晕伴有神疲乏力、手足心无华,舌淡,当属心脾两亏、气血虚弱所致。

2. 立法要点 《医学真传》谓"气为主,血为辅,气为重,血为轻",颜老治疗贫血主张以补气为主,养血为辅,诚如吴鞠通《温病条辨》所言"善治血者,

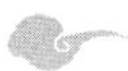

不求之有形之血,而求之无形之气”,血虚者,补其气而血自生,本案取斡旋中州,培补心脾,兼顾先天治法,可资临床借鉴。

3. 用方特色

(1) 颜老临床习用归脾汤治疗各种原因引起的贫血,谓本方心脾同治,重在健脾补气,使脾气旺则气血生化有源,故以“归脾”名之。如治产后气血不足,取本方加熟地、巴戟天以温养血气;妇人月经过多,则加二至丸以养血止漏;失眠,加入黄连清心并引药入心;心悸怔忡,则配以桂枝温通心阳,佐以柏子仁等养心安神之品,随症加减,多有验案。

(2) 本例患者在心脾两虚的同时,并见中焦运化不及之象,而舌淡红、苔薄,颜老遂用苍白术健脾、运脾、醒脾,一助后天之源化生气血,二防滋腻培补之药碍脾,三治疗中焦脘痞纳呆等症,有一举多得之妙。

(程 杰)

四、异型输血

王某,女,28岁。1963年10月2日初诊。

病史:发热多汗、尿少、烦躁两天。患者因横位产、妊娠中毒症行剖宫产,术中出血较多而误输异型血200ml;3小时后多汗少尿,恶心呕吐,血压不升。经处理后好转,但尿量仍极少;6小时后尿量仅30ml,呈酱油色;术后48小时患者多汗、烦躁、高热39℃,心率106次/min,血压170/110mmHg。

血常规:红细胞2.4×10^{12}/L,白细胞14.9×10^{9}/L,血红蛋白72g/L,中性粒细胞百分比81%,淋巴细胞百分比19%,钾3.43mmol/L,钠132mmol/L,氯96mmol/L,非蛋白氮60.7mmol/L,二氧化碳结合率54.5%,血游离血红蛋白107ng/L。尿镜检:蛋白少许,红细胞(++),白细胞(+),比重1.015。肝功能:谷丙转氨酶165U/L,麝香草酚浊度试验(++),麝香草酚絮状试验(–),脑磷脂絮状试验(–),蛋白倒置。已出现肾功能、肝功能、心脏损害,合并肺部感染,邀请中医会诊。

患者为产妇,术中出血较多,百脉空虚,后误输异型血,出现高热、烦躁、恶心呕吐、多汗少尿等危重症状。颜老认为这是因为异型血液进入体内,与自身血液不合,混杂成瘀,并迅速化为瘀热,导致血气运行不畅,生化功能失常,从而引起多脏腑损害,证属本虚标实,治以固本清源,扶正达邪。

生脉饮出自《医学启源》,由人参、麦冬、五味子组成,皮尾参是作用初诊：高热多汗不解，口干，腹胀，尿少，脘次不适，时有烦躁，脉弦数，舌红苔薄净。产后百脉空虚，异型之血即为瘀，瘀热挟时燥入营分，正虚邪实，拟化瘀清营，理气利尿，扶正达邪。

处方：

(1) 皮尾参 9g，麦冬 9g，五味子 4.5g，丹参 30g，牡丹皮 9g，紫草 9g，桑白皮 12g，桃仁 12g，山栀子 12g，生山楂 15g，连翘 12g，茯苓 12g。2 剂。

(2) 琥珀粉、沉香粉各 0.9g 和匀（另吞），紫雪丹 0.6g（另吞）。每日 3 次。

二诊（1963 年 10 月 4 日）：热已稍衰，形寒有汗不解，小溲见利，腹胀随松，仍感脘次不适，似有梗阻，脉弦数，舌苔黄腐，尖红有刺，时燥未楚，瘀热仍胶滞不化，原守前制。

处方：北沙参 15g，麦冬 9g，五味子 6g，丹参 30g，牡丹皮 9g，紫草 9g，桃仁 12g，山栀子 9g，带心连翘 12g，生山楂 30g，薄荷 4.5g，荆芥 4.5g，广犀角粉 1.5g（吞）。5 剂。

三诊（1963 年 10 月 9 日）：服药后热退身安，脘次亦展，多汗，纳差，头昏少寐，行路飘忽，脉细软无力，舌红苔薄，时燥挟瘀热已有退却之机，气阴两虚，转取益气养阴之法诸恙悉除，且肾、肝、心、较弱的生晒参，颜老取其与麦冬、五味子合用，旨在益气复脉，养阴生津；配以丹参、牡丹皮、紫草、桃仁、山楂凉血散瘀通络；连翘、山栀子配合血分之药清营透热；佐以桑白皮降泻肺气，与琥珀、沉香、茯苓同用，共奏降气、利小便之功；紫雪丹为《外台秘要》方，原方尚用黄金，为散剂，清热开窍，镇惊安神，此方早见于《千金翼方》，但少滑石一味，且用量略有出入，治热邪内陷心包、高热烦躁、神昏谵语、痉厥、口渴唇焦、尿赤便秘等症，本案患者异型输血后高热多汗，烦躁，脉弦数，舌红、苔薄净，符合瘀热邪气侵入营血，损害心神特征，故投之。诸药合用，共奏益气养阴、化瘀泄浊、降气降火之功。

二诊热减溲利，但脉弦数，舌苔黄腐，提示体内瘀浊仍重；尖红有刺，表明心营热炽未消，瘀热互结，症势未定，故颜老取前方加减续进。方中生脉散皮尾参易为北沙参，增强养阴之力；患者小便见利，故减茯苓、琥珀、沉香、桑白皮；入营犹可透热转气，故加薄荷、荆芥辛凉透热于外；犀角粉易紫雪丹，清营凉血。全方润、透、清、宣诸法共用，养正达邪。

邪盛之势既退，正虚之象渐显，以益气养阴之法调摄收尾。

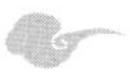

肺检查皆复正常，唯有贫血，后用当归六黄汤、归芍六君加黄芪调理而愈。

1. 识证精义　异型输血引起的溶血反应，出现急性肾功能衰竭，心肝功能损害，肺部感染，可用“急瘀证”命名之，其有别于“久病多瘀”。颜老在理论上提出“急瘀证”新病机，是指外邪未按六经、卫气营血、三焦等传变规律侵袭人体，直扰营血分而出现高热、神昏、出血等证候。

2. 立法要点　颜老指出，病邪侵入血分，不论其邪属寒属热，均会导致瘀血的形成，前贤王清任言“血受寒则凝结成块，血受热则煎熬成块”，因此在治疗营血证时，活血化瘀之品必不可少。本例患者经异型输血后出现高热、尿少、腹胀等危象，虽没有明显的血瘀表现，但颜老处方用药仍加入丹参、桃仁、牡丹皮、紫草、生山楂等活血化瘀之品而获效。

3. 用方特点

(1) 颜老治疗癃闭，习用沉香配琥珀治之。沉香辛苦而温，主行气；琥珀性平味甘，主化瘀、通淋利尿，二者同用，共奏化气行水之功。若属肺气虚而尿少者，则配以西洋参同用，若为脾气弱者则加黄芪、苍术等。本例异型输血后出现尿少症状，经沉香、琥珀治之，效果明显。面临大病、急症，颜老对于扶正祛邪法的正确运用，给予临床有益启迪。

(2) 本案善后所用二方亦有特点。其中当归六黄汤出自《兰室秘藏》，滋阴泻火，固表止汗，治阴虚有火，内热盗汗，舌红，脉细数诸症，与本例患者之阴虚汗证病机颇为相合。归芍六君汤出《笔花医镜》，颜氏内科常用于治疗脾之气阴不足，复有湿浊内阻之证，在本案中更加黄芪以补气生血，寓当归补血汤之意。

（程　杰）

五、真性红细胞增多症

杨某，男，48岁。1963年3月1日初诊。

病史：头晕且痛伴脸红，四肢紫斑四月。因头昏、头痛、耳鸣伴脸红，四肢紫斑而入院。检查血压240/110mmHg，血常规：红细胞 7.25×10^{12}/L，血红蛋白215g/L，白细胞 3.17×10^{9}/L，血细胞比容75%；脾肋下2cm，经骨髓穿刺确诊为真性红细胞增多症。

本例患者罹患真性红细胞增多症，病势危重，症见头晕头痛、耳鸣面红、四肢紫斑、齿衄唇紫、便结，脉弦数有力，证属肝阳暴亢，迫血妄行，煎灼营阴，瘀热内盛，治宜平肝潜阳，清营凉血，散瘀解毒。

初诊：脸红如霞，四肢紫斑累累，头晕且痛，目赤心烦，时有齿衄，血色紫红，唇紫，口干不欲饮，便秘，癥瘕，脉弦数有力。肝阳挟热毒炽盛，营血煎熬成瘀，为平肝凉血，化瘀解毒。

处方：生石决明（先煎）30g，鲜地黄 30g，当归 9g，丹参 10g，生川军（后下）6g，川黄连 3g，桃仁 9g，赤芍 9g，棱莪术各 9g，白茅根 30g，雄黄（冲）0.9g。4 剂。

首诊方中生石决明质重咸寒，镇肝潜阳；地黄鲜用，清热凉血养阴之力更卓；白茅根，简称茅根，味甘，性寒，善于凉血止血，清热利水，益胃止咳，可清血分之热，并有通便作用，与当归合用，养血行血而止血不留瘀；黄连味苦入心，善清上焦之火；生川军（大黄）苦寒，清热泻火解毒，凉血祛瘀，且能通便，因势利导，釜底抽薪，导火热从大便而去，方书谓有斩关夺门之功，故有将军之名；丹参、赤芍凉血散瘀，桃仁、三棱、莪术破血逐瘀；雄黄乃颜老治疗血液性疾病常用之品，雄黄味辛，性温，归肝、大肠经，具有解毒杀虫、燥湿祛痰、截疟辟瘟之效，20 世纪 60 年代，颜老治疗白血病合并感染之高热，在辨证的基础上，予以雄黄 0.5g/ 颗制为胶囊（55 号胶囊），取得疗效，并在多部学术杂志上发表学术成果，此处之用，为异病同治之例。全方共奏潜镇清热，凉营散瘀之功。

二诊（1963 年 3 月 5 日）：大便畅行，血象步降，症状随减，药后有胸痞泛恶，脉弦数略缓，舌紫，苔薄。谨守病机，小予增损。

同上方去雄黄，鲜地黄改为生地黄、生军改为制军。7 剂。

复诊时病减症缓，仍从前法，减其量以清余邪，去辛温散瘀之雄黄，易鲜地黄为生地黄，易生军为制军，缓其制而治之。

三诊（1963 年 3 月 11 日）：用上方后胸痞泛恶即折，血象略有上升，后又降，紫斑步退，脸红减，齿衄止，血压维持在 180/100mmHg。复查血常规：红细胞 5.5×10^{12}/L，血红蛋白 160g/L，白细胞 15.0×10^{9}/L。后配合磷 -32 治愈。

药后病情趋向稳定，经中西医结合治疗使疾病得愈。

1. 识证精义 真性红细胞增多症为造血干细胞的克隆性骨髓增生性疾病。症状多与血容量增加及血黏度增高有关。临床多见面红、头痛、齿衄、瘀斑等症状，属于中医学“血证”范畴。颜老认为血证之要，唯气而已，“气为血之帅，血为气之守，血得气之运则流，气得血养则和，气结则血凝，气虚则血弱，气迫则血妄行，气不宁谧则血难安处”。本例患者肝阳暴亢挟热毒上冲头窍，煎灼营血致瘀热炽盛之局，颜老以平肝气、清营血、化瘀热法取效。

2. 立法要点 颜老认为在治疗血证时当审证求因，务使气通血活，气顺血畅，气血调和，血证才能真正治愈。颜老非常重视“血无止法”的观点。曾言“单纯止血，仅为权宜之计，绝非上策……应该消除一切引起气血运行不畅的病理因素，恰如其分地辨证选择药物，还复其气通血居”，强调了出血与瘀血互为因果，瘀不去则新血不生，瘀去则血止而不留瘀。本例患者齿衄时发，四肢紫斑，血色紫红，为瘀热阻络、迫血妄行之明征，故颜老用桃仁、三棱、莪术、赤芍、丹参、当归、生川军等活血之品，通因通用，颇见胆略，不止血而血自止。

3. 用方特点 颜老善用雄黄治血证。雄黄味辛，性温，辛能散结滞，温能通行气血，能搜剔百节中大风积聚。20 世纪 60 年代颜老主持开展中医中药攻克白血病的科研项目，在临床上发现雄黄有抑制异型白细胞的作用，试用于慢性白血病，取得良好效果。在实践中对雄黄的认识和应用有了新的认识，其中，以雄黄解毒消积，治疗真性红细胞增多症也有一定疗效。

（程 杰）

六、血小板减少症

赵某，男，47 岁。1962 年 6 月 13 日初诊。

病史：全身反复出现紫癜一年余，以两腿内侧为著。检查血小板 18×10^9/L 而入院。经西药泼尼松、辅酶 A 等治疗月余，血小板计数 24×10^9/L，因疗效不显，转至中医病房治疗。

初诊：全身少量紫斑及细碎瘀点，色紫红，下肢尤甚，伴头昏乏力，脉细弦，舌质紫，苔黄腻。血瘀阻络，脉道受阻，迫血外溢，拟桃红四物汤加味，以清其源。

本例患者紫癜一年有余，经西药治疗效不显。紫癜日久，耗伤气血，阴血亏虚，阴虚火旺，灼血为瘀，脉络不宁，血溢脉外，渗出皮下；头晕乏力，脉细弦，是因气血亏耗，上不荣头目，内不充脉道所致。治则当取去蓄利瘀，使血返故道，不止血而血自止，并助生化之机。颜老取桃红四物汤合升麻、虎杖等以通因通用，化瘀止血，推陈致新。

处方：当归9g，赤芍9g，川芎9g，红花9g，生地黄12g，桃仁9g，丹参15g，升麻3g，虎杖30g，大枣7枚。7剂。

桃红四物汤始见于《医宗金鉴》。该方以四物汤加桃仁、红花而成，祛瘀养血。方中桃仁、红花活血祛瘀；当归甘温养血，并活血行气，使新血自生；"斑色红者属胃热，紫者热极"，苔黄腻，均示热象之现，故予生地黄、赤芍养阴清热，凉血散瘀，以防血热继续灼伤阴液；配以丹参加强活血，使血止而不留瘀；重用清热泻火、化瘀止血之虎杖，合清热解毒、行瘀消斑之升麻，升降相因；加用大枣养血补中。全方配伍得当，药证相宜，使瘀血去、气机畅，化瘀生新以止血。

二诊：面红，齿衄，口腔黏膜及舌上均有血疮，瘀血得散之征也。口干欲饮，脉小数，舌质红，舌苔薄。转以玉女煎立法。

服药7剂后，患者出现齿衄、肌衄及舌疮，颜老认为此属血瘀逐渐得散之象；但因长期服用激素，阴虚内热，耗伤津液之病机已成重要矛盾，故见口干欲饮，脉象小数，舌红。由此方随证变，颜老由活血化瘀止血之法，转为清化瘀热以安血络。

处方：石膏30g，麦冬9g，知母9g，牛膝9g，牡丹皮9g，鲜地黄30g，赤芍9g，茅芦根各30g，生蒲黄（包）9g。

《景岳全书》载玉女煎主治"少阴不足，阳明有余"之"水亏火盛"之证。方中石膏、知母清阳明之火与肾中相火；麦冬滋阴生津，牛膝引血下行，降上炎之火而止血溢；易玉女煎原方之熟地为鲜地黄，《本经逢原》曰"地黄功用不同，岂可混论……徐之才《别录》云生地黄乃新掘之鲜者，为散血之专药，观《本经》主治，皆指鲜者而言"，地黄从土中挖出洗净即用者名鲜地黄，性大寒，主用于温热时疫、血中火毒热炽而狂乱谵语等症，传统中医治疗高热不退，体液消涸者，习用鲜地黄、石斛、沙参、麦冬等沃焦救焚，唐代医家孙思邈以大黄降气火止血的同时，用地黄汁养阴降热，皆为借鉴之笔；在玉女煎基础上，颜老又易初诊之丹参为牡丹皮，以清阴分之火，凉血散瘀，赤芍则延续初诊之用；茅根、芦根并用，清上下两焦之火热，且亦有止血之功；蒲黄生用则性凉，集止血、散瘀于一体。全方重在清热滋阴，使热清血宁，瘀去络安。

三诊：服药后齿衄止，下肢仍有瘀点，继以桃红四物汤加味，祛瘀生新并加鳖甲胶、龟甲胶等益精血，服药月余，下肢瘀点渐退，血小板上升至 60×10^9/L，一般情况良好而出院。初入病房尚用泼尼松 10mg/d 维持量，经投中药，激素逐步减量，终至全部撤除。

三诊患者逐渐紫癜消退，血小板明显升高，诸症好转，继予活血祛瘀治法，加用滋阴填精养血之品，取鳖甲胶、龟甲胶滋阴泻相火之用，乃因患者久病之后，精血耗伤尤过，由实转虚，故宜攻补兼施，虚实同治，使瘀血去而阴血复。

1. 识证精义

(1) 血小板减少症，归属中医学“血证”范畴。血证指血液不随常道，或上溢于口鼻诸窍，或下流于二阴，或外渗于肌肤的一类病证。《灵枢》谓“阳络伤则血外溢，血外溢则衄血；阴络伤则血内溢，血内溢则后血”，可见血证有阴阳虚实之辨，不可妄用苦寒收涩之剂。颜老指出中医素有“血无止法”之戒，在治疗血小板减少性紫癜时，不宜见血止血，倘出血之因不除，血焉得宁。颜老根据“久病必有瘀”理论，认为出血与瘀血互因，旧瘀不散，血溢不止，新血不生，一如唐容川云“经隧之中，既有瘀血踞住，则新血不能安行无恙，终必妄走而吐溢矣，故以去瘀为治血要法”。

(2) 根据本例患者皮肤反复出现紫斑与瘀点的表现，将该病的病机归纳为“瘀”，并贯穿始终，立法务求其本，一方既定，则需持续服用。但在审定一方之后应根据其证候特点，随证变化而加减，后期症状虽好转，仍抓住病机有“虚”之一端，加用填精血之品，以扶正祛邪，相得益彰。

2. 立法要点

(1) 颜老遵循王清任所云“气通血活，何患疾病不除”之说，治疗血小板减少引起的紫癜，立足“气血流通为贵”，气与血两相维附，治宜疏其血气，活血化瘀，调畅气机，消瘀以畅血脉。诚如《医旨绪余》所言“血溢、血泄、诸蓄妄证，其治也，予率以桃仁、大黄行血破瘀之剂以折其锐，而后区别治之”。

(2) 紫癜日久，导致虚劳发生，病情反复，治疗在活血化瘀的基础上，不忘补气与益精并行，补虚与化瘀兼施，补益精气当调理脾肾，掌握调气调血、平衡阴阳的治疗原则，可以减少紫癜复发。

3. 用方特色 颜老治疗血小板减少性紫癜，每于处方中取虎杖与升麻同用。升麻既走气分，亦行血分，功能凉血化瘀，为消斑治疹良药，如《本草纲目》谓升麻“消斑疹，行瘀血”，药性能升能补，清热解毒，增不足，减有余，虚实之症皆可取用，尤善治有血象偏低症状的多种血证；配清热凉血之虎杖，化瘀降浊。二者合用，一升一降，气血并治，活血消斑，可疗肌衄，有提高血象之功。需要注意的是，升麻治血证宜生用。

（黄文琦）

七、慢性白血病

王某，男，39岁。1960年5月23日初诊。

病史：体倦无力一年。患者一年前自觉心慌伴盗汗，并逐渐消瘦，持续半年余。后因高热住某医院，经检查血常规，发现白细胞 14×10^9/L，脾大，横直径均过脐1cm余，拟诊为白血病而转入本院。周围血常规：白细胞 24.6×10^9/L，红细胞 1.78×10^{12}/L，血红蛋白44g/L，中性粒细胞57%，多核细胞20%，淋巴细胞6%，中性幼型粒细胞7%，髓细胞3%，前髓细胞7%。予深度X线照射，每周2次，经6次照射，白细胞下降至正常，脾脏稍见缩小而出院。出院后血象稳定一月，此后又逐步上升，经化疗、输血不效，再次转入我院。

初诊：脸色萎黄，枯而不华，形容憔悴，体倦无力，自觉四肢酸楚，纳食不馨，脉小数，寸口独软，舌苔薄白，唇面白不华，爪甲不荣，脾大，下缘过脐。

处方：

(1) 人参鳖甲煎丸4.5g，每日2次。

本例患者慢性白血病一年，经西医治疗曾有好转，后又复发。望诊中，颜老以面色萎黄、爪甲不荣、唇白等判断患者脾胃虚弱，机体失养；切寸口独软，可知心肺元阳虚损。故初诊时从四诊观察，患者已呈现为一派气血亏虚之象。但患者脾大，属“癥积”范畴，气血运行不畅，正气日衰，气血相搏，瘀滞成积，结为癥瘕。王清任谓“治病之要诀，在明白气血”，患者证属正虚邪实，治当攻补兼施，内外同修。

人参鳖甲煎丸由《金匮要略》治疗“疟母”的“鳖甲煎丸”所化裁而来，丸中人参扶正祛邪，消癥化结；配以鳖甲软坚化癥，灶下灰和中止血，清酒活血行血，三者并行，有活血化瘀、软坚消癥之功；配以大黄、鼠妇等攻逐之品，加强破血之力；厚朴、半夏等行气之药，以消痰癖；柴胡、黄芩、白芍和解少阳以调气；另有辛开苦降之桂枝、干姜、黄芩等。诸药寒热并用，攻补兼施，使攻伐不伤正，血行气畅，癥积消散。

(2) 狗皮消痞膏加阿魏 1.5g,贴敷脾区。

(3) 熟地 12g,党参 12g,黄芪 15g,白芍 6g,鳖甲 24g,莪术 9g,牡蛎 24g,丹参 9g,砂仁 2.4g,牛膝 9g,白术 9g,茯苓 12g,当归 6g,生地黄 12g。7 剂。

徐灵胎说:“今所用之膏药,古人谓之薄贴,其用大端有二,一以治表,一以治里。治表者,如呼脓祛腐,止痛生肌并遮风护肉之类,其膏宜轻薄日换。治里者,或驱风寒,或和气血,或消痰痞,或壮筋骨,其方甚灵,药亦随病加减,其膏宜重厚久贴。”患者脾大,里病应厚敷,取狗皮消痞膏,加以阿魏为引药率领群药,开结行滞直达病所,以消痞结。

血气俱虚者,十全大补汤主之。该方为益气之四君和补血之四物合方,气旺则百骸资之以升,血荣则百骸资之以养,生熟地养阴填精并重,恐耗血动血,故去辛温辛散之肉桂、川芎,而以丹参祛瘀生新,防止气血阻滞,以砂仁监制诸药滋腻之性;在此基础上,加入鳖甲、莪术、牡蛎以化瘀凝,消癥瘕;牛膝导瘀下行,通下焦气滞。全方补消并用,补血活血,补气行气,气血充荣,运化调达,使瘀去癥消。

二诊:经治疗以来,纳食佳,气色好转,脾脏日见缩小,寸脉缓,苔薄,血常规白细胞总数逐步下降。守方不变,再服一月。

药后白细胞总数一直保持在 3×10^9/L 左右,红细胞日趋好转,精神日振出院。

经内外同修,患者各方面均已好转,寸脉转缓,苔薄,仍有气虚血弱之象,颜老考虑其病程迁延日久,治当缓图其效,即“治内伤如相”之意,守原方以图缓治。

1. 识证精义

(1) 急性白血病,发病急,进展快,预后差,除血象本身变化外,常多见高热、出血症状,与中医学之“急劳”“热劳”“血证”相似;慢性白血病,发病较缓,病程较长,进展较慢,常见贫血、衰弱、肝脾大、抵抗力差等现象,其证治散见于“虚损”“癥瘕”“积聚”等病中,中医辨证是运用方药治疗的先决条件。

(2)本例患者一年前初起急性白血病，发病急，具高热、出血之特征，相当于温病的营血分证，与《普济方》所称之“急劳”接近；后转为慢性白血病，则可归属于虚损、癥瘕、积聚等证的范畴。颜老通过多年临床研究将白血病的辨证分为阳虚型、阴虚型、阴阳两虚型、温热型、痰热型、瘀血型等六个类型，认为白血病的本质为本虚标实，故治疗总以扶正达邪为主，可有利于诱导缓解或维持缓解。

(3)颜老认为，白细胞的增减只是一个表象，根本原因是复杂且多方面的，其中患者的体质与秉性是不可忽视的重要因素，通过对机体阴阳气血平衡的调整同样可以达到提升或抑制白细胞的作用。基于临床实践，颜老总结白血病的病因病机很大程度上与肾虚有关，各型白血病多表现为消瘦、乏力、面色不华等虚弱征象，即使病程中某些阶段实证表现较为明显，但多因虚致病，而非因病致虚，故属本虚标实之证。在治本时宜补益为主，颜老1963年发表的文章中指出，不论急性或慢性白血病患者，两寸之脉，大都独软，即使热证各型患者，寸脉亦多见虚大、重按即无，亦为虚证依据之一。

2. 立法要点

(1)白血病前期多实，重在达邪；后期常虚，治宜扶正。扶正颜老常用十全大补汤、八珍汤为主；达邪则立法以攻为主。所以治取剿抚兼施，益气化瘀，扶正软坚，同时采用外治敷贴，从而使症状与血象得以缓解。尤其内外同治的方法如今已少见使用，当传薪于后世以免遗憾。

(2)血液病根深蒂固，属慢性难治病，虚实夹杂，图治非易。颜老采用内服与外治相结合的方法，攻补兼施，既有针对性治疗药物，又顾护整体气血阴阳，守方缓图，恪守《温病条辨》中“治外感如将，兵贵神速……治内伤如相，坐镇从容”之道，一方既定，则需持续服用，方可稳固疗效。

3. 用方特色 颜老创制狗皮消痞膏治疗慢性粒细胞白血病脾大7例，其中显效(脾脏较前缩小5cm以上)4例，进步(缩小2~5cm)1例，无效2例。药物组成与用法：水红花子、芒硝各30g，樟脑、桃仁、土鳖虫各12g，生南星、生半夏、甲片(穿山甲鳞片，临床可用鳖甲替代)、三棱、王不留行、白芥子、生川乌各15g，生白附子、延胡索各9g。上药共研细末，以蜜及醋调成泥，最后加入麝香1.5g、梅片3g，取适量摊入单层软皮纸上即成。使用时将膏外敷脾大处，外以纱布扎好，再以热水袋外敷，以促使药方深透，每日换药，两周为一疗程。

(黄文琦)

八、粒细胞缺乏症

方某，女，56岁。1964年7月17日初诊。

病史：患者患乳腺癌，行左乳房全切术，术后化疗，引起白细胞降低，已有六月，白细胞经常在(2.1~3.0)×10^9/L，服西药无效。六月来常觉头晕目眩，疲劳乏力，夜寐欠佳，唇干口燥。

初诊：乳癌术后化疗，引致白细胞减低，头晕目眩，疲劳乏力，夜寐欠佳，面色少华，唇干口燥，脉细数，苔薄舌紫。久病伤气耗阴，运血乏力，妇人以血为本，治宜补阴血，化血瘀。

处方：虎杖30g，鸡血藤30g，何首乌30g，红花9g，当归9g，紫丹参15g，赤芍9g，川芎6g。7剂。

患者罹癌症后，因化疗导致白细胞下降，出现眩晕疲劳，寐差、面色少华等虚象。唇干口燥，说明气阴不足，津少不足上承；脉细数，提示阴血虚弱之证；舌紫，可知患者久病及瘀。证属气损及阴，瘀血阻滞，治拟养血滋阴，活血化瘀。

方取桃红四物汤意，以当归补血活血，红花、赤芍祛瘀生新，川芎通行气血，寓祛瘀于养血之中，攻而不伐，补而不凝；更加鸡血藤补血祛瘀，虎杖凉血祛瘀，二者均为活血祛瘀药，颜老常合用之以提升血细胞。不用桃红四物汤之生地黄，因见舌紫，恐其甘寒滋腻碍其血行，且恐伤胃气，而易以何首乌甘补兼涩，不腻不燥，能养肝之血，补肾之阴；不用桃仁，因其性滑利，恐破血太过损伤正气，而易以活血补血之丹参。全方活血通络，滋阴补血，通补相兼，寒热并用。

二诊：药后体力渐增，口干已除，药合病机，仍守衡法，扩大其制。

处方：生地黄12g，京赤芍12g，川芎4.5g，红花9g，柴胡4.5g，枳壳6g，玉桔梗4.5g，牛膝9g，虎杖30g，升麻4.5g，鸡血藤30g，甘草3g。30剂。

二诊患者诸症好转，颜老认为久病入络主血，故予血府逐瘀汤加强活血理气之功效，寓补于通，扩大其制，再加虎杖、升麻、鸡血藤，加强升白疗效，其中虎杖、升麻为颜老常用药对，升麻既走气分，亦行血分，与清热凉血之虎杖相须为用，则祛瘀生新，颜老每与桃红四物汤合用，相得益彰；鸡血藤适于多种原因所致之粒细胞缺乏症。诸药合用，共奏活血化瘀、理气行滞、调畅气血之功。

随访：上方连服30余剂，复查白细胞已回升正常；后予人参养荣丸两周，以巩固疗效。

随访患者白细胞恢复正常，但元气仍未全复，故予人参养荣丸温补气血，理虚养心，缓缓图之。人参养荣丸出自宋代陈无择《三因极一病证方论》，原名“养荣丸”，由八珍汤去川芎，加黄芪、肉桂、远志、五味子而成。八珍汤为气血双补之要方，去川芎，因虑其辛燥耗散阴血；加黄芪益气固表，与当归相合而寓当归补血汤意，当归走血，黄芪走气，二者合用体现“气能生血，血能化气”之意；远志、五味子养心安神，交通心肾；肉桂扶助阳气，鼓舞气血生长。全方有酸甘化阴之意，酸收中又有辛温之品通达，甘缓中复有启运之品行利，气血相合，内外兼顾，益气养荣而强身。

1. 识证精义 患者乳腺癌术后化疗，抑制骨髓化生而形成白细胞减少症，症见头晕目眩、疲劳乏力、夜寐欠佳等虚象，颜老在临床上发现众多原因引起阴阳气血虚衰的慢性病，其病机多由正气不足，推血无力，体内必有瘀血内潜，呈现虚中夹实的状态，在治疗上一味填精生髓于事无补，必治病求本，抓住“瘀阻化源”为致病之本，从“瘀血不去，新血不生”例立法，以扶正气，祛瘀血为治，方能取效。

2. 立法要点 颜老在治疗粒细胞缺乏病时谨守“病脉证治”这一观点，治疗初期以活血化瘀为主，复诊时由桃红四物汤转为血府逐瘀汤，待患者症平后则投以人参养荣丸扶正补虚，可谓方随证变，药因机转，随证治之，步步为营，并不拘泥于一方一药。

3. 用方特色 颜老习用桃红四物汤治疗诸多血液病，推崇“瘀血不去，新血不生”之说，认为血盛则流畅，虚则鲜有不滞者，故血液病患者每每夹有瘀血，致使气血生化受阻，常取桃红四物汤养血活血，以促新血滋生；并辅以升麻举陷升清，虎杖化瘀降浊，两者升降相因，共同鼓舞气血生长。

（黄文琦）

第八章

代谢病证

一、糖尿病(一)

吴某,女,73岁。1985年6月12日初诊。

病史:尿频、消瘦不适数年。高血压、糖尿病史,右侧肢体麻木,常服降压降糖药。空腹血糖在12.9mmol/L,口渴多饮,尿频,身体逐渐消瘦,虽经饮食控制,血糖仍未下降。

初诊:口渴多饮,尿频消瘦,舌红,脉细数。肾阴不足,肝阳上亢,阳明激越。经曰“二阳结谓之消”,消瘅上损及肺,中伤及胃,下殃及肾,治法另辟蹊径。

处方:珠儿参10g,北沙参10g,知母30g,生石膏(先煎)60g,甘草4.5g,天花粉30g,地锦草30g,鸟不宿15g,芦根30g,莲子心6g,黄柏6g,赤芍9g,牡丹皮9g,生地黄30g,水牛角(先煎)15g,苍术9g。14剂。

患者夙有高血压、糖尿病史,尿频、消瘦数年,肝阳之上亢,阳明之郁热,皆能耗阴伤津,病久及肾,势必损害肾阴,故症见血糖偏高,口渴多饮,舌红,脉细数;又见右侧肢体麻木,此为瘀血阻络。证属虚热浊蒸,阴虚血瘀,颜老认为清一分热即可救一分阴,故治以清热养阴,活血化瘀,方拟白虎汤合犀角地黄汤加减。

方以珠儿参、北沙参清肺益气养阴;天花粉生津润燥以滋上源;生地黄凉血滋阴以顾下源;颜老认为消渴病总由脾胃运化失司,苍术为运脾妙品,能激发胰岛功能,故治消渴为必用,即使阴虚内热之病例,注意配伍亦能投之而应;颜老习以知母配苍术,以缓燥烈之性;知母合生石膏、芦根,又可清阳明之热;地锦草与鸟不宿,清热而具降糖之效,为颜老常用的经验药对;莲子心、黄柏,降火潜阳;且消渴患者多有瘀血为患,故牡丹皮、赤芍当为必用之品;水牛角善入血分,清热凉血,与苍术同用,则无寒凝之虑;佐以甘草,调和诸药。全方肺肾同治,补中有泻,共奏滋阴清热、活血化瘀之功。

二诊：服药后，症情得减，空腹血糖已降至6.1mmol/L，上方去水牛角续服30剂，病情稳定。

二诊患者空腹血糖已降至正常范围，诸症缓解，邪热渐清，守上方，去咸寒之水牛角，缓缓收功。

1. 识证精义 《素问·阴阳别论》云“二阳结谓之消”，清代医家张隐庵注释“二阳，阳明胃气也；消，消渴也。盖阳明气结，则水谷之津液不生，以致消渴而为病也”。颜老认为胃为谷海，又属燥土，与脾相为表里，若饮食不慎，脾失健运，湿热结于胃腑，耗气灼阴，遂生消渴之病，口干、善饥、尿频为其最常见症状。颜老临床推崇“脾统四脏”之说，认为治脾是治疗“二阳结谓之消”的有效方法。补脾不如健脾，健脾莫若运脾，脾运得健，则饮食水谷化生精微，气机得以畅调，脾气始能升，胃气始能降，气化若常，“阳结”则消。

2. 立法要点

(1) 颜老治疗糖尿病，重视《脾胃论》所谓“脾胃俱虚，则不能食而瘦”之说，特别强调健运脾胃的重要性，根据糖尿病是因胰岛素分泌功能失常引起的理论，提出“脾胰同源”之观点，认为治胰当治脾，运脾可以改善胰岛功能，脾运得健，则饮食水谷化生精微，气机得以畅调，脾气始升，胃气始降，气化若常，则胰岛功能也可随之渐趋正常。

(2) 颜老针对本案病机，以白虎汤清阳明燥热，直达病理关键；以犀角地黄汤(方中犀角以水牛角代)清营凉血，散瘀解毒。二法相合，气血并治，双管齐下。处方立足泻阳明之火，养水之上源以柔肝木，并注重脾胃运化功能，消除血中瘀热。

3. 用方特色

(1) 颜老习取苍术治疗糖尿病。苍术味辛苦，性温，入肝、脾、胃经，其功效有三：一为运脾，凡饮食不馨、腹胀泄泻等脾困之证均可治之；二为祛湿，人身上中下之湿邪皆能祛除；三为解郁，凡痰、火、湿、食、气、血之郁都能治疗。颜老认为治脾即可治胰，临床每取苍术为主药治疗胰岛素抵抗的糖尿病，效果明显。

(2) 地锦草、鸟不宿是颜老治疗糖尿病的有效药对。地锦草味苦性平，功可清热活血；鸟不宿性平味辛，功能祛风湿、化瘀血，二者合用，具有清湿热、祛瘀血之药效，用于糖尿病，具有良好的降糖及整体治疗作用。

（张 毅）

二、糖尿病(二)

张某,男,50岁。2005年11月24日初诊。

病史:神疲乏力两年余。患者近两年自觉神疲乏力,工作效率低,记忆力下降。一年前体检时发现糖尿病,平时服用二甲双胍控制血糖。目前空腹血糖6.8mmol/L,餐后2小时血糖9.2~9.5mmol/L,体重减轻。近月脱发明显,口干口苦时作。有丙肝病史三年,肝功能尚正常。

初诊:始而丙肝,继之发现糖尿病,近年来消瘦,易出汗,口干引饮,体重减轻,脉沉细无力,舌淡苔薄。脾肾同病,脾失健运,治当补肾清热,益气补脾。

处方:苍白术(各)15g,升麻9g,生蒲黄9g,知母30g,地锦草30g,黄芪30g,柴胡9g,川黄连3,丹参15g,怀牛膝9g,山药9g,熟大黄9g。14剂。

二诊:服药后自汗、口干减轻。患者再服上方14剂后复查空腹血糖6.1mmol/L,餐后2小时血糖8.9mmol/L。

患者神疲乏力两年余,一年前发现糖尿病,口服西药血糖指标控制不佳。原罹肝病,复患消渴,肝病传脾,饮食不为肌肤,故而形体消瘦;如张景岳言“虚邪之至,害必归阴;五脏之伤,穷必及肾”,水不涵木,精血俱耗,虚阳迫津外出则汗出、口干;脉沉细无力,舌淡苔薄,亦为正气暗伤,脾土失运之象。证属脾肾亏虚,运化失职,治当补肾清热,益气补脾。方用消渴清加减。

消渴清为颜老治疗消渴的经验方,由苍术、知母、生蒲黄、地锦草、黄连组成。方取苍术健脾运胰为君,重用知母至30g以养阴清热,生津润燥为臣,二药同用,有脾肾同治之妙;黄连泻火救阴为佐,生蒲黄、地锦草清热凉血,化瘀通络,降低血糖为使。诸药合用,功可滋阴清热,运脾活血,临床治疗糖尿病效果显著。颜老针对本例患者口干口苦、形体消瘦等瘀热内甚之征,加入丹参养血活血,熟大黄泻血分实热,下肠胃积滞,推陈而致新;又因患者气阴不足,故复加入黄芪、白术、升麻、柴胡以升补中气,山药、怀牛膝以补肾育阴,中下焦及脾肾兼顾。

药后诸症减轻,实验室指标亦获明显改善。

1. 识证精义 颜老认为糖尿病是病机复杂、变化多端的难治病，当今糖尿病的病因病机与古代“消渴”有所不同，指出脾虚湿热是糖尿病的基本病机。但在其终生缓慢的发展过程中，病机也同时处在动态演变中。初期表现以湿热、燥热为主；继而出现脾虚、肾虚，并有湿、热、痰、瘀等病邪相互胶结的复杂状况；后期常可导致阴伤，或气阴两虚、阴阳两虚。

2. 立法要点 颜老指出脾虚失运乃糖尿病发病根本。本例患者糖尿病缠绵不愈，以致脾虚失运，病延及肾。湿热内蕴为标，气阴虚弱为本。口干口苦、血糖高为湿热之实证；形瘦乏力，易出汗，脉沉细无力为气阴不足之虚象。治疗上应虚实兼顾。方以黄芪益气，苍白术健脾补虚；黄连清热燥湿、知母养阴清热，二药合用，清火而不伤阴；地锦草清热凉血降糖，丹参、生蒲黄活血化瘀；川大黄熟用以缓其性，推荡壅滞，去宛陈莝，邪去正安；更加黄芪、白术、升麻、柴胡、山药、怀牛膝、丹参等脾肾并治、气血同调之品。全方虚实兼顾，而致阴阳气血平衡。

3. 用方特色 颜老治疗糖尿病属气阴两虚者，习用气阴双补法。认为补气之方，其治在脾，脾气喜升而恶降，每取黄芪、党参配以升、柴之类同用，谓脾之宜升，则清阳之气能转运中州、升清降浊；养阴之方，牵涉多脏，而以肾为根，肾宜降而恶升，多用熟地、山药，佐以牛膝、牡蛎之类，谓肾阴宜降，补肾阴，降相火，则阴气自然伏藏而内守。本例患者肝病三年，糖尿病两年余，兼见气阴虚弱等表现，虚实夹杂，枝节繁多。颜老从整体观角度，判断为病损脾肾，方中用黄芪、苍白术等补脾，怀牛膝、山药等补肾，把握整体病机，调整脏腑功能活动，使其从病理状态转至正常生理状态，俾阴平阳秘，水升火降，水土相得则吉。

（张 毅）

三、糖尿病（三）

许某，男，54 岁。2005 年 10 月 21 日初诊。

病史：神疲乏力、夜寐不安四年。患者四年前因右肾占位病变行切除术，术后高血压、糖尿病随即而起。素有脂肪肝病史。

患者因肾占位病变行切除术后，气血乖违，痰瘀交阻，眩晕、消渴等诸症蜂起。《灵枢》云“十二经脉，三百六十五络，其血气皆上于面而走空窍”，不唯气血不足，

近四年来常觉神疲乏力，大便欠畅，夜寐难安。

初诊：肾切除术后，气血乖违，痰瘀交阻，眩晕、消渴随起，素有脂肪肝病史，湿热瘀交结难解，故面色不华，巩膜不清，口唇紫暗，舌质淡，苔薄腻，脉弦。脾统四脏，脾胰同源，故应健运中州，治脾为主，辅以化痰祛瘀。

处方：苍白术(各)15g，地锦草30g，知母15g，生蒲黄(包)9g，黄芪30g，决明子30g，生山楂15g，丹参15g，法半夏9g，陈皮9g，赤芍9g，益母草30g，川黄连3g，熟大黄9g，泽兰泻(各)9g。14剂。

脾运不及，若土衰木横，蓄瘀留恋，新血不生，亦可见面色不华、巩膜不清、口唇紫暗，俱为气血不畅之外象也；且患者素有脂肪肝病史，痰湿本重，脾虚运化无权，清浊不分，升降失常，故大便欠畅；脾虚不能升清，故神疲乏力；痰瘀内蕴，气血不荣于面，不养于神，故夜寐难安。颜老倡导“脾统四脏”，认为“脾胰同源”，眩晕、消渴俱可从脾论治，故应健运中州，主以健脾助运，辅以化痰祛瘀。

颜老取经验方消渴清(苍术、知母、生蒲黄、地锦草、黄连)运脾化瘀清热；黄芪、白术伍益母草、泽兰、丹参、赤芍、生蒲黄、熟大黄益气化瘀活血，化血为水；陈皮、法半夏合用，寓二陈汤之义，配泽泻理气化湿利水，以和中州；决明子、生山楂为颜老常用药对，平肝阳，化瘀血，泄浊邪，决明子兼可润肠通便；黄连配熟大黄，可解二阳之结，地锦草为颜老治消渴之经验用药。全方共奏益气健脾、化痰祛瘀之效。

药后精神较振，睡眠改善，大便每日一行。三个月后随访，自服上方60余剂，精神振，睡眠安，大便调，血压、血糖平稳，面色亦华。

患者服药后诸症改善，盖因脾气恢复，健运水谷，故精神振复，睡眠改善，大便通调；痰瘀化解，故而血压、血糖平稳，面色亦华。

1. 识证精义 消渴病的辨治，一般分上、中、下三消，以清热生津、益气养阴为基本治则。颜老在临证中体会到，本病的发生、发展及预后与脾气健运与否关系最为密切，因而提出“脾胰同源”之论，倡导从脾论治。若先天不足，后天各种因素损及脾胃，使“脾气散精”功能受到影响，出现“脾不散精”的病理状况，使水谷精微不能散布转输至肺、肾等脏腑，脏腑失于滋养而现阴虚、津伤，肾因而失其封藏之职，使水谷精微随浊气而下泄，而致口渴，多尿，尿有甜味等；同时由于“脾不散精”，导致气血化生乏源，痰湿内生，瘀血阻滞等一系列病理征象出现。

2. 立法要点

(1)脾胃同位于中焦，脾气主升，胃气主降，为人体气机升降斡旋之枢纽，脾胃功能正常则饮食水谷化生精微，“若雾露之溉”，洒陈于五脏六腑、四肢百骸。颜老认为“脾不散精”与西医的“胰岛素抵抗”相似相关。从“脾胰同源”角度而言，脾气充，脾运健，则胰腺分泌胰岛素的功能正常。因此，在治疗消渴病时，颜老主张要重视顾护中焦，斡旋脾气，以恢复脾的运化散精功能，减轻胰岛素抵抗，从而有效地控制血糖。本案方中苍术苦温，燥湿化浊，升阳散郁，长于燥湿，散多于补；白术甘温，益气健脾，燥湿和中，功擅健脾，补多于散。二者同用，一散一守，一运一补，补而不滞，散不伤正，则燥湿健脾之功效更著。

(2)颜老倡导“久病必有瘀，怪病必有瘀”之说，疑难病症常法论治不效，当从瘀论治。本例患者因气血乖戾，机体功能紊乱，以致虚实互见，故而攻之无效，补之无益，唯有疏其血气，令血气调达，方能奏效。如方中黄芪益气，丹参、蒲黄等活血，气血双治，达到调畅气血、平衡阴阳的作用。

3. 用方特色 颜老在临床实践中提出“治糖尿病不忘化瘀”的观点，认为其致病因素多与火邪相关，不论虚火、实火，均可炼熬血液而致瘀血。因此，糖尿病患者自始至终均存在不同程度的瘀热证候，其众多合并症也为瘀血作祟的结果。颜老临床习取活血化瘀之药治疗糖尿病的合并症，如以丹参、赤芍活血止痛治胸痹；大黄、水蛭活血通腑治中风；地锦草、鸟不宿活血通络治肢体麻木；蒲黄、茺蔚子活血明目治视网膜病变等，在理论及治则方面开创了活血化瘀法治疗糖尿病及其并发症的先河。

（张 毅）

四、糖尿病合并眼底出血

潘某，女，54岁。1983年9月13日初诊。

病史：患者自1979年始有“三多”症状，1983年因视力下降

患者出现多饮、多食、多尿症状四年，近来视物模糊，眼底检查示右玻璃体有

经他院检查诊断为"糖尿病眼底变化"。就诊前突然右眼模糊,有黑影、红光,视力左侧0.06,右侧仅见眼前手动,眼底检查示"右玻璃体有团块状积血,周边网膜可见"。

初诊:消渴有年,目瞀,右眼几已失明,口苦,便艰,舌红,苔薄,脉弦滑。肝肾不足,阴虚火旺,脾失健运,瘀热上犯清窍。当滋阴健脾,清热化瘀。

处方:知母12g,川黄柏9g,怀山药20g,萸肉9g,生地黄12g,泽泻12g,茯苓9g,牡丹皮9g,生大黄(后下)9g,苍术9g,生蒲黄(包)9g,青葙子9g,木贼草12g,玄参12g,十灰丸(包)15g。14剂。

团块状积血,为糖尿病常见并发症。兼见口苦,便艰,舌红,苔薄,脉弦滑,其证已属下消,由于肾阴亏损,阴虚火旺,水不涵木,肝阳上扰,瘀热内结,血络瘀阻而为此病。治宜滋阴健脾,清热化瘀,方用知柏地黄丸加减。

知柏地黄丸在《景岳全书》中名滋阴八味丸,由熟地、山药、山萸肉、牡丹皮、茯苓、泽泻、知母(盐水炒)、黄柏(盐水炒)等组成,滋阴降火,治阴虚火旺而致的骨蒸潮热、虚烦盗汗、腰脊酸痛、失眠遗精、苔少舌红、脉数等症,此案颜老用之,以生地易熟地,取其清滋之性;颜老认为出血总缘于热,血证不离乎瘀,故用生蒲黄、十灰丸止血而不留瘀;生大黄化瘀降火,玄参滋阴通便;加用木贼草、青葙子,寓明目以疏风之中,风火同治,而安血络;方中苍术,燥湿运脾,亦为眼科要药,并独具解"二阳结"之妙,为治糖尿病常用之药。全方脾肾同治,滋阴降火,瘀热两清。

二诊:目糊减轻,大便已畅,舌红苔薄,脉弦数。瘀热化而未尽,前法再进一筹。

处方:知母12g,川黄柏9g,山药20g,萸肉9g,生地黄12g,泽泻12g,茯苓9g,牡丹皮9g,生大黄(后下)9g,苍术9g,生蒲黄9g,木贼草12g,玄参12g,水红花子9g,景天三七9g,十灰丸(包)15g。14剂。

二诊患者视物模糊症状减轻,守前方加减治疗。青葙子易为水红花子,加强活血之功,水红花子咸而微寒,清热明目软坚,治消渴、瘰疬、癥瘕积聚等,颜老尚用之治疗瘀血阻络所致之咽痛咽仄、音嗄不扬之症,本案则取其破瘀明目之功;加景天三七,散瘀止血,消肿定痛。

三诊：视物模糊明显改善，舌红苔薄，脉小数。肝肾不足为本，瘀滞脉络为标，取养血活血，清肝健脾。	三诊患者目糊症状明显改善，颜老据其舌脉舌红苔薄、脉小数，判断为肝肾不足为本，瘀滞脉络为标，继以养血活血、清肝健脾之法治疗。
处方：生地黄12g，玄参9g，桑叶9g，菊花9g，牡丹皮9g，苍术9g，赤芍9g，青葙子9g，生大黄（后下）9g，生蒲黄（包）30g，十灰丸（包）15g，水红花子9g，木贼草12g。14剂。	守前方去知母、黄柏等清热之药及山药、山萸肉、茯苓、泽泻等平补平泻之品，于知柏地黄丸中仅保留生地黄、牡丹皮二味，亦取其滋阴凉血而小其制；玄参亦减量至9g；去景天三七，加赤芍凉血活血，生蒲黄止血而不留瘀，加重至30g；复加入青葙子，味苦，性微寒，祛风热，清肝火而明目，伍木贼草之味甘、苦，性平，功能疏散风湿，临床多用于治疗目疾之迎风流泪、翳膜遮睛及痔漏便血等；佐以桑叶、菊花祛风清肝明目，轻清以去其实。
四诊：药后症情稳定，视力恢复至0.2，眼底检查示“玻璃体积血吸收，眼底隐见乳头血管”，再以原方巩固。	经治后患者视力恢复，眼内瘀血吸收，标本兼治，而见显效，原方续服，以巩固疗效。
上方，14剂。	

1. 识证精义 糖尿病合并眼底出血属于“消渴”“目衄”范畴。颜老认为五脏六腑之气血皆上注于目，目又为肝之窍，肝司一身气机之疏泄，主藏血，主张从气血论治目疾。张子和曾谓“目不因火则不病”，故眼底出血必与火邪为患相关。急性目衄多由实火所致，慢性目衄则由虚火引起。同时，颜老在临床上力主“血无止法”之说，出血与瘀血互有因果关系，目衄后必有瘀血阻于目络，一味固涩，络脉留瘀，容易导致反复出血，强调气通血活达到止血目的，消除引起气血运行不畅的病理因素，辨证地选择药物，还其气通血活之常。

本例患者为糖尿病眼底变化，虽为目系症状，但显然与消渴密切相关，而阴虚火旺，脾失健运，实则涵盖了消渴及其诸多变证的关键病机。脾运失职为本，阴虚火旺为标。临床血糖代谢异常之患者，亦以苔腻、舌胖、脉濡及舌红、苔薄少甚则光剥、脉细数两端最为多见。

2. 立法要点 《血证论》谓“目虽阳明经所属，而实肝所开之窍也，血又肝之所主，故治目衄，肝经又为要务”。颜老通过临床实践，认为目衄治疗立

法，仍当按虚实辨之，实证目衄，多兼两目胀痛，耳鸣口苦，胸胁刺痛等，宜从肝治，方用越鞠丸、丹栀逍遥散之类；虚证目衄，多见两目干涩，隐隐作痛，口干唇燥等，则宜从肾论治，方用玉女煎、六味地黄丸、知柏地黄丸等。本例患者证属太阴脾健运无权，营阴本亏，阴不涵阳，肝气上逆，失于疏泄，血随气逆以妄行，不循常道，故治当固本清源。

3. 用方特色

(1) 颜老推崇唐容川所谓“凡吐衄，无论清凝鲜黑，总以去瘀为先”之说，认为血无止法，临床治疗目衄等各种出血证，善用活血止血之类的药物，如蒲黄、大黄、参三七等。蒲黄味甘性平，归肝、心经，专入血分，功能活血不伤正，止血不留瘀，治疗目衄，多与参三七、泽兰同用；对于急性眼底出血，则取大黄治之，大黄又名将军，味苦性寒，入脾、胃、大肠、心包、肝经，功能凉血化瘀，推陈致新，泻火止血而不留瘀，辨证用之，多有立竿见影之效。

(2) 消渴清为颜老治疗消渴的经验方，由苍术、知母、生蒲黄、地锦草、黄连组成，功效滋阴清热，运脾活血，体现了颜老“脾胰同源”的学术思想，治疗糖尿病消渴多饮、口干口苦、舌红苔黄或腻、脉弦等症，方中主要药物在本案治疗过程中亦多有体现。

（张 毅）

五、甲状腺功能亢进(一)

金某，男，46岁。1987年7月10日初诊。

病史：一年前因气愤突发嗳气不已，心悸怔忡，经他医诊治疑为“冠心病”，对症治疗未效。近又因暴怒，出现频繁早搏，入院治疗。经检查确诊为“T_4型甲状腺功能亢进症引起心房颤动”，服用甲巯咪唑后，实验室检查渐复正常，但心烦易怒、肢体震颤等症状未能解除，遂请中医会诊。

初诊：不耐七情之扰，病因情志而起。心烦易怒，胸闷咽梗，心悸怔忡，肢体震颤，如卧筛上，抖动不已，

患者病缘情志郁怒，肝失疏泄，症见心烦易怒；肝足厥阴之脉，上布胸胁，循喉咙之后，肝气阻滞，则胸闷咽梗；肝气上扰心神，则心悸怔忡；肝木横克脾土，脾失健运，则纳谷不馨，腹痛便溏；肝脾不和，营卫不调，故见午后身冷阵作且多汗；肝风内动，故见肢体震颤。舌紫苔薄，脉弦细，亦是怒郁伤肝，肝脾不和，血气未平之征象。病机总由肝气上逆，犯胃克脾，肺胃肃降失司，血气运行涩滞所致。

不能自持，午后身冷阵作，喜冷饮而多汗，纳谷不馨，腹痛便溏，日二三行，舌紫，苔薄，脉弦细。怒郁伤肝，疏泄失常，血气未平。《金匮要略》曾云“见肝之病，知肝传脾，当先实脾”，治当健运中土，并停服西药甲巯咪唑。

处方：苍术 9g，白术 9g，黄芪 30g，川桂枝 2.4g，檀香 1.5g 拌炒麦芽 30g，远志 9g，炒白芍 9g，酸枣仁 15g，枳壳 6g，香连丸 3g(吞)，茯苓 9g，防风 6g，煅龙骨 30g，煅牡蛎 30g，陈皮 6g。28 剂。

二诊(8 月 11 日)：药后诸症悉减，既已中病，原方续进 1 月。

三诊(9 月 11 日)：停服甲巯咪唑两月，T_3、T_4 化验正常，纳谷已馨，惶惶震颤之状锐减，咽梗得嗳气而爽，舌紫，苔薄，脉弦细。前意续进。

处方：苍术 9g，白术 9g，黄芪 30g，煅龙骨 30g，煅牡蛎 30g，淮小麦 30g，白芍 9g，百合 9g，清炙草 4.5g，防风 9g，枳壳 6g，夏枯草 30g，海藻 9g，陈皮 9g，茯苓 9g。28 剂。

初诊处以苍白二术健运脾土，炒白芍柔肝缓急，陈皮理气和胃，防风辛散舒脾，四药合为痛泻要方义，健脾运脾，升清止泻；佐以香连丸（木香、黄连）清利湿热，行气止泻，其为成药，用法可吞服或包煎；加茯苓一味，既利小便以实大便，亦取其健脾安神之用；更以黄芪建中汤方义（黄芪、川桂枝、炒白芍）温中培土，并调和营卫气血，固表止汗；加防风一味，而玉屏风散（黄芪、白术、防风）组成已寓其中；再加枳壳，则与白术合为枳术丸，有健脾消痞之能；合煅龙、牡，重镇安神，兼能收涩止汗；与酸枣仁、远志同用，宁心安神，则标本兼顾；檀香拌炒麦芽为颜老常用中药炮制法，其中檀香味辛而性温，调肺胃而利胸膈，升中有降，偏于宣散气郁；麦芽味甘而性微温，消食开胃，颜老常以丹参饮配生麦芽治中焦气郁之证，其中麦芽用生者，取其疏肝开郁之用，在本案中用炒者，则取其和胃消胀之能。诸药合用，共奏健运脾土、柔肝安神之功。

二诊和三诊患者脾土渐健，肝气得舒，纳谷已馨，震颤锐减，咽梗可得嗳气而舒，方证合拍，仍从原方出入。

患者腹痛便溏已止，纳谷已馨，故减香连丸、生麦芽、檀香；多汗心悸已止，故去桂枝、酸枣仁、远志等，加淮小麦、百合、清炙草养心安神，和中缓急；针对甲亢本病，用夏枯草配海藻清肝散结，消痰软坚。诸药合用，健脾柔肝，散结安神。

服上方后震颤除，余症亦平，血常规检查正常，上方增损续进以资巩固。

王道无近功，本案治疗前后三月有余，患者坚持服药，而疗效得以巩固。

1. 识证精义

(1) 甲状腺功能亢进，属于中医“瘿病”范畴。该病发病主要由于水土因素和情志内伤，致气机不畅，痰瘀互阻，发为瘿病，日久郁而化火，伤阴耗气。

(2) 颜老深谙治未病“未病先防，既病防变”精髓，如在甲肝流行之年，制“护肝片”作预防之用，而其中的主药即为苍术，如《金匮要略》言“见肝之病，知肝传脾，当先实脾”，肝气郁滞则易横克脾胃，肝木虚弱亦不能舒展脾胃气机。针对本例患者已出现纳谷不馨、腹痛便溏等症状，故当知肝传脾。王旭高谓肝病“其中侮脾乘胃，冲心犯肺，挟寒挟痰，本虚标实，种种不同，故肝病最杂而治法最广”，患者就诊时正值夏日，长夏与脾土相应，而暑气最易耗气伤阴，且暑必兼湿，所以颜老处方重视健脾化湿，亦能兼顾时气。

2. 立法要点

(1) “知肝传脾”之病，其治法总遵辛散、甘缓、酸收三法。《内经》言“肝欲散”，辛可助肝之用；《金匮要略》谓“补用酸”，酸可补肝之体。张景岳曰“怒后逆气既散，肝脾受伤”，颜老推崇“脾统四脏”学说，认为脾胃为水谷之海，气血生化之源，五脏六腑皆禀气于脾胃。针对本患一诊、二诊，皆立足于“知肝传脾”，守健运脾土之法，以培土抑木，《难经》谓“损其肝者，缓其中”，《西溪书屋夜话录》“如肝气甚而中气虚，当缓肝，炙甘草、白芍、大枣、橘饼、淮小麦”，肝体阴而含生气、喜柔而恶刚，肝气甚实，而中气虚，肝血化生不足，肝气失于濡养，故方用甘草、淮小麦等甘缓之品，配白芍酸甘化阴，柔肝缓急。

(2)《灵枢》“所以任物者谓之心”，孟河先贤费伯雄言“然七情之伤，虽分五脏，而必归本于心……故治七伤者，虽为肝、脾、肺、肾之病，必兼心脏施治，始为得之”，本例疾患缘于七情内伤，且肝病及心及脾，症见心悸怔忡，故用酸枣仁、远志、煅龙牡、淮小麦、百合、清炙草等怡养心神，亦寓归脾汤义。

3. 用方特色

(1) 颜老治疗肝郁之证，主张辛温疏肝。木应少阳初升之气，木性喜温，温则垂枝布叶，凉则黄落飘零，尤在泾谓“生气不达，则脏气内败，犹木郁则腐也”，故肝以辛为补，气宜温则通。方中苍白二术同用，健脾兼能运脾，且苍术气味雄厚，朱丹溪谓其有“总解诸郁”之功；桂枝性辛温，《医学衷中参西录》“平肝之药，以桂为最要，肝属木，木得桂则枯也”，故桂枝平肝而不伐肝；防风辛能散肝,香能舒脾,为理脾引经要药,《绛雪园古方选注》“黄芪畏防风,畏者,受彼之制也”,黄芪性温燥,防风为风中润药,可监制其燥性,且防风善祛风,得黄芪以固表。

(2)颜老临证常用檀香拌炒生麦芽,檀香清香调气,善疏肝和胃,芳香运脾,拌炒生麦芽,则可健运脾胃,疏肝理气,临床可运用于肝胃不和、湿浊内阻引起的脘腹胀满,胀引两胁,胃纳不馨等症。

(3)瘿病者,多因痰气郁结,壅于颈前而成,尤在泾言“痞坚之处,必有伏阳”,而肝气易郁,化生伏火,颜老在临床上习用夏枯草配海藻,清肝散火,消痰软坚,疗效明显。

(沈一凡)

六、甲状腺功能亢进(二)

顾某,女,23岁。2006年3月14日初诊。

病史:患者于2002年发现两目稍有突出,双侧甲状腺突出,因有甲状腺疾病家族史而就诊,确诊为甲亢,现服用丙硫氧嘧啶1粒/d、左甲状腺素钠片(优甲乐)0.5粒/d,目前T_3、T_4、促甲状腺素均正常。患者于2005年出现盗汗,并畏寒,化验发现TPO抗体>1 300IU/ml,怀疑桥本甲状腺炎。刻下:盗汗,并畏寒,因季节过渡而出现全身皮疹,高出皮肤,瘙痒难忍,尤以四肢明显,鼻塞流清涕,咳嗽咳痰,色黄质稠,胃纳不振,二便正常,夜寐安,舌淡红,舌体偏胖,苔薄白,脉细小数。

初诊:阴虚阳亢,因甲亢服药四载,气血乖违,水不涵木,时而感冒,盗汗,四肢皮疹蠕痒,月事

患者夙有甲状腺疾病家族史,属先天禀赋不足,加之调摄失宜,肝失疏泄,痰气壅结,则见眼突、甲状腺肿大等症,虽服西药控制目前化验指标正常,但因肝气郁久化火,暗伤阴血,脾失健运之职,耗气生痰,而有盗汗、皮疹等诸多不适,属本虚标实之体。

时逢早春,风阳易动之时,气血乖违,《素问·阴阳别论》“阳加于阴,谓之汗”,患者素体阴虚阳亢,阴气既虚,不能配阳,目合而卧,阳气入阴,阳气内蒸,迫汗外出,则入夜盗汗;肺主皮毛,开窍于鼻,瘿病日久,气血乖违,营卫失和,腠理不固,则见汗出、畏寒,时而感冒;适交节之时,正气益衰,风邪乘虚入皮肤之间,故见四肢皮疹蠕痒;风犯肺系,则见鼻塞流清涕,咳嗽咳痰;风侵于中,气机失常,则见偶尔腹痛,胃纳不振;卫气不固,

正常，偶尔腹痛，舌淡红，脉细小数。复有风邪为客，拟调和营卫，祛风养血。

处方：知母 9g，黄柏 9g，荆芥 9g，防风 9g，黄芪 30g，白芍 10g，桂枝 3g，白蒺藜 9g，山茱萸 9g，夏枯草 15g，白术 9g，茯苓 9g，泽泻 9g，煅牡蛎 30g，大枣 6 枚，小麦 30g，甘草 6g。14 剂。

复感风邪，可见舌质淡红，脉细小数。总为阴血虚，阳易亢，卫气弱而夹风邪之征象。治以调和营卫，祛风养血为法。

初诊颜老拟玉屏风散合桂枝汤加减，方用桂枝汤调和营卫，因生姜辛温发散，考虑患者阴虚阳亢盗汗，故去之，并减小桂枝用量；玉屏风散（黄芪、白术、防风）益卫固表；荆芥、白蒺藜祛风止痒；知母、黄柏相须使用，滋阴降火，合茯苓、泽泻、山萸肉而为知柏地黄丸重要组成，是对甲亢本病施治之笔；煅牡蛎、夏枯草清热平肝，软坚散结，其中牡蛎兼能收敛止汗；汗为心之液，故取甘麦大枣汤（甘草、小麦、大枣）甘缓之品，养心安神。全方寒温并施、标本兼顾，共奏调和营卫、祛风养血之功。

二诊：汗出涔涔已止，精神较振，经事来潮，尚属正常，患者有鼻甲肥厚，过敏性鼻炎病史，前方合拍，仍守原章，加味苍耳子散主之。

处方：石斛 9g，知母 10g，黄柏 10g，黄芪 30g，煅牡蛎 30g，麦冬 9g，五味子 9g，夏枯草 30g，辛夷 9g，浙贝母 9g，僵蚕 9g，甘草 6g，苍耳子 9g，北沙参 10g。30 剂。

药后盗汗已除，鼻流清涕大减。

二诊患者盗汗已止，精神转振，经事正常，提示气血营卫逐渐冲和，前方桴鼓而应，唯见鼻甲肥厚，有过敏性鼻炎病史，属中医“鼻鼽”病，在前方基础上合用加味苍耳子散祛风散寒、通利鼻窍。

患者汗出已止，故去桂枝、白芍、大枣、小麦、山茱萸；皮疹已消，故去荆芥、防风、白蒺藜及白术、茯苓、泽泻等燥湿淡渗之品，转从培补气阴立法，加石斛、北沙参、麦冬、五味子润养肺胃之阴，其中石斛出自《本经》上品，甘淡性凉，为孟河医家与颜氏内科常用之品，于温病后期、肝肾不足、气津亏虚之证，养阴生津而不碍邪，清补结合，但需注意苔厚腻者慎用；苍耳子、辛夷祛散风寒，宣通鼻窍；浙贝母、僵蚕化痰散结。诸药合用，共奏养阴益气、软坚散结、宣通鼻窍之功。

1. 识证精义

(1) 痼疾卒病，治分缓急。颜老临证强调中医思维和辨证论治，《金匮要略》云“夫病痼疾加以卒病，当先治其卒病，后乃治其痼疾也”，本例患者甲亢为其痼疾，而颜老临证初诊抓住汗证、皮疹为主症，二诊时兼顾鼻炎症状，方能取效迅捷。

(2) 交节病变，多为正虚。四季更替，节气交换时发病称为交节病变，《临证指南医案》谓“交节病变，总是虚症”，本例患者每逢季节变化即发皮疹，时而感冒，舌淡红、偏胖，脉细小数，当属营卫不足而失和之证。

2. 立法要点

(1) 汗为心之液，损其心者，调其营卫。颜老善用气血辨证，本患者夙有甲亢病史，初诊以盗汗为主要症状，《医宗必读》云“心之所藏，在内者为血，发于外者为汗，汗者心之液也”，《难经》云“损其心者，调其荣卫”，而卫气不固，腠理开泄，营阴外泄，汗出溱溱，更伤心营，故治当调和营卫，安养心神。

(2) 治风先治血，血行风自灭。颜老治皮肤病善从风、湿、热、瘀四端入手，痒则多为风入腠理，《诸病源候论》云“风瘙痒者，是体虚受风，风入腠理，与血气相搏，而俱往来在于皮肤之间，邪气微，不能冲击为痛，故但瘙痒也”，本例患者皮疹瘙痒，因素体气血失和，阴虚阳亢，进而招致外感风邪，故当祛散外风同时兼用养血和血之品。

3. 用方特色

(1) 荆芥、防风、白蒺藜为颜老所常用之祛风药对。其中荆芥归肺、肝二经，且兼能入血分；防风归膀胱、肝、脾经，善祛风燥湿；白蒺藜入肝经，有平肝祛风之功。三药同用，善祛上焦及卫表之风，适用于皮疹伴瘙痒、咽痒等症。

(2) 颜老推崇用药轻灵，考虑患者脾胃运化功能，养阴之时慎用地黄等滋腻之类，而善用生脉饮、北沙参、石斛等清滋之品。

(3) 鼻甲肥厚属慢性炎症反复刺激形成，朱丹溪谓“凡人身中有结核，不痛不红，不作脓者，皆痰注也”，治当辛温散寒，化痰宣窍，颜老选用加味苍耳子散，方用苍耳子配辛夷散寒宣窍，并以浙贝母、僵蚕化痰润燥，散结祛风。浙贝母、僵蚕这一药对治疗喉科燥痰，亦疗效显著。

（沈一凡）

七、甲状腺功能减退

徐某，女，60岁。2005年12月14日初诊。

病史：患者既往有慢性浅表性萎缩性胃炎、直肠炎、脂肪肝病史。三年前发现甲亢，开始出现失眠、手抖，曾服药治疗。今春因乏力、烦躁、失眠而就诊，化验甲状腺功能，诊断为甲状腺功能减退，现服用左甲状腺素钠片，每日1粒。目前仍感神疲乏力，稍有烦躁，难以入睡，胃纳不馨，右胁部作胀，偶有酸痛感，口干，大便每日2次，质稀，便前无腹痛。

初诊：病经三载，阴阳乖违，脉沉弦，舌苔白腻。肝气失于疏泄，脾失健运，拟振奋中阳，交通心肾。

处方：苍术15g，白术15g，枳壳9g，桔梗9g，白豆蔻(后下)3g，檀香1.5g拌炒麦芽30g，草果3g，茯苓9g，茯神9g，黄连1.5g，肉桂1.5g，姜半夏15g，焦山楂9g，焦神曲9g，川厚朴6g，石菖蒲10g，郁金10g。14剂。

患者既往罹患甲状腺功能亢进，又转为甲状腺功能减退，中医辨证属肝气郁结，脾失健运，化生痰湿。肝体阴而用阳，其络布于胸胁，湿阻气机，肝失疏泄，则见烦躁、右胁酸胀作痛；脾失健运，则见胃纳不馨、大便质稀而无便前腹痛；清阳不升，则见神疲乏力；水谷之气不能上荣于清窍，则见口干；《素问》“脾为之使，胃为之市”，脾胃为中焦气机之枢，脾胃气机阻滞，心肾不能交通，则见难以入眠。脉沉弦，为脾阳不振、气机郁滞之象；舌苔白腻，为脾困湿阻之征。归纳患者上述表现，当辨为肝旺脾弱之证，颜老取“见肝之病，当先实脾”之法，治以振奋中阳，交通心肾。

方用平胃散、枳术丸合交泰丸等加味而成。以苍白二术健运燥湿，使湿去脾自健，脾健湿自化；桔梗配枳壳，一升一降，宣展气机；檀香拌炒麦芽，芳香运脾，疏肝和胃；茯苓、茯神同用，健脾利湿安神；姜半夏、川厚朴、白豆蔻，为三仁汤中药物组合，燥湿化痰；石菖蒲、郁金，解郁通窍；交泰丸(黄连、肉桂)交通心肾；焦山楂、焦神曲，和胃消食。诸药共用，奏健脾燥湿、交通心肾、疏肝和胃之功。方中苍白术、厚朴为平胃散主要组成，颜氏内科于脾胃湿滞之证颇多运用，若合草果则更增燥湿之力；苍白术合枳壳，取张洁古枳术丸之意；川黄连、厚朴、半夏，复寓有《霍乱论》连朴饮之旨，诸多方义不胜枚举，可见颜老遣药配伍之妙。

二诊：服药后大便已实，胃纳已开，腹胀消失。又服上方28剂后精神较振，睡眠亦安。

二诊患者服药后大便已实，胃纳已开，腹胀消失，为脾得健运，气机宣畅。守方继进，气血条达，脾运得复，精神较振，睡眠转安。

1. 识证精义

(1) 甲状腺位于颈部两侧，为足少阳经与足阳明经循行部位，其发病每与肝胆失和，脾胃失运相关。肝胆失和则易化火，脾胃失运则易生痰湿。故颜老治疗甲状腺疾病多从肝胆与脾胃论治，或疏肝理气，或清泄肝胆，或健脾益气，或化痰散结等，随证论治，多有验案。

(2) 泄泻临证必须详辨。便前无腹痛，多为脾虚湿困；若大便溏薄，便前腹痛，泄后痛减，为肝木克脾；若腹痛而泻，粪便臭秽多为积食湿热；五更泄泻，多为釜底无火，脾肾阳虚。本例大便溏薄，便前虽无腹痛，但患者有明显的烦躁、右胁作胀、脉弦等肝郁症状，故颜老仍以疏肝健脾法治之，效果明显。

2. 立法要点

(1) 脾为太阴湿土，喜温喜燥，马培之谓"脾失健运，气血精微悉归痰饮"，湿邪阻塞，阳失斡旋之证，用药皆宜温宜动，故颜老提出"补脾不如运脾，运脾之品，首推苍术"。本例取苍术、白术同用，剿抚兼施，运脾化浊，体现了重视脾阳斡旋，重视升清降浊，重视脏腑之间相互关系的治疗思想及"脾统四脏"的治疗法则。

(2) 本患者有烦躁、失眠等症状，为中焦阻隔，阳不入阴所致，颜老采取交通心肾法，选用《韩氏医通》交泰丸，如《本草新编》所论"以黄连泻火者，正治也，以肉桂治火者，从治也……黄连与肉桂同用，则心肾交于顷刻"。

3. 用方特色 颜老认为，脾为太阴湿土，得阳始运，其喜香而恶臭，盖芳香之品，性味辛温，气味雄厚，醒脾兼能化湿，如本方中苍术、白豆蔻、草果、川厚朴、石菖蒲等。颜氏内科在临床上特别重视苍术的运用，认为苍术性温而味辛甘，入脾、胃、肝经，功能运脾燥湿，发汗化饮，开郁疏肝，祛痰消癖，堪称

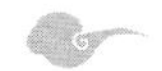

药中大将之品。临床治疗肝胆脾胃疾病,每取苍、白术同用,苍术长于行气,白术长于补气,脾胃每多虚实夹杂之证,故苍、白二术常宜并用。另外,枳壳配桔梗亦为颜老常用药对,一升一降,微苦微辛,宣畅气机,适宜气滞胸胁作胀等症。

（沈一凡）

第九章

皮肤五官病证

一、带状疱疹

华某，男，68岁。1978年7月22日初诊。

病史：左胁带状疱疹三年，局部疹疮，红势虽退，而胸胁皮肤疼痛不已，胜似火燎，久治不愈，前来就诊。

初诊：左胁缠腰蛇丹三年，局部疱疹已消，红势亦退，患处疼痛如灼，不能触按，大便干结不畅，舌暗红，苔薄，脉弦数。诸痛痒疮，皆属于心，而胸胁为肝之分野，当以清心凉血，泻火解毒。

处方：生地黄15g，水牛角(先煎)30g，牡丹皮9g，赤白芍(各)9g，紫草9g，胡黄连4.5g，七叶一枝花30g，连翘心9g，生甘草9g，当归9g，绿豆衣9g。14剂。

本例老年患者，左胁带状疱疹三年未愈，患处疼痛如灼，不能触按。大便干，舌暗红，脉弦数，脉证提示热毒内蕴，据病机十九条的“诸痛痒疮，皆属于心”，采用清心泻火、凉血解毒的治则，予以犀角地黄汤加减治疗。

处方以水牛角替代原方中犀角，合以生地黄、赤芍、牡丹皮以清热解毒，凉血化瘀；辅以胡黄连、连翘心清心热，当归、白芍和血缓急，紫草凉血透疹，七叶一枝花解毒消肿，绿豆衣清风热、治疱疹，生甘草清热解毒，调和诸药。

二诊：药后大便得以畅解，痛势一度减轻，而局部仍有灼热。舌暗红，苔薄，脉弦数，心肝之火仍炽，前方加味再进。

处方：上方加龙胆草9g，蒲黄(包)15g。14剂。

患者服药后，大便通畅，痛势减轻，但左胁仍有灼热，舌红，脉弦数，提示内热未戢。初诊以清心火为主，因患者病位左胁为肝之分野，肝藏血而主疏泄，故二诊在前方中加龙胆草清泄肝火，蒲黄活血化瘀。

三诊：大便已畅，灼热亦退，惟疼痛未已。舌暗红，脉弦细无力。火热大势已挫，而久病气营亏虚，表气不固，余邪难以尽解，当扶固表气而清余邪。

处方：黄芪 30g，白术 9g，防风 9g，当归 9g，芍药 15g，甘草 4.5g，牡丹皮 9g，丹参 15g，失笑散（包）9g，珠黄散（吞）1 支。14 剂。

患者服药后大便畅，灼热亦退，惟疼痛未已，舌暗红，脉弦细无力。脉象从弦数变为弦细无力，表明病证由实转虚。火热虽清，但正气已虚，故治宜扶正以清余邪。

方以玉屏风散合当归芍药甘草汤加蒲黄与珠黄散，寓扶正达邪之义。玉屏风散中黄芪补气扶正，白术健脾祛湿，防风祛湿止痛；当归、芍药活血柔肝，牡丹皮、丹参凉血活血，失笑散（蒲黄、五灵脂）又名断弓弦散，功能活血行瘀，散结止痛，符合“不通则痛，通则不痛”之旨；珠黄散（珍珠、牛黄）为外用剂，具清热解毒、祛腐生肌之用，常治热毒内蕴之咽痛红肿或糜烂，口腔溃疡久不收口等症；甘草生用，清热解毒，调和诸药。

四诊：前以扶正固表，清营化瘀，痛势顿消，脉数见和，精神豁然开朗，三年之顽疾得以解除，为图巩固，原方续进。

患者服药后血分瘀热得清，正气不足得充，络脉阻滞得通，故而痛势顿消，脉数见和，精神豁然开朗。效不更方，原方续进。

1. 识证精义　缠腰火丹，又名火带疮、蛇串疮，即今之带状疱疹。其临床表现主要为皮损，疮疹和疼痛。然其皮损易愈，疱疹易消，惟疼痛不仅剧烈而且持久，年龄越大，疼痛越缠绵难已，患者痛苦不堪。本例患者三年左胁疼痛未愈，皮肤灼热，便干不畅。舌暗红，苔薄，脉弦数。颜老诊断其病机为心肝蕴热，久病入络。

2. 立法要点

(1)《内经》曰“诸痛痒疮，皆属于心”，颜老认为带状疱疹的燎灼之痛当从心论治，证见舌红、脉数、便干，提示心火内蕴，余毒未清，采取清心火、凉血解毒治法治疗疼痛。

(2)“初病在经，久病入络，络主血”，颜老在这个基础上明确提出“久病必有瘀”的观点。本例疼痛持续三年，病久入络为瘀，化瘀活血之品必不可少，故初诊选用牡丹皮、赤芍、当归等凉血活血化瘀之品，二诊更加入蒲黄一味。

3. 用方特色 本例初诊舌红、脉弦数、便干，以犀角地黄汤加减清心火治疗带状疱疹的疼痛，二诊时患者便畅，皮肤灼热未减，舌脉未变，针对其左胁依然灼热作痛的症状，原方加龙胆草、蒲黄以清泄肝火，活血止痛。药后皮肤灼热消退，疼痛仍存，但脉象由弦数变为弦细无力，提示证由实转虚，故去犀角地黄汤，改用玉屏风散合当归芍药甘草汤加蒲黄与珠黄散，扶正祛瘀，而获显效，体现了颜老“观其脉证，知犯何逆，随证治之”的用方特色。

（韩鑫冰）

二、慢性湿疹（一）

金某，女，30岁。2006年5月23日初诊。

病史：患者四年前开始出现颜面部皮肤红肿，瘙痒，怕光，反复发作，发则感全身瘙痒，曾服激素治疗，效果不显，四肢常出现红色丘疹，瘙痒难忍。

初诊：面部皮疹四年余。风湿化热，入于营分，面部红肿灼热，呈现小粒状红疹，四肢亦有波及，但无灼热感，今春起肢体蠕痒，曾经激素治疗，经来量少，下肢浮肿，脉弦数，舌紫，苔薄。姑为散风息热，清营化浊。

处方：水牛角（先煎）30g，紫草9g，赤芍9g，牡丹皮9g，薏苡仁30g，浮萍9g，地肤子9g，蛇床子9g，苦参9g，土茯苓30g，生首乌15g，苍术9g，黄柏9g，牛膝9g，穿山甲9g，生地黄10g。14剂。

本例患者面部及四肢泛发红疹，瘙痒不已四年之久，经西药激素治疗，疗效不显。其面部皮肤红肿，为火热上冲之象；肢体蠕痒乃风邪作祟；下肢浮肿乃湿邪为患。病久不愈，风湿热三邪兼有，病势已入营血之分，故治疗用药宜清营血之热，祛血中之风，利肢体之湿。

方以犀角地黄汤为主，水牛角、牡丹皮、赤芍凉血祛风；生地黄、首乌养血润肤；苍术、黄柏、牛膝、薏苡仁乃四妙丸，功效清热除湿；浮萍、地肤子、蛇床子、苦参、土茯苓祛风止痒；久病有瘀，再加紫草化瘀凉血，穿山甲（现可用地龙等搜络之品替代）增强祛瘀化浊搜剔之力。诸药配合，层次清晰，共奏散风息热、清营化浊之功。

二诊：药后皮疹发作次数减少，舌脉如前。药已初效，仍守原方投入，以巩固疗效。

处方：上方，14剂。

经祛风、利湿、清热三法并治之后，患者皮疹发作次数已渐减少，表明药证相符，故坚守原方继续治疗，以求根治。

1. 识证精义

(1)湿疹是皮肤病的常见病、多发病之一，以红斑、丘疹、水疱、渗出、糜烂瘙痒和反复发作为主要特点。古代医书虽无“湿疹”的病名，但某些病症的描述与湿疹相似，如“湿风”“头面肥疮”“绣球风”等。颜老在临床实践中，根据中医理论与湿疹的特点，认为湿邪为本病发生的主要原因，湿邪蕴久必然化热，热极生风，以致风、湿、热合而为患，导致皮肤出现红疹、水疱及瘙痒等症状。

(2)风邪常与湿邪相杂而为病。颜老认为，血脉瘀塞或空虚，气血乖违，常常出现风证。风证的病因、范围、表现各有不同，但血虚、血瘀、血热等病理多与血相关。

2. 立法要点 颜老指出，风热夹湿，郁于血分，外发皮肤，是众多慢性湿疹的基本病机，每在清热利湿法的基础上，强调“治风先治血，血行风自灭”的重要性，颜老认为“治风先治血”中“治血”包括补血、活血、凉血三法。通过补血，使血液充足，从而血行通畅；活血使气血冲和；凉血使阴血宁静濡润，三法均有助于血液恢复正常的运行而内风自除。

3. 用方特色 颜老临床善用气血学说论治湿疹，习以犀角地黄汤入血分，以凉血解毒；四妙丸入气分，以清热利湿；适当加入浮萍草、西河柳之类以祛风止痒。颜老认为浮萍草味辛性寒，入肺经，功效清热祛风；西河柳性平味甘，亦归肺经，善于散风透疹。二药合用，同气相求，共奏祛风清热、解毒透疹之功，用治湿疹，效果显著。

（韩鑫冰）

三、慢性湿疹(二)

刘某，男，9岁。2006年1月25日初诊。

病史：患者自幼年起，手腕、肘窝、耳后、胸背等部位多发皮肤红色斑疹，伴瘙痒，曾多次至外院就诊，服中药及抗过敏药，效果不明显。皮疹发作时间多在数天至半月之间，严重时皮肤呈片状发作。刻下手腕、肘窝有

本例儿童自幼湿疹反复发作，遍身频频红疹，此起彼落，颜老根据皮肤反复出现红疹、伴瘙痒、舌苔薄腻、脉小数、皮疹发作有时与饮食有关等特点，认为本例的病机为湿热内蕴，郁久化风。故治以散风清热之剂。

红色皮疹，瘙痒，胃纳尚可，皮疹发作有时与饮食有关，二便正常。

初诊：湿疹反复发作八年余。湿热久聚营分，六年前始发阴部及手部、耳部多处湿疹，呈丛发状，蠕痒不已，经治不愈，近日又有小发，脉小数，舌苔薄腻。湿热郁久乘风之象，亟为散风息热。

处方：麻黄9g，蝉蜕6g，芫荽子9g，浮萍9g，西河柳9g，蛇蜕3g，生槐花15g，生大黄（后下）4.5g，川黄连1.5g，连翘9g，紫草9g，牡丹皮9g，赤芍9g。14剂。

经随访，药后湿疹发作间隔延长，蠕痒减轻。

颜老取自拟经验方麻黄蝉衣汤治之。方中麻黄、蝉蜕疏风散热；芫荽子、西河柳、浮萍发表透疹；川黄连、连翘清热解毒，清心火亦为治疗中重要环节，因“诸痛痒疮，皆属于心”之故；槐花、牡丹皮、赤芍、紫草凉血透疹，取“治风先治血”之意；在此基础上，加入生大黄以通腑泻火，与清热祛风药物同用，可速其效；蛇蜕入络搜邪，久病之人多用。

1. 识证精义 湿疹是由多种内外因素引起的变态反应性炎症性皮肤病。一般认为体质具有湿热之气特点的人群，当受到不洁之风的侵袭而与湿热相搏，使湿热由蕴藏状态转变为激化状态。颜老认为湿疹由湿热所致，病程日久，湿热内郁，引发内风而瘙痒不已。本例湿疹反复发作8年余，久治不愈，脾胃失健，湿热内生，郁久化风，故而皮损泛发，瘙痒明显。

2. 立法要点 颜老认为肺主皮毛。皮肤瘙痒与湿疹丛发多与风、湿、热诸邪侵袭肺经相关，推崇《诸病源候论》“夫内热外虚，为风湿所乘，则生疮。所以然者，肺主气，候于皮毛；脾主肌肉。气虚则肤腠开，为风湿所乘；内热则脾气温，脾气温则肌肉生热也。湿热相搏，故头面身体皆生疮。其疮初如疱，须臾生汁，热盛者则变为脓，随瘥随发”之说，治疗诸多皮肤病，主张祛风、化湿、清热三法同用，视病情之不同，如风盛则痒，热盛则红，湿盛则肿，而用药有所偏重。如红疹显著者，以清热药为主；瘙痒不已者，则重用祛风之品；皮疹分泌物明显者，则加强方中的化湿之力。

3. 用方特色 颜老在临床创立麻黄蝉衣汤（生麻黄、蝉蜕、西河柳、赤芍、牡丹皮、槐花、黄连等），治疗顽固性湿疹、慢性荨麻疹、银屑病等效果显著。颜老指出生麻黄味辛而微苦，性温，归肺与膀胱经，其功效不仅能发汗、

平喘、利水,而且有散邪止痒的功能,用于诸多皮肤病瘙痒不已者,有意想不到的良效。本例综合清心火、开肺气、化湿浊、凉血热、泻气火、祛风邪等诸多环节,故能中病。

(韩鑫冰)

四、色素沉着

吴某,男,71岁。2006年3月3日初诊。

病史:患者既往体健。否认有心脑血管疾病史。平时工作授课,自觉精神尚可,胃纳一般,二便正常。近半年来,患者发现面部逐步出现散在褐色斑点,并逐渐增多,皮肤无瘙痒,无出血点。

初诊:面部出现褐色老年斑半年余。古稀之年,右脉细弦,左脉滑数,舌红苔薄,年老气血已衰,血气失畅,面部色素沉着。当益气化瘀,以促生化,可望延年益寿。

处方:柴胡9g,川芎9g,白术12g,桃仁9g,红花9g,枳壳9g,桔梗6g,黄芪30g,当归9g,牛膝9g,赤白芍各9g,甘草4.5g,熟地15g,豨莶草15g,青陈皮各4.5g。28剂。

二诊:药后颜面褐斑渐退,精神矍铄。舌脉如前,仍守原意,调畅气血,以求气通血活之效。上方,28剂。

本例患者年过古稀,既往体健,面部出现褐色老年斑半年余。这是血气衰退的表现。颜老认为,衰老不仅与肝肾功能衰弱有关,更重要的是与瘀血有关。老年斑的形成关乎瘀血,瘀血又常由于年老气虚,故治宜益气活血。

患者年逾古稀,气血已衰,血气流行不畅,故方取血府逐瘀汤,改生地黄为熟地黄,并加大剂量黄芪意在补益气血,活血化瘀,以求固本化瘀之效。虑黄芪、熟地补腻太过,故辅以青陈皮调畅气机,助胃运化,白术顾护脾胃,以助气血生化之源;由于患者色素沉着集中在面部,根据“头为诸阳之会,唯风可到”之说,使以豨莶草祛风通络,桔梗引诸药上行面部而发挥药效。

补气活血之剂不仅能活血消散瘀斑,而且能调整老年人气血失衡状态,故嘱患者继续服用上方,标本兼顾,以冀健康长寿。

1. 识证精义 颜老根据《医林改错》中紫癜风、紫印脸、青记脸如墨等色素变化均可用通窍活血汤治疗的记载,认为老年人面部出现色素沉着为瘀血之征象,同时也是机体衰老的表现,提出气虚血瘀为人体衰老主要机制的学术观点。

2. 立法要点 颜老治疗老年病，善用补气活血法，认为此法不仅可以消除老年人面部色素沉着，而且通过调畅气血，能够防治诸多老年疾病，延缓机体衰老。颜老提出，防老抗衰的根本和关键是消除导致人体衰老的因子(瘀血)，从而促使人体气血流畅，构建人体内环境的平衡，“五脏通畅，人即安和”，从而实现延缓衰老的目标。

3. 用方特色 色素沉着之病因颇多，但瘀血内阻、气血不荣为其主要关键。颜老临床以活血化瘀为常用治法，多用血府逐瘀汤，随证灵活化裁。本案病机气虚血瘀，故予血府逐瘀汤加黄芪，以调畅血气为主，以利色素消退。如果术后有瘀之色素沉着，可以血府逐瘀汤加生蒲黄、杏仁；妇人肝郁而致的黄褐斑，则取此方加桑叶、桑皮；内分泌功能紊乱致色素沉着，习以血府逐瘀汤加仙茅、淫羊藿；如果阳虚阴凝所致者，可于方中加入麻黄附子细辛汤等。

（韩鑫冰）

五、囊肿性痤疮

季某，男，22岁。1983年3月14日初诊。

病史：患者自18岁起开始双颊部出现米粒大之丘疹、粉刺，继而出现脓疮、囊肿，逐渐增加到整个颊部，且于近两年出现瘢痕形成，皮疹此起彼伏，迁延不愈，每当进食油腻而重。二便正常，平素健康，其20岁之弟亦有同样疾病。

初诊：颊部多发囊肿四年。见双颊部囊肿，周围红晕，散在分布绿豆大小之丘疹。双颧部及下颌角肥大性瘢痕累累。脉弦而小数，舌紫，苔薄白。气滞血瘀，郁而化火，上熏头面，结为囊肿。治当活血化瘀，软坚散结。

处方：桃仁9g，红花9g，赤芍9g，牡丹皮9g，泽兰9g，三棱9g，莪术9g，穿山甲9g，皂角刺9g，白花蛇舌草30g，山楂15g。30剂。

本例双颊部囊肿四年，每当进食油腻而重，可知胃经积热；病情迁延四年未愈，符合“久病必有瘀”演变规律，故颜老用活血化瘀、软坚清热的方药治疗。

方用桃仁、红花活血逐瘀；三棱、莪术活血软坚；赤芍、牡丹皮凉血活血；山楂消食导滞，又能活血消积；穿山甲、皂角刺消肿排脓；“血不利则为水”，泽兰化血为水，祛瘀散滞；重用白花蛇舌草清热解毒消痈。

二诊：上方连续服用30天，丘疹基本消退，囊肿大部分缩小或隐退，瘢痕周围之红晕消退。脉舌如常，瘀血化而未尽，仍取原方治之，可望痊愈。上方30剂。

上方凉血化瘀、清热消肿之法已见疗效，故而守原方续进。

1. 识证精义 痤疮好发于青春期之男女，多见于面部（胸、背亦可波及），初起现丘疹、黑头粉刺；继而出现脓疮、囊肿、瘢痕等皮损。囊肿性痤疮为较严重之类型，常常经久不愈。颜老认为本病的关键病机在于肺胃积热。由于饮食失节，过食肥甘厚味，胃肠湿热蕴积，浸淫于肺，循经于面，湿热蕴久，阻滞经络，瘀热互结，而出现囊肿结节。

2. 立法要点 《外科正宗》谓"肺风、粉刺、酒齇鼻，三名同种，粉刺属肺，齇鼻属脾，总皆血热郁滞不散"。颜老认为久病入络，痼病必瘀，痤疮日久必显瘀象。本例持续四年面颊囊肿，并现舌紫之征，瘀热之象显著，故在清热的同时重视化瘀，采用清热化瘀、软坚散结的治法。

3. 用方特色 颜老认为本病系血热瘀滞于皮肤或脾胃，积热内蕴，外熏于皮肤而成，治疗宜以清热化瘀、软坚散结为主，临床习用白花蛇舌草配山楂治之，尝谓白花蛇舌草性凉、味甘，功能清热散瘀，消痈解毒；山楂味酸甘性微温，擅于消积散癥，二药配伍，一则治肺，一则治胃，可奏清热解毒、化瘀消积之功，施于瘀热蕴结之痤疮，最为合拍。

（韩鑫冰）

六、银屑病

严某，男，32岁。1981年5月22日初诊。

病史：银屑病反复不已，由四肢延及鼻唇周处，历廿余年，逐渐加重而多处求治，尚无寸效。平时血胆红素偏高。特来求诊。

患者罹患银屑病久治不愈。症见皮肤红疹脱屑，风湿热毒之象明显；兼有血胆红素偏高，脘胁隐痛，又为肝脾失和，清浊不分，运化失司之表现。足厥阴肝经过胃、贯膈，络于胁肋，肝阳扰胃，阳明脉衰，阳化内风，燃越鼓动，肌肤胃脘皆受其累，业已波及全身。颜老结合上述脉证，治取疏风化瘀、清热化湿之法以通络脉。

初诊：风湿热毒久羁腠理，银屑病廿余载，面部及四肢红色皮疹脱屑。比前又增脘胁隐痛，脉小数，苔薄白。治当疏风化瘀，清热化湿而通络脉。

处方：麻黄9g，桂枝9g，茵陈30g，山栀子9g，生大黄9g，柴胡9g，川芎9g，仙人对坐草30g，平地木30g，徐长卿30g，拉拉藤15g，苍白术（各）15g，枳壳9g，土茯苓30g，白蒺藜30g。21剂。

方取《伤寒论》茵陈蒿汤加味，使湿热瘀从下趋解。本方原治湿热黄疸，面目俱黄如橘子色，苔黄腻，脉滑数者，本案颜老结合患者病史与主证，从肝失疏泄，脾运受阻，风湿瘀热内蕴立法，取茵陈蒿汤原方之茵陈、栀子、大黄清热解毒，祛湿逐瘀；伍以平地木、仙人对坐草疏肝清热，利湿化浊；徐长卿、土茯苓、拉拉藤祛风利湿，泄浊通络，凉血散瘀；佐以麻黄、桂枝疏风解表，使邪内外分消；川芎活血行气；因患者并有脘胁隐痛之症，提示肝强脾弱，运化失常，故取苍白术健运中州，合柴胡、枳壳疏肝调中，寓柴胡疏肝散义；重用白蒺藜30g，其味苦，性微温，因其疏肝息风，明目止痒，并泻肺气，临床常用治皮肤疾患，若与沙苑子同用则培补肝肾、平肝息风并取。诸药合用，共奏疏风化瘀解毒、清热化湿通络之功。

二诊：面部银屑一扫而光，躯干依然如故。偶尔胸痞，再守原法。

处方：上方加川厚朴6g。28剂。

二诊患者面部银屑显著好转；偶尔胸痞，为湿热化而未尽，中焦气机失畅之故。再守原法，加厚朴宽胸下气，燥湿除满。

三诊：药后面部、四肢及躯干银屑均见好转。

药证相符，已得初效。因病程较长，当按慢病缓治之例，继续前方出入，以巩固疗效。

1. 识证精义 银屑病是一种多基因遗传性皮肤疾病，常表现为局限或广泛分布的鳞屑性红斑或斑块，常有复发倾向，属于中医的“白疕”“松皮癣”“干癣”及“风癣”等范畴。颜老认为此病病机与血分湿热关系密切。内因多由七情内伤，气机壅滞，郁而化热，心肝火旺，或过食膏粱厚味，以致脾胃失运，湿热内生；外因主要为风邪或燥热之邪客于皮肤，内外合邪发病。其病位在血分，由于风、湿、热诸邪从表入里，从气入血，蕴结而化火、化热，故气分湿热入于血分脉络是贯穿于银屑病始终的病理特点。

2. 立法要点 颜老治疗皮肤病善从“肺主皮毛”入手，并抓住风、湿、热、毒、瘀等病理因素，临床辨证运用散风、清热、解毒、化湿、逐瘀等法，疗效颇佳。

在各种病理因素中，尤重视风邪之危害，风为百病之长，善行而数变，常与湿热合邪直走血分。早期治疗多以清热凉血燥湿为主，方宜犀角地黄汤合四妙丸；后期邪热有伤阴之趋向，可佐以四物汤、知柏地黄丸之类。本例患者原有肝胆疾病，颜老独辟蹊径，标本兼顾，疏肝利胆，泄浊化湿，疏外风、祛湿热、化瘀浊、通络脉，多管齐下。

3. 用方特色　颜老治疗银屑病善用土茯苓、徐长卿、拉拉藤等三味药，称其为“克银三宝”。土茯苓味甘性平，具有解毒除湿之功；徐长卿性温味辛，功效利湿祛风、活血解毒；拉拉藤性味甘苦而性寒，功用清热利湿、消瘀解毒，民间用治癞疮有效。三药合用，要义在于清除血分之风、湿、热、毒诸邪，以消除银屑病之根源，不仅能治愈此疾，而且可避免其复发。

（张美珠）

七、脱发

赵某，男，50岁。1985年2月15日初诊。

病史：既往有慢性胃病史数年，长期消化不良，每遇秋间感冒而脱发频频，始于晨起梳洗时脱发较多，渐至睡眠时头发大量脱落，曾多方医治，投以补肾之品无效。

初诊：夙有胃疾，气血生化乏权，入秋之后，气燥易于化火，以致脱发频频，伴有毛发干枯，头皮瘙痒，脉细弦，舌红苔薄。血气不足为本，复因燥热之邪熬血成瘀，毛发为之失养，治宜养营活血。

处方：

(1) 内服方：侧柏叶60g，当归60g。

用法：两味焙干，研为细末，水泛为丸，如梧桐子大，每晨以淡盐水送下9g，20天为一疗程。

患者年过半百，“阴气自半”，又因患有胃疾多年，气血生化乏源，每逢秋燥之时，内外相应，血气更难养发，故脱发之症愈显。颜老认为久病必有瘀血为患，气虚、寒凝、血少、血热，均能导致血瘀阻于脉络，则易致毛发失养而脱发；服补肾之品，实其所实，故无寸效。当取养营活血法，以剿抚兼施。

当归味甘、辛、微苦，性温，入营分，补血活血，又善滋润通和，通络利窍，补中有动；侧柏叶味苦、涩，性微寒，凉血益阴，收敛止血，凉中有收。颜老以当归与生侧柏叶二药配伍，因其具有养血凉血、生发乌发之功效，取名“生发丸”，临床广泛应用于各种类型的脱发，疗效显著，可内服，亦可外洗使用。

(2) 外洗方：川藁本 9g，白芷 9g，祁艾叶 9g，藿香 9g，荆芥 9g，甘松 9g，防风 9g，川芎 9g。

用法：上药用纱布包，加水 300ml，煎热外洗头部，每日 2 次，每剂可用 3 天。

二诊：经内外同修，服用一个疗程后，即有新发生长；续服一个疗程，药末竟即满头黑发，未再出现脱发现象。

外洗法可促新发生长。药用荆芥、防风、藁本、白芷祛风透散，并引药上行；藿香辛香透窍，祛湿走表；甘松理气开郁，散寒止痛，常用治胸腹胀痛之症，外用可治牙痛、脚气浮肿等，本案取其开郁通窍之用；祁艾叶温经散寒；川芎活血行血，上行头目，下行血海，为方中最为灵动之品，是关键之引经药。

瘀血去，新血生，发得血养，故获佳效。

1. 识证精义 脱发之病因分原发与继发两种。原发性脱发有斑秃、雄激素源性脱发；继发性脱发则可能由头癣、系统性红斑狼疮等他病引起。中医理论认为发为血之余，肾之华在发，指出头发之盛衰与肾、血关系密切。颜老辨识脱发，推崇清代高秉钧《谦益斋外科医案》所言“发之盛与不盛，在于血；发之固与不固，在于气……无端发落，想是血中风热，热伤卫气使然”之说，临床多从气血论治，结合虚实辨证，虚者有肾气不足，血不荣发；实者有内热耗血，血瘀内阻等。

2. 立法要点 颜老临床治疗脱发，根据虚实之辨证，虚者为气血亏弱，肾精不足，治疗宜取八珍汤、六味地黄丸之类；实者为风热动摇，痰湿内蕴，血瘀内停等，临床可选取温清饮、半夏白术天麻汤、血府逐瘀汤等投之。无论虚证、实证、虚实夹杂者，皆可取生发丸治之，养血清热，标本兼治。

3. 用方特色

(1) 颜老创生发丸，谓生侧柏叶性凉，具有清热、凉血、活血、祛风等功效；当归性温，功能补血活血。二者相配，既有补血之功，又有凉血化瘀之力，无论何种类型脱发均可应用。在应用剂量上，可根据患者病情作适量调整，如血热生风脱发者，可据证增加侧柏叶用量；若瘀血阻滞脱发者，则可酌情加大当归用量。

(2) 本案治疗脱发之外洗方以祛风邪、通经络、活血行气为主，临床治疗以寒湿阻络为主的各类疾病有效，可资参考。

（张美珠）

八、球后视神经炎

袁某，男，56岁。

病史：眼眶疼痛、视物不清数年，患者某日清晨感两眼眶疼痛，眼球牵动作痛，视力逐渐衰退，昏糊不清，仅能见到物体轮廓，医院拟诊为球后视神经炎，予以抗生素、激素、神经营养剂等治疗，但基本无效，而来求诊。

初诊：两眼眶疼痛，视物不清，眼球牵动作痛，脉弦数，舌红苔腻。诊为青盲，治当益气升阳降浊，方取益气聪明汤。

处方：葛根9g，升麻9g，蔓荆子9g，党参9g，黄柏6g，炙甘草3g，生石决明(先煎)15g，炙黄芪12g，柴胡6g，白芍9g。14剂。

本例患者发病数年，眼眶及眼球疼痛，而后视物不清，诊为青盲，系黑睛与瞳神之气色、形态正常，惟视力严重下降，甚至失明的慢性内障眼病，相当于现代医学之眼底退行性病变，或继发于多种眼病的视神经萎缩、黄斑变性，脑部肿瘤也可引起此病。“青盲”一词始见于《神农本草经》，隋代《诸病源候论》作了详细描述。本病多由肝郁气滞，瘀血阻滞，亦有肝肾不足，精血耗损，或命门火衰，脾肾阳虚，不能运精于目而成。颜老认为肝藏血，肝在窍为目，本例患者发病由气血失其调达，气虚郁热阻于眼周脉络，清阳不升，风热上扰而出现眼眶、眼球疼痛；脉弦数，舌红苔腻，可知兼有肝阳夹湿热之象。据此，颜老取益气聪明汤加味以益气明目，疏肝泻火。

益气聪明汤出自《东垣试效方》，功能益气明目，原治中气不足，清阳不升，风热上扰之证。东垣在其他各科的治疗中同样注重补益脾胃，升发清阳，降纳阴火。方中党参、黄芪、甘草甘温益气健脾；葛根、炙升麻轻扬升发以鼓舞胃气上行；白芍酸寒养阴柔肝，配黄柏既可泻火坚阴，又防葛根、升麻升发太过；蔓荆子清利头目。在益气聪明汤原方基础上，颜老加用柴胡、生石决明引药入肝经，调畅肝气，清肝降浊。诸药合用，使中气充足，清阳上升，浊阴得降，九窍通利，耳聪目明，体现了诊治局部疾病亦重视整体的特点。

二诊：两眼眶疼痛减轻，视物仍昏糊不清，眼结膜色淡，舌淡红，苔薄腻，脉弦。

处方：当归身 9g，川芎 3g，升麻 9g，党参 9g，黄柏 6g，白芍 9g，熟地 30g，葛根 9g，炙黄芪 12g，柴胡 6g，蔓荆子 9g，枸杞子 9g。24 剂。

二诊患者两眼眶疼痛减轻，眼结膜色淡，而以视物仍昏糊不清为主要症状。脉象已由弦数转为弦，舌红转为舌淡红，表明肝经湿热有所减轻；而视物不清提示气血不足、不能升清，目失濡养，颜老在守上方的同时，去生石决明，重用熟地 30g，并伍当归、川芎、枸杞等药滋水涵木，为子病补母之法，全方共奏益气升阳、清肝明目、补血养血之功。

三诊：服药后两眼眶疼痛消失，视物昏糊，舌苔薄腻，脉弦缓。

处方：上方去蔓荆子、黄柏，加茯苓 12g，怀山药 9g，泽泻 9g，山萸肉 9g，牡丹皮 6g，五味子 3g，白术 6g。100 剂。

经治五月余，患者已能看清拳头大小的字迹，视力左、右均 0.05，眼底双视神经乳头色淡，动脉轻度硬化，予原方以门诊随访一年，双眼视力进一步好转，生活自理，一般情况好。

三诊患者仅见视物昏糊，舌苔薄腻，脉由弦转为弦缓，反映肝经之郁热基本清除，但郁热日久，已伤肝肾之阴分。故守上方，去蔓荆子、黄柏等泻火坚阴之药，参入六味地黄丸义加强滋补肾阴之效。在益气升阳、清肝明目、养血补血的基础上注重培补肝肾之阴，以收全功。颜老曾言“眼疾用药，必得百帖方效”，故三诊时嘱咐患者坚持服药百剂。

1. 识证精义 视神经炎是指视神经的急性炎症病变。球后视神经炎表现为视力下降，眼球转动痛，有压痛，额部或眼眶深部钝痛。中医学将其归属为“青盲”“暴盲”“视瞻昏渺”等范畴，如《证治准绳》谓“平日素无他病，外不伤轮廓，内不损瞳神，倏然盲而不见也”。本例患者视力衰退，眼眶疼痛，符合“青盲”的诊断。

2. 立法要点 颜老诊治眼病，推崇“目无寒证”之说，认为肝开窍于目，凡诸眼病在急性期，多与肝经实热相关，主张以清肝泄热、凉血散瘀立法。若眼疾转至慢性期，则肝热既可伤阴血，也可导致气分不足，治宜补清相兼。本例眼疾缠绵不愈，元气与郁热势不两立，见舌红、苔腻，已呈气虚肝郁之象，故取益气聪明汤加味以补气泻火；二诊时又显肝热伤及阴血之候，故加入四物汤等加强养血填精之功；三诊时进一步滋水涵木，再加六味地黄丸增强滋补肝肾之效。

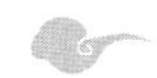

3. 用方特色　颜老治疗脾胃不足，清阳不升之头痛、眩晕等疾，亦喜用益气聪明汤加减，体现了异病同治、重视病机的临床诊疗特色。又颜老治目疾时尤重从肝论治，实证泻肝，虚证补肝，肝肾乙癸同源，治当滋水涵木。此外，颜老根据目形如丸、瞳神圆而居中的特点，临床习取种子类药物治疗目疾，如枸杞子、五味子、桑椹以补目，决明子、车前子、蔓荆子以清肝，辨证施治，多有良效。

（张文雷）

九、视网膜静脉阻塞

黄某，女，48 岁。1981 年 6 月 3 日初诊。

病史：两月前患者左眼视力突然下降，伴左眼视物模糊，易于疲劳，时喜闭目，时有头痛眩晕，心烦易怒，口燥咽干，心悸失眠等。经眼科眼底检查：视网膜动脉变细，静脉充盈迂曲，颞上支阻塞，视网膜出血呈暗红色。

初诊：左眼视力下降，视物模糊，头痛心烦，脉弦数，舌红苔腻。治当育阴活血，取血府逐瘀汤加减。

处方：生地黄 20g，枸杞子 12g，滁菊花 10g，女贞子 10g，决明子 30g，茺蔚子 10g，川芎 10g，红花 10g，桃仁 10g，车前子 30g，丹参 10g，生蒲黄（包）9g。90 剂。

本例患者两月前左眼视力突然下降，伴左眼视物模糊，经眼科眼底检查诊断为视网膜静脉阻塞。颜老根据患者时有头痛眩晕，心烦易怒，口燥咽干，心悸失眠，脉弦数，舌红苔腻，诊为肝之气火有余，水亏木旺，血受热迫而煎熬成瘀，瘀热阻络，交犯清窍，目血外溢，证属阴虚阳亢、气滞血瘀，治当清肝育阴、活血化瘀、清疏柔化。

方用滁菊花、决明子清肝明目；重用生地黄滋水涵木，柔降清疏；枸杞子、女贞子、茺蔚子滋阴养肝，明目退翳；丹参、生蒲黄、川芎、红花、桃仁活血化瘀；车前子性寒、入肝经，功擅清肝明目，颜老曾以单味车前子 15g 水煎服，临床观察 250 例高血压患者，发现其降血压有效率达 82.5%，并可显著改善浮肿、眩晕、头痛、失眠等症；生蒲黄能祛除离经之血，使出血吸收，止血而不留瘀。诸药合用，共奏化瘀止血、清肝育阴之效。

二诊：治疗三月，诸症减轻，眼底出血大部吸收。

上方加减前后治疗三月，左眼视力恢复。复查眼底病变也见好转，嘱停药观察。

1. 识证精义　视网膜静脉阻塞是指视网膜中央静脉或分支静脉内的急性血流梗阻，主要表现为视力下降，眼内出血，属于中医学"络瘀暴盲"范畴。其发病多由肝气郁结，气滞血瘀，阳化内风，迫血妄行所致。本例患者视力骤降，眼底检查视网膜出血，符合"络瘀暴盲"的诊断。

2. 立法要点　颜老诊治血证，推崇唐容川氏"凡血证，总以去瘀为要""凡吐衄，无论清凝鲜黑，总以去瘀为先"之说，认为离经之血与荣养周身之血已睽绝而不合。本例视网膜静脉出血，血行受阻，络瘀不畅，当属瘀血阻络，迫血妄行之候，故在辨证论治基础上，加入生蒲黄、川芎、桃仁、红花等药，意在活血化瘀，俾瘀血去而血脉通，新血循脉而行，不止血而血自止。

3. 用方特色　颜老治疗血证，喜用生蒲黄。蒲黄味甘性平，归肝、心经，性质平和，其味芳香，专入血分，善祛血中瘀浊，活血而兼有止血之效，诚如《本草汇言》所谓"蒲黄，血分行止之药也，主诸家失血……至于治血之方，血之上者可清，血之下者可利，血之滞者可行，血之行者可止"。颜老临床治疗各类血证，每以生蒲黄参入方中，理气活血，祛瘀止血，效果显著。

（张文雷）

十、复发性口腔溃疡

黄某，男，17岁。1982年8月3日初诊。

病史：患者口腔溃疡延绵三年，迭进清心泻热均不为功，前来求诊。

初诊：舌面点状溃疡，灼热疼痛，脉小数，舌胖苔腻。湿热内阻脾胃，既伤脾气，又耗阴液，治当健脾清热，养阴生津，方取参苓白术散加减。

颜老在辨证中，抓住舌胖之象，指出其为脾气不足之特征，脾气不足，失其运化之职，势必导致湿邪内生，日久郁而化为湿热，故见苔腻，脉小数；湿热上冲，犯其口窍，以致口腔破溃，舌面灼痛。脾气不足而为本，湿热上犯而为标，治病必求其本，故颜老取参苓白术散治之。

处方：苍白术各 9g，怀山药 15g，桔梗 6g，白扁豆 9g，蒲公英 9g，党参 9g，茯苓 9g，清炙草 4.5g，制首乌 15g，炙乌梅 4.5g，土茯苓 30g。14 剂。	方中苍白二术燥湿健脾，使湿去而脾自健，脾健则湿自化；辅以党参、山药、白扁豆、桔梗、茯苓、清炙草以加强健脾升清、化湿降浊之力；并取土茯苓清利湿热以治其标；由于湿热内蕴日久，阴液已伤，可见口糜灼热、日久不愈、脉小数等症，故佐以制首乌、炙乌梅酸甘化阴，凉解敛疮；蒲公英一味，味苦，气平，入阳明、太阴经，功能溃坚肿、消结核、解食毒、散滞气，颜老认为诸多清热解毒药物药性苦寒，易伤胃气，唯独蒲公英清一身之实热虚火且不伤胃气，用治胃病之兼有热证及疮毒诸症多有疗效。
二诊（1982 年 8 月 17 日）：舌面溃疡大减，舌底仍有新生溃疡，脉小数，舌苔薄腻。在原方基础上加升麻 4.5g。14 剂。	二诊患者舌面溃疡大减，舌底仍有新生溃疡，脉小数，舌苔薄腻。颜老在原方基础上加升麻 4.5g。升麻一味，味甘、辛，性微寒，入脾、肺、大肠、胃经，颜老誉其为解毒治疮之要药，专用于黏膜炎症，诚经验之谈。
三诊：再服 14 剂后，随访一年，口腔溃疡未再发作。	三诊患者口腔溃疡已得痊愈，随访一年，竟未复发，疗效稳定。

1. 识证精义　口疮一证，古医籍早有记载。如清代医家齐秉慧《齐氏医案》谓“口疮，上焦实热，中焦虚寒，下焦阴火，各经传变所致，当辨阴阳、虚实、寒热而治之”。颜老在长期实践中总结，口疮发病多由火邪所致，凡发病急者，多属心肝脾实火上犯；久病不愈者，则属脾胃元气暗耗，谷气下流，湿火相合，上犯口窍。本例复发性口疮，反复发病三年有余，服清心泻火剂无效，当为虚实夹杂之证。

2. 立法要点　足太阴脾经连舌本，散舌下，口为脾所主，脾气通于口，故口腔糜烂生疮，当责于脾。而口疮反复不愈，则宜健脾气、降虚火为法。诚如朱丹溪《金匮钩玄·口疮》谓“服凉药不愈者，此中焦气不足，虚火泛上无制”，清代医家高秉钧《疡科心得集》亦谓“更有脾元衰弱，中气不足，不能按纳下焦阴火，是以上乘而为口疮糜烂者”，而李东垣脾胃元气不足，阴火上乘之说，予临床重要启迪。颜老于此案中，取甘平培补脾阴之参苓白术散加减，补气健脾，渗湿化浊，配合清热解毒、敛疮等治标之品，十分贴切，是对阴火说在现代临床运用的补充与发展之笔。

3. 用方特色　颜老临床习用生升麻治疗口疮。升麻味甘苦，性微寒，经归阳明，功能升阳解毒，小剂量功擅升阳，中大剂量功效解毒。凡口疮糜烂，口干口臭，大便燥结，舌苔黄腻等属胃热实火者，取玉女煎合升麻投之；若口疮日久不愈，舌胖而淡，胃纳不馨等脾胃虚弱者，则取升麻加入参苓白术散或理中汤中，多有效验。

（张文雷）

十一、咽淀粉样变性

刘某，男，57 岁。1981 年 7 月 21 日初诊。

病史：既往音嘶半载，曾喉镜活检示“咽部淀粉样变性”。咽喉部梗阻不舒，发音嘶哑，多言则咽部干燥，灼热作痛，经中西药治疗无效，特来求诊。

初诊：音嘶，咽头灼热作痛，多语则剧，干槁喜饮，咳嗽有痰，大便维艰，舌紫，苔薄，脉细弦小数。痰瘀交阻肺门，治当化痰软坚，祛瘀开音。

处方：香白薇 12g，赤芍 15g，牡丹皮 9g，生牡蛎 30g，海藻 9g，昆布 9g，蝉蜕 4.5g，炙马兜铃 9g，生诃子肉 12g，葶苈子 9g，天花粉 12g。7 剂。

患者声音嘶哑半年，经检查确诊为咽部淀粉样变性。颜老根据其咽喉部位梗阻，咳嗽有痰等“梅核气”表现，判断为痰气交阻；而咽部灼热作痛，舌紫苔薄，又为瘀血阻络，郁而化热、化燥之象。故从痰瘀交结、痹阻不通立法，以化痰祛瘀、清热散结治之。

肺胃蕴蒸，肺津不布，凝聚成痰，痰热留恋，气机不畅，故音声不扬，口干，便艰，咳嗽有痰；除此以外，舌紫，局部“淀粉样变”，亦提示气血阻滞，痰瘀伏于肺络，而成癥瘕之势。颜老处方针对核心病机之热、痰、瘀等环节，以白薇、赤芍、牡丹皮清热凉血；生牡蛎、海藻、昆布等咸寒之品，化痰软坚；葶苈子、天花粉清热泄肺；蝉蜕利咽开音；马兜铃、生诃子肉祛痰开音，其中马兜铃味苦，性寒，能治肺热咳嗽，并清泻大肠热邪，用蜜合炙，能避免出现导致呕吐的情况；诃子又名诃黎勒，味苦、酸、涩，性温，生用行气消胀，益肺清痰，煨熟则长于温胃涩肠。全方共奏化痰软坚、祛痰开音之效。

 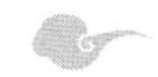

二诊：咽头梗阻，痰黏不爽，痛则如裂，音嘶不亮，诸症此起彼落，舌红苔薄，脉细弦小数。

服药一周，患者舌象由紫转红，表明瘀血之患已得初化；惟咽部梗阻，疼痛如裂，提示痰瘀内蕴，郁结化火，故而于原方加用清热泻火之品。方用黄连、黄芩苦寒直折，符合“实者当泻”之旨，避免痰瘀之邪依附火炎之势而扶摇直上；紫草、牡丹皮、赤芍清热凉血；僵蚕化痰散结解痉；水红花子活血解毒，且为利咽要药；芦根上清肺热，中清胃火，下利小便，并能清热生津，除烦止咳；桃仁开肺润肠，活血通便；桔梗宣肺泄邪，利咽开音；使以生甘草清热解毒，调和诸药。

处方：川黄连 2.4g，水红花子 9g，紫草 12g，牡丹皮 9g，赤芍 12g，僵蚕 9g，黄芩 9g，生甘草 3g，芦根 30g，桃仁 9g，桔梗 9g。90 剂。

三诊：服上方三月，咽梗消失，发音如常，工作时侃侃而谈，亦不觉其苦。

服中药后，未再用抗生素，处方中一度加入细辛、川芎、丹参等活血通阳之品，服之也能安受，自觉症状消失。

1. 识证精义　咽部淀粉样变性，临床较为少见，现代医学无根治方法，文献有转为恶性的报告，其症状相当于中医的“喉痹”，以咽部微痛微痒，或似有异物阻于咽喉，声音嘶哑等为主要表现。医家多从风燥痰热或阴虚火旺论治，颜老则习以气血为纲辨治喉痹，颇有效验。

2. 立法要点　颜老从气血论治喉痹，强调慢性喉痹有阴阳之辨、气血之分。临床由瘀血引起的喉痹并不少见，六淫闭伏，七情不遂，日久不解，均可导致气郁化火，气滞血瘀，瘀热上熏咽喉，症见咽喉刺痛，或感灼热，或觉堵塞，咽部黏膜深红，或有瘀斑，伴有口干不欲饮，嗳气难出，烦躁易怒，舌紫苔黄，脉弦数或细涩等症，立法当按“久病必有瘀”之论，治以活血化瘀，泻火止痛。

3. 用方特色　颜老临床善用海藻配昆布治疗痰瘀交阻之喉痹，认为足厥阴肝经循行喉咙，环口唇，若情志不遂，肝失条达，气滞血凝，痰瘀内生，循肝经上结于喉，则喉痹不舒，阻塞而痛。海藻味苦、咸，性寒，功能清化痰热，祛瘀散结；昆布味咸，性寒，功用软坚散结，消痰凉血。二药同用，善于逐痰祛瘀散结，不仅可用于痰瘀交阻引起的喉痹，还常用于治疗瘰疬、瘿瘤等证。

（张美珠）

十二、过敏性鼻炎

沈某,女,30岁。1980年4月26日初诊。

病史:患者六年前出现鼻塞不通,鼻孔发痒,喷嚏连连,常流清涕,嗅觉减退,曾于多家医院就诊,诊为过敏性鼻炎,遍用抗过敏、消炎类西药无效。

初诊:喷嚏时作,右颊微肿而如虫蚁行走,幽幽作痛,巩膜瘀丝累累,脉细涩,舌暗苔薄。治当散风化瘀,取桃红四物汤加减。

处方:川芎30g,红花9g,赤芍9g,桃仁9g,当归9g,生地黄9g,柴胡6g,白芷6g,贝母9g,僵蚕9g,地龙6g。14剂。

患者过敏性鼻炎六载缠绵不已,并有皮肤异常感觉,甚至作痛,巩膜瘀丝,舌暗,脉涩,与一般风邪袭表,驻于鼻窍者殊有不同,故颜老辨为久病内踞,风邪、痰瘀蕴结肺窍,治当养血活血,化瘀通络,取“血行风自灭”之义。

桃红四物汤源自元代王好古《医垒元戎》之加味四物汤,方名始见于《医宗金鉴》,即四物汤加桃仁、红花,功能活血养血,祛瘀调经。方中重用川芎至30g以活血祛风,是颜老治疗头部五官疾病的独特经验,川芎性温味辛,其性上行头目,既能活血化瘀,又可祛除风邪;为防其辛散太过,多配以生地黄、当归等以顾护营血。在桃红四物汤原方基础上,颜老加用柴胡、白芷理气祛风,与桃红四物汤合用则气血并治,其中柴胡主入少阳经,兼可升清,白芷主入阳明经,辛香走窜,芳香开窍,治疗鼻室不通,鼻流清浊涕,以及风寒头痛等证;贝母通常用作润肺化痰之品,在鼻渊治疗中则可以化痰软坚;僵蚕祛风解痉,消痰散结;地龙通经活络。全方共奏化瘀祛风之功。

二诊:药后病情得减,舌苔薄腻,脉细弦。再以前法化裁治之。

处方:川芎30g,红花9g,赤芍9g,桃仁9g,当归9g,生地黄9g,柴胡6g,白芷6g,贝母9g,僵蚕9g,地龙6g,蝉蜕9g。7剂。

二诊患者病情得减,脉象已由细涩转为细弦,舌暗得缓,表明血瘀情况已经得到缓解,但病情尚未痊愈,仍需更进一步,颜老在守前法的同时,加入蝉蜕一味,与僵蚕相配,寓有升降散义,以升清降浊,祛风清热。

三诊：前药散风化瘀，宿疾冰消，后因感冒引动旧患，两目蠕痒。经治虽减，未能痊愈，脉细弦，舌苔薄腻。

处方：川芎 30g，红花 9g，赤芍 9g，桃仁 9g，当归 9g，生地黄 9g，柴胡 6g，白芷 6g，贝母 9g，僵蚕 9g，地龙 6g，蝉蜕 9g，全蝎 3g，蜈蚣 2 条，羌活 9g，蔓荆子 9g。7 剂。

三诊患者因感冒引动旧患，再次出现喷嚏、鼻塞、两目蠕痒等症状，宿疾尚在，又兼外感风寒。颜老在活血化瘀祛风的基础上，酌加解表祛风药及虫类搜剔之品。其中羌活主入太阳，与前方柴胡、白芷合用，则三阳并治，以祛外来之风邪；蔓荆子，散头部风热；全蝎、蜈蚣，咸寒通络，拨动久潜脉络之病根。

四诊：药后外感即除，鼻鼽亦平。嘱患者停药观察，随访数年，病情未发。

取活血化瘀、祛风通络之剂治疗，六载之疾苦得以根治，可谓“气通血活，何患疾病不除”。

1. 识证精义　过敏性鼻炎属中医“鼻鼽”“鼻渊”范畴，其中鼻鼽以时常喷嚏为主症，鼻渊则以鼻中有大量浊涕、如泉下渗而言。论其病因，初发之起，多责之外感风寒或风热；若久治不愈，多缘于卫气不固，营卫失和。颜老在临床中注意到一些久治不愈的慢性病与诊断不明的复杂罕见之疾病都具有瘀血指征，经过活血化瘀疗法的治疗，取得了较好疗效。此例有六年病史，颜老诊断为久病入络潜窍为瘀，治疗中着重活血化瘀，疗效显著。

2. 立法要点　颜老治疗过敏性鼻炎，每从气血论治，病缘卫气不固，风寒之邪入侵者，治以补气祛邪，方用玉屏风散合桂枝汤，配以川芎茶调散以逐风邪；若久治不愈，气病波及血分，瘀血阻于肺窍，则必有鼻部隐隐作痛，舌紫等血瘀之象，瘀血不去，顽疾难除，方宜桃红四物汤、通窍活血汤之类，治风先治血，血行风自灭矣；此外，尚有培土生金、温振阳气诸法，亦为颜氏内科临床所常用。

3. 用方特色　颜老临床赏识叶天士之说，认为凡久病不愈，邪必入络，习取虫蚁之品以搜剔络中之瘀浊，使血无凝著，气可宣通。对久治不愈的鼻渊患者，每在辨证基础上，加入蝉蜕、僵蚕二味，既可活血通络，又能搜除内外之风邪，俾鼻窍得通，风邪可除。

（张美珠）

第十章

妇 科 病 证

一、痛经

朱某，女，47 岁。1978 年 5 月 19 日初诊。

病史：痛经十余年。每届经期，少腹疼痛逐渐加重，时因疼痛难忍而呼号叫喊，甚则昏厥。多方医治，痛终未减，影响工作，至以为苦。

初诊：经色暗红，时夹血块，腹冷痛，右胁痞胀作痛。舌紫，苔薄，脉细涩。瘀浊交搏，冲任无权，拟投少腹逐瘀汤加减。

处方：官桂 4.5g，小茴香 3g，延胡索 9g，没药 4.5g，甘松 4.5g，生蒲黄 9g，五灵脂 9g，红花 9g，当归 9g，甘草 6g。7 剂。

二诊：药后痛势大减，月经已净，右胁痞胀作痛，不宜再事攻伐，转以疏肝理气。

本例经期少腹疼痛十余载。颜老认为痛经多因情志不遂，气滞血瘀；或外感寒邪，嗜食生冷而致血脉凝滞；或素体阳虚，阴寒内盛，血滞寒凝，乃致血瘀经脉而腹痛。患者经色暗红、时夹血块、舌紫、脉细涩，均提示有瘀血之象；腹冷痛，属阳虚寒凝；右胁痞胀作痛，乃肝气郁滞。证属寒凝血滞，瘀浊交搏。治疗大法以温通为主，活血化瘀，温经止痛。颜老投以少腹逐瘀汤加减。

患者右胁痞胀作痛属肝郁气滞之候，“气有余便是火”，且刻值经期，故取少腹逐瘀汤减去辛温之川芎、干姜；又因腹部冷痛，故去寒凉之赤芍，加入甘松、红花疏肝理气，活血止痛；加重甘草用量，缓急止痛，调和诸药。

二诊患者痛势大减，但经净后右胁依然痞胀作痛，乃肝气郁滞之象。故转用柴胡疏肝散加川楝子、延胡索、桔梗，以疏达肝气，调理气机。

处方：柴胡4.5g，川楝子6g，延胡索6g，生香附9g，枳壳4.5g，川芎4.5g，桔梗4.5g，当归9g，白芍6g，甘草3g。7剂。

方中柴胡疏肝解郁；当归、香附、川芎活血行气止痛，并助柴胡以解肝经之郁滞；川楝子、延胡索二者合用，方名“金铃子散”，能行血分之滞，治疗气郁血滞而致的诸痛；枳壳、桔梗升降结合，理气行滞，调畅气机；芍药、甘草养血柔肝，缓急止痛。诸药相合，共奏疏肝理气、活血止痛之功。

1. 识证精义 妇人以血为本，血的运行需要依靠阳气的推动和温煦作用，气虚、气滞、阳虚、寒凝等均会影响血的运行，从而引发经期腹痛。宋代陈自明《妇人大全良方·调经门》云“夫妇人月经来腹痛者，由劳伤气血，致令体虚，风冷之气客于胞络，损于冲任之脉”。气凝血亦凝，受寒必血滞，颜老认为经行腹痛虽然表现不一，但其大旨总不外乎肝郁气滞、寒浊凝滞，导致冲任二脉气血运行不畅，胞宫失于温煦，而血行瘀滞，不通则痛，从而引发痛经。

2. 立法要点 少腹为厥阴之界，寒邪犯肝，肝失疏泄，气滞血瘀，治疗之法以通为主。颜老主张“血病以行气为先”“血病以热药为佐”，寒凝者用温药散之，气滞者用理气药疏之，血瘀者用活血药通之。少腹逐瘀汤功能温寒化瘀，调和冲任；柴胡疏肝散功擅疏肝理气，切中病机，通则不痛。

3. 用方特色 颜老习用气血学说辨治各种妇科病，认为“女子以肝为先天”，其发病每与肝气郁结相关；若气滞日久，则常导致血瘀为患。故治疗妇人痛经，在辨证基础上，常常加入调治气血之药对，如一诊用蒲黄配五灵脂之“失笑散”，乃甘温行血之剂，是治疗瘀血所致多种疼痛的基础方，如心腹刺痛，或妇人月经不调，少腹急痛等，尤以肝经血瘀者为宜；二诊则加入川楝子配延胡索之“金铃子散”，能行血分之滞，为治疗气郁血滞而致诸痛的常用组合。药少力专，简约精妙，多能起事半功倍之效。

（陈英群）

二、经行乳房胀痛

李某，女，44岁。2006年5月9日初诊。

病史：患者近年来感经前或经行时乳房胀痛，触之无块，少腹

经行乳房胀痛是以经前或经期、经后周期性出现乳房胀痛，甚则痛不可触为

作胀，头痛，白带多，夜寐多梦，潮热，手心多汗，晨起时易头晕，腰酸，面部色素沉着，胃纳欠佳，二便尚畅，舌紫，苔薄，脉细数。

初诊：经来前后，常感胸腹不适，甚则少腹饱胀，面部色素沉着，夜寐多梦。舌紫，苔薄，脉细数。亟为调其血气，血府逐瘀汤合二仙汤加味。

处方：柴胡 9g，当归 9g，怀牛膝 9g，生地黄 9g，赤芍 9g，桃红(各)9g，枳壳 9g，桔梗 6g，川芎 9g，甘草 3g，葛根 9g，仙茅 9g，淫羊藿 15g，知柏(各)9g，天麻 9g，桑叶 9g。14 剂。

二诊：药后乳房胀痛大减，头痛未作。续服上方 14 剂后诸症悉退。

主要表现的一种疾病。肝为将军之官，性喜条达主疏泄，若郁闷忧怒，可致肝气不疏而失于条达，出现经行乳房胀痛、少腹饱胀等症；气滞血瘀，则面部色素沉着、舌紫；肝气失疏，肝肾亏虚，相火偏旺，故表现为潮热、手心多汗、头晕腰酸、夜寐多梦、脉细数等本虚标实之候。故本案证属气滞血瘀，冲任失调。颜老取血府逐瘀汤活血化瘀，疏肝行气止痛；二仙汤补益肝肾，调理冲任，二方合化，并酌加平肝阳、清头目之品。

血府逐瘀汤方中桃红四物汤补血活血调经；四逆散疏肝理气；怀牛膝活血调经，补肝肾；枳壳、桔梗一升一降，调畅气机，滋补药中用之而有灵动之机，无呆滞之弊，俾气通血活，则肝顺条达，瘀去郁散。二仙汤中仙茅、淫羊藿为温柔之品，性温可和阳振颓，性柔可滋阴填精，温柔相合，刚柔并济，则阳气自复，阴精自生，二者同用，使阴血得补，冲任得调，根本得固。在二方基础上，更加知母、黄柏清泻相火；当归温润养血，调理冲任；葛根升清，引药上行，协天麻、桑叶平抑肝阳，可疗眩晕头痛；此外，桑叶尚可疏风宣肺，作为引经药治疗面部色素沉着。全方共奏活血化瘀，行气止痛，滋阴降火，调理冲任之效。

药后乳房胀痛大减，头痛未作。守方续服 14 剂后，肝气条达，气血阴阳调和，诸症悉退。

1. 识证精义　经行乳房疼痛的临床特点是乳房胀痛，随月经周期反复发作，经后多逐渐消失。临床按虚实进行辨治。实证多痛于经前，按之有块，经后乳房胀痛渐止；虚证多痛于行经之后，按之乳房柔软无块。本例患者经行乳房胀痛、少腹饱胀，为气滞；面部色素沉着、舌紫，为血瘀；潮热、手心多汗、头晕腰酸、夜寐多梦、脉细数，为肝肾亏虚，相火偏旺。证属虚实夹杂，本虚标实。虚在肾亏火旺，实在肝郁血瘀。

2. 立法要点 本例患者情志失调，肝气失疏，气滞血瘀，肝肾亏虚，阴血不足，冲任虚损，相火偏旺，为本虚标实之候。肝肾亏虚为本；气滞血瘀、相火偏旺为标。对于乳房胀痛之证，颜老由肝郁气滞病机出发，观察到患者的气血同病、肝肾亏虚及年龄特点，并不局限于疏肝解郁之常法，而是从整体观、一元论入手，虚实、标本兼顾，调畅气血以治其实，补肾降火以治其本，标本同治，其中反映了颜老气血论治、脏腑相关的治疗大局观。

3. 用方特色 清代尤在泾《医学读书记》云"兵无向导则不达贼境，药无引使则不通病所"，颜老临证处方用药善在辨清病位的前提下，加入引经药，俾药物直达病所，可求事半功倍之效。如牛膝活血调经，补肝肾，壮筋骨，颜老认为其性善下走，能引气血下行，引火下行，作为引经药可治疗下焦病证，如肾亏腰酸、痛经、闭经、妇人产后恶阻等。面部色素沉着因情志失调，如暴怒伤肝，思虑伤脾，惊恐伤肾等，皆可使气机紊乱，气滞血瘀，不能荣养颜面而成，治疗多以疏肝解郁、活血化瘀为法，颜老选用血府逐瘀汤加桑叶治疗，取桑叶轻清上扬，引经入肺，上达头面，故而善治头目诸病。

（陈英群）

三、月经后期

唐某，女，23岁。2006年5月30日初诊。

病史：月经后期四年余。月经后期，且不规律，有时三四月行经一次。妇科检查正常，经前乳房胀痛，白带量多，外阴瘙痒，经期无腹痛，夜分少寐，胃纳、二便正常，舌红苔薄，脉小数。

初诊：患者近年来，月经逾期而至，于今为甚，经前乳房饱胀，甚则拒按，夜分艰寐。舌红苔薄，脉细数。女子以肝为先天，肝气失于条达，导致营卫不和，治拟调畅。

本例月经愆期而至，延绵不愈已四年有余。患者经前乳房胀痛，甚则拒按，乃肝经气机阻滞的表现。舌红、脉数说明已有肝郁化热之象。肝失疏泄，无力助脾运化水湿，湿热下注，则出现白带量多、外阴瘙痒等。综观病机，乃系肝失条达，气郁化热；营血暗耗，运行不畅。

治以丹栀逍遥散加减疏肝理气，清解郁热，其中赤白芍同用，柔肝与活血并行，为颜氏内科常用药物组合；枳壳、桔梗一升一降，调畅气机；降香、郁金、香附、月季处方：柴胡 9g，赤白芍（各）9g，甘草 3g，牡丹皮 9g，山栀子 9g，枳壳 9g，桔梗 6g，降香 2.4g，郁金 9g，椿根皮 9g，炒黄柏 9g，当归 9g，香附 9g，月季花 3g，怀牛膝 9g，茺蔚子 9g，鸡血藤 9g。28 剂。

花活血调经，疏肝解郁；茺蔚子为益母草的干燥成熟果实，活血调经，《普济方》载其并治乳痈恶痛，于证颇合；鸡血藤理气活血调经；怀牛膝活血调经，引血下行；椿根皮、黄柏清相火，收敛止带。

二诊：调治一月后，经候如期而至，经前诸症也见改善。嘱患者仍续服上方调理，以巩固疗效。

调治一月后，气机调畅，肝之疏泄条达功能得复，湿热得化，冲任蓄溢有度，故经候如期来潮。

1. 识证精义 妇人月经贵乎如期而至。若来时，或前或后，或多或少，或月二三至，或数月一至，皆为不调，不调则病作。本例患者月经后期、经行乳胀、白带淋漓等症状，缘由肝郁血瘀，冲任无权所致，诚如清代叶天士《临证指南医案·调经》曰："女子以肝为先天，阴性凝结，易于拂郁，郁则气滞血亦滞。"

2. 立法要点 颜老认为月经过期不至，是由气血运行失畅，冲任受阻所引起，辨证有虚实之分。实者多由肝郁气滞，血为之凝，或由痰湿内阻，血行受困等；虚者多由伤血耗阴，以致冲任血虚而滞。实证以通为主，或去瘀血，或化痰湿；虚证以补为主，或补阴血，或益心脾。治疗目的均为调理脏腑气血，使血液畅通，气机升降有度，从而祛除各种致病因子。本例患者肝气失于条达，肝郁化热，营卫不和，月经后期，颜老取丹栀逍遥散加减调畅气血，则肝之疏泄条达功能得复，冲任蓄溢有度，经候如期。

3. 用方特色 本例患者颜老取理气活血法主之，即以活血药与理气药同用，适用于气滞血瘀证。柴胡、枳壳、桔梗调畅气机，降香寓降气降火之义，郁金、香附解郁理气，月季花、茺蔚子、鸡血藤养血柔肝，活血调经，并能调节月经周期。颜老临床用药轻灵，治疗妇科病善用月季花、绿萼梅、合欢花、玫瑰花等花类之品，疏肝解郁，行气活血。

（陈英群）

四、月经过少

陆某，女，43 岁。2006 年 3 月 10 日初诊。

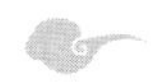

病史：患者两年前因面部色素沉着自服逍遥丸一月后，经量大减，外院给予黄体酮治疗三四个月未见效，检查发现雌激素水平低，给予补充雌激素及黄体酮（人工周期疗法）五个月，效果不显。两胁肋疼痛，月经量少如故，少腹胀，二便、胃纳、睡眠均安。

初诊：面部色素沉着，经来不畅，少腹气坠不适，迭进逍遥丸及雌激素治疗，比前又增胁痛，面部色素累累，自汗盗汗，晨起尤多。舌红苔薄，舌面微紫，脉小弦。肝家气火本旺，冲任无权，拟固本清源，剿抚兼施。

处方：黄芪30g，防风9g，白术9g，紫苏梗9g，半夏9g，陈皮6g，桂枝4.5g，赤白芍（各）9g，茺蔚子9g，川怀牛膝（各）9g，泽兰叶15g，紫石英30g，山楂30g。14剂。

人参鳖甲煎丸8粒，每日1次。

二诊：服药两周，月经按期来潮，量较以前有明显增多；嘱患者月经结束后上方续服两周，月事即恢复正常。

月经过少是妇科临床常见病证，表现为月经周期正常，经行血量明显减少或点滴即净，或经期不足两天，经量亦少，多因血海失充或经脉阻滞所致。患者少腹坠胀、胁痛、脉弦，乃肝郁气滞之象；面部色素、舌面微紫、月经量少，属血瘀内阻之征；自汗盗汗，乃营卫不和之体现。颜老认为此证属肝家气火本旺，冲任无权，治以剿抚兼施，即扶助气血，祛除痰湿、瘀血等病邪。

处方以黄芪、白术、防风（玉屏风散）益气固表止汗；合赤芍又寓王清任补气活血通络之黄芪赤风汤义；加茺蔚子、川怀牛膝、泽兰、山楂活血调经；紫石英，入血分，温肾暖宫而调冲任；桂枝、白芍调和营卫。施用紫苏梗、半夏、陈皮者，观患者有少腹气坠、胁痛等症，当有肝脾不和之病机存在，而阴血之化生由脾胃主宰，故作此考虑。另以人参鳖甲煎丸同服，化瘀软坚，以增方效。

服药两周后，患者冲任调和，月经按期来潮，经量较以前有明显增多，待月经结束后，守方续服两周，月事恢复正常。

1. 识证精义 妇人月经周期如常，而经血量少，或行经时间缩短，经血量少于平日，称为月经过少。临床辨证有虚实二端。虚者血源不足，无余可下，多伴有头晕目眩，心悸胆怯，小腹空痛，舌淡脉细等；实者血海受阻，经行不畅，证见经血紫而有块，小腹胀痛拒按，舌紫脉弦等。本例患者月经量少，兼有少腹两胁作痛不舒，舌紫脉弦等，当属瘀血内阻，经脉受阻，气血不畅之证候。

2. 立法要点　颜老临床治疗月经过少，分虚实之证立法，虚证多属血虚，治当补血，每于补血方中加入补气之品，气为血之帅，补气可以益血；实者当属气滞血瘀，治宜祛瘀，并于祛瘀方中辅以行气之药，谓气行则血行，行气之药与活血之品相配则疗效更佳。

3. 用方特色　颜老治疗妇人月经不调，善将理气药与活血药相伍应用，谓行气则助血液畅行，活血则能疏通气机，两者合用，可求气通血活之效。本例患者月经过少，兼有胁痛腹胀之肝郁之象，故处方用紫苏梗、半夏等行气解郁，调理肝脾，配以泽兰、牛膝、山楂活血化瘀，气血同治，故见效亦速。颜老常用人参鳖甲煎丸治疗癥瘕积聚、闭经、月经愆期、经量过少等证，取其益气散结、活血通络作用，屡获良效，与本案病情亦合。

（陈英群）

五、功能失调性子宫出血

仲某，女，42岁。1981年8月15日初诊。

病史：月经过多数年。来潮时伴有心烦失眠，经来色紫，久治无效，中药曾服归脾汤、逍遥散、甘麦大枣，皆不为功，妇科拟诊为功能失调性子宫出血。

初诊：经来淋漓十多天方净，经潮前伴有全身不适，乳房发胀，腹痛，经来有块，色不鲜，平素潮热，烦躁。脉紧而弦，舌红紫，苔薄。血海本有蓄热，服“归脾”太早，瘀热滞而不化，营卫乖违，亟为之疏泄。

处方：生地黄24g，柴胡6g，枳壳4.5g，桔梗4.5g，生甘草3g，川芎2.4g，当归6g，赤芍6g，红花9g，桃仁9g，牛膝4.5g。14剂。

患者痛经，经来有血块，脉弦紧，舌红紫，皆属瘀血之表现，然服用归脾汤、逍遥散等无效，潮热烦躁不减，月经淋漓不尽，表明血海确有蓄热，热不清则瘀难化，颜老宗“久漏宜清通之法”，投血府逐瘀汤原方，倍用生地黄清热凉血，轻用川芎活血行气，体现了“通因通用”“血无止法”的治疗思想。

二诊：此次经行较畅，七天净，兼证均有减轻，脉仍紧，舌红紫未退，血海之瘀热依然未净，原当疏理。

处方：同上方继续服用。

服血府逐瘀汤半月，月经畅而七天净，但舌仍紫，脉仍紧，体内瘀热化而未尽，故仍取原意治之。

患者持续服用上方至60剂，观察月经两次来潮情况，所患顿失，以后月事即行正常。

颜老治疗妇人月经不调之病证，每以两三月为一疗程。本例服药两月，诸症消失，故嘱患者停药以观后效。

1. 识证精义 功能失调性子宫出血指生殖系统无明显器质性病变而出现的不正常阴道出血，属于中医学“崩漏”范畴。如不及时治疗或治疗不当，常会造成日久不愈或反复发作，并引起继发性贫血症。宋代陈自明在《妇人大全良方》中谓：“冲任之脉为经脉之海……外循经络，内荣脏腑。若无伤损则阴阳和平……经下依时；若劳动过多，致脏腑俱伤，而冲任之气虚，不能约制其经血，故忽然暴下。”冲任损伤，不能约制经血，是功能失调性子宫出血的主要原因。《沈氏女科辑要笺正》进一步认为本病虚是本，热是标，书中谓“崩中一症，因火者多，因寒者少，然即使属热，亦是虚火，非实火比”。本案病机不仅有积热胁迫，更有瘀血内阻，瘀热交结，久蓄血海，故潮热烦闷，舌紫腹痛，经来有块，皆是血脉瘀滞之证候。

2. 立法要点

(1) 血虽得温则行，但如血热太甚，煎灼营血，则成瘀热互结之证，故王清任强调“血受热则煎熬成块”；而瘀血日久，亦可郁蕴化热，瘀热互结，阻于胞宫，迫血妄行而发崩漏。本案患者平时潮热，烦躁，乳房发胀，为肝郁气滞，久而化热之象。经来不鲜，中有血块，淋漓难净，并伴腹痛，皆瘀宿血海所致，服归脾汤等实其所实，瘀热一日不化，则血海一日不宁，故病延三年。

(2) “血实宜决之”，为治瘀之大法，然血瘀与热搏结，单以逐瘀之法常不能取效，须以清热凉血、活血化瘀二法剿抚并施，使邪热除而瘀血自化，瘀血去新血生，而瘀热自退。

3. 用方特色 中医对于血瘀、血热引起的出血证常采用逐瘀止血、凉血止血之法。如血瘀较重者，常选用蒲黄、五灵脂、桃仁、红花、三七等活血祛瘀之剂；血热明显者，常选用生地黄、牡丹皮、丹参、赤芍、茜草等凉血活血之剂。而颜老妙用血府逐瘀汤治疗瘀热互结之崩漏证，以达清热凉血、化瘀止血、引血归经、标本兼治之效。血府逐瘀汤既解气分之郁，又逐血分之瘀，改变原方组分剂量而达所期之效。颜老在临床上善用血府逐瘀汤治疗妇科病，认为妇人以血为本,诸多经带胎产疾病如属热证则于方中加重生地黄、赤芍之用量;如属寒证,则加重川芎、红花的用量,辨证用药,效果明显。本例瘀热明显,故倍用生地黄行清热凉血之功,稍佐小剂量川芎温通血脉,避免凉血过甚,有冰伏之虞,全方贯彻疏肝、清热、化瘀三大法则,守方二月,愈此顽症。颜老治疗疑难病症强调必先辨证寒热虚实,澄源审因,切不可一遇久病即视为虚证,若为实证而行补,只会助长邪气而加重其疾。

(梁 琦)

六、子宫切除术后

刘某,女,59岁。2006年3月7日初诊。

病史:头晕心烦数年,二十年前行子宫全切术,术后时有阵发性胸闷心悸,时感烘热汗出,曾长期服用雌激素治疗。数年前停服雌激素。近来时感头晕心烦,自汗盗汗,五心烦热,牙龈红肿,咳嗽咽痛,间有腹股沟淋巴结肿大等不适。西医检查无明显异常。

初诊:刻下燥热心烦,口干目燥,口腔湿热频现,两侧胯间时有肿痛,脉弦数,舌红,有裂纹。冲任失职,气血乖违,治以养血柔肝,调益冲任。

处方:知母15g,黄柏5g,黄芩9g,赤白芍各9g,丹参15g,牡丹皮10g,桑叶皮各9g,生地黄10g,莲子心4.5g,升麻9g,当归9g,地骨皮9g,白薇9g,石楠叶9g,蒲公英9g,檀香1.5g拌炒生麦芽30g。14剂。

患者临床症状繁多,见头晕胸闷、面部及手心发热、自汗盗汗、牙龈肿痛、口干目燥等症,究其原因乃子宫全切术后,冲任不调,肝肾两亏,气火升腾所致。

颜老针对此案肝肾两亏,冲任交损,气火升腾之候,取《兰室秘藏》之当归六黄汤,去甘温之黄芪、滋腻之熟地,上以莲子心清心宁神代黄连(颜老治心火旺盛之失眠,常以交泰丸合莲子心、连翘心),石楠叶祛风补肾以治头痛,桑叶、桑白皮清头目、止汗;中以生麦芽、檀香、蒲公英疏肝和胃、降气火;下以知母清相火,三焦燮理;配以血分牡丹皮、地骨皮、白薇清热凉血除蒸,赤白芍、丹参活血,使血脉畅通,不致壅塞;更配以升麻之轻清,解毒利咽,其当生用。

二诊：药后面部烘热及牙龈肿痛症渐消，头晕亦平，嘱原方再服两周，以巩固疗效。

由于病程缠绵日久，治疗不能急于求成，而宜缓缓收功，故颜老嘱咐患者坚持原方再服两周，体现了中医“效不更方”的思想。

1. 识证精义

(1) 本案症状较为繁杂，有“汗证”“心悸”等候，涉及心、肝、肾、脾诸脏，乃因手术后，肝肾暗耗，心神不宁，相火妄动，影响五脏生理功能，累及心包络、三焦。

(2) 患者表现出头晕胸闷、五心烦热、自汗盗汗、口干目燥、舌红有裂纹、脉弦数等症，均指向肝肾暗耗，相火妄动；而牙龈肿痛，口腔湿热频现，两侧胯下间时有肿痛，又有土困木横，肝经湿热之候。

2. 立法要点

(1) 肝为藏血之脏，血伤则肝先受累。肝体阴而用阳，肝血虚亏，一则冲任失荣，二则肝阳偏亢，易于动风化热，可表现为头晕心烦，烘热汗出。治疗此证，在乎用苦泄热而不损胃，用辛理气而不破气，用甘缓急而不滋腻，苦泄、辛散、甘缓，俱为正治之法。

(2) 本案症状繁杂，病机涉及脏腑虽多，以整体阴阳视之，则属阴虚于下，阳亢于上，因此通过补阴抑阳之法，可使阴阳自和，气血平衡，其证向愈。

3. 用方特色 当归六黄汤滋阴泻火，固表止汗，临床常用于治疗阴虚内热之证，症见盗汗、心烦、口干、唇燥、舌红、脉细数等。本例患者病起于二十年前之子宫全切术，致使阴阳失于平衡，气血乖违，病变范围广泛，累及多脏，涉及气分、血分，颜老针对阴虚阳亢之病机及自汗盗汗之主证，取当归六黄汤化裁，以养血柔肝、培补冲任为主，兼以清心、和胃、凉血、活血诸法，补其不足，泻其有余，终能平定诸症。

颜老在临床上擅长应用升麻治疗多种疑难病症。升麻味甘苦，性寒，既能入气分，以升发清阳之气，又可入血分，以凉血解毒，每与柴胡相配，治疗肝郁化火之证，效果显著，如《本草求真》所谓“柴胡能升少阳肝经之阳，升麻能升阳明胃经之阳，一左一右，相需而成”。本案未用柴胡，乃因其证以肝虚（肝血、肝阴不足）为主，故不可犯“虚虚实实”之戒。

（梁 琦）

七、子宫肌瘤(一)

王某,女,50岁。1977年8月1日初诊。

病史:下腹胀满两年余,伴前阴流血性分泌物淋漓不净,其气腥臭,经妇科B超检查诊为子宫肌瘤,因惧手术,来请颜老会诊。

初诊:经血淋漓不尽,下腹胀满,腰酸下坠,按其小腹有块状物,脉细涩,舌紫,苔薄,缘由生育过多,下元奇脉空虚,气血运行失畅,日积月累,癥瘕乃生,即《内经》所谓"任脉为病……女子带下瘕聚"。仿叶天士温经消癥法。

处方:小茴香6g,鹿角胶(烊化)10g,当归9g,菟丝子9g,桂枝6g,莪术9g,炒延胡索9g,川芎9g,大黄䗪虫丸(吞)9g。7剂。

二诊:服上药后小腹疼痛缓解,腹部肿块有所缩小,前阴流血已止,舌红苔薄,脉细,此气血渐和之佳象。

处方:原方去大黄䗪虫丸,加茯苓9g,土鳖虫9g。

本例患者下腹胀满,伴前阴流血性分泌物,脉细涩,舌紫,可知气滞血瘀、痰瘀互结为患,病史已久,属虚实夹杂之证。颜老仿叶天士温经消癥法,实乃活血化瘀法之灵活运用。

温经消癥法属温经化瘀法的一种,"血得温则行,得寒则凝",取药物温热之性,能温胞宫而化瘀积,理冲脉而统摄血液。

本例方取《医林改错》少腹逐瘀汤义化裁,药用小茴香入下焦温行滞气,当归温和血海,易官桂为桂枝取其温通之性,炒延胡索、川芎行气活血止痛,是为少腹逐瘀汤中主要药物。伍以莪术,畅通气血,以增强止痛之力;鹿角胶为血肉有情之品,入督理阳;菟丝子走任行阴,盖督统诸阳脉,任统诸阴脉,阴阳调和,气血通达,则奇经得以司职;唯有形之块,非单纯汤药可以速去,故送服大黄䗪虫丸,以虫蚁搜剔攻有形,祛除胞宫久羁之瘀血浊邪,通因通用,在所必用。大黄䗪虫丸出《金匮要略》,主治五劳七伤、脏腑经络气血运行不利、内有干血诸证,补血虚,逐血瘀,为补泻兼施之剂。

津血同源,"血不利则为水",水不利亦为瘀,故加茯苓利湿;二诊去大黄䗪虫丸,而入其主药土鳖虫,又名䗪虫,咸寒,有小毒,入肝经,破瘀血,续筋骨,常用于外伤、血瘀、月经不调等各种血瘀病证。

共服三月,其苦若失,以前方制丸常服调理。

慢病缓治,以资巩固。

1. 识证精义 子宫肌瘤属中医“癥瘕”“石瘕”范畴。《素问·骨空论》谓“任脉为病,男子内结七疝,女子带下瘕聚”,《金匮要略》谓“妇人宿有癥病,经断未及三月,而得漏下不止,胎动在脐上者,为癥痼害”。颜老认为子宫肌瘤属有形之实邪,是以胞中结块为主要体征,“实者攻之”“结者散之”乃本病治疗大法。

2. 立法要点 颜老论治子宫肌瘤,临证用药必考虑患者的体质强弱和病情虚实,从而确定攻补主次。初起正气尚佳,宜攻宜破;久病体质较弱,则攻补兼施,常据证参以益气、温阳、清热、消瘀、利湿等诸法。正如《医宗金鉴·妇科心法要诀》所云:“凡治诸癥积,宜先审身形之壮弱,病势之缓急而治之。如人虚则气血衰弱,不任攻伐,病势虽盛,当先扶正气而后治其病;若形证俱实,宜先攻其病也。”

3. 用方特色 颜老临床习用大黄䗪虫丸治疗各种癥瘕,认为此丸主要以软坚散结之类与虫药搜剔之品配伍而成,并有地黄、芍药、杏仁、桃仁等养血润燥之品,功能活血破瘀,通经消癥,能治干血内结、瘀结成块诸证,临床用于肝脾大、血管瘤、子宫肌瘤、卵巢囊肿、前列腺肥大、慢性盆腔炎等,尤其妇科疾病,均有一定疗效。

(颜乾珍)

八、子宫肌瘤(二)

张某,女,32岁。1950年9月30日初诊。

病史:经来腹痛年余,月经来潮量多如涌,有血块。妇科内诊“子宫隆突,如孕七周大小,附件双侧阴性”,提示子宫肌瘤,因惧怕手术而来求诊。

初诊:经来腹痛,月经量多如涌,胸痞腰酸,脉细弦,舌紫,苔薄。气瘀搏结,冲任损伤,症

本例患者经来腹痛,量多如涌,夹有血块,舌紫,脉细弦。证属气滞血瘀,搏结成块,患者体质尚壮,可耐攻伐,颜老给予理气活血,软坚散结治疗。

癥瘕积聚阻于胞宫,经血无以循常道运行,气瘀搏结,气火交迫,所以量多如涌,若单纯固涩非其治也,故取柴胡、香附疏肝理气;当归、川芎、赤芍(即四物汤去地黄)

属癥瘕，体质尚壮，治予疏肝理气，活血化瘀。

处方：

(1) 柴胡6g，香附9g，昆布9g，川芎6g，赤芍9g，当归9g，泽兰9g，牛膝6g，鳖甲12g，没药6g，生牡蛎20g。14剂。

(2) 针灸：关元、归来、中极，隔日选针二穴。

养血活血。以上两组药物从气血入手，养血调肝，以和冲任。配以昆布、鳖甲、牡蛎软坚散结；没药气芳香，味辛、苦，性平，有散瘀血、通结滞、消肿定痛之用；泽兰行血利水，尤其能消与血分有关之水肿，颜老谓其能化血为水；牛膝补肝肾，逐瘀血，引药下行。全方共奏气血并治，化瘀散结之功。

本案针药并施，其中关元为小肠募穴，中极为膀胱募穴，归来属足阳明胃经，针刺三穴具有清利湿热、调经止痛之作用。与汤药合用，内外兼施，而一身上下之经络得以疏通。

二诊：经治疗腹痛已减，月经量中等，少量血块，脉细弦，舌紫，苔薄。正值经事已净，上方加党参9g，黄芪15g，白术9g，炙甘草3g。14剂。

复诊时患者腹痛已减，血块减少，"养正积自除"，以原方加四君子汤之党参、白术、炙甘草，并入黄芪一味，乃因甫值经血方净之时，抓住扶正培本之机，益气兼以化瘀以和气运。即使中年之时，亦当顾护正气，中病即止。

三诊：药后精神转振，诸症减而未尽，舌脉如前，原方加鳖甲煎丸(吞)9g。

药后症状稳定，加鳖甲煎丸以增强化瘀软坚之功，巩固疗效。

经治两月余，经来量如常，无腹痛，诸症自平，B超复查子宫肌瘤明显缩小。

1. 识证精义 因子宫肌瘤引起的月经来潮血多如涌，属于中医"崩漏"范畴，一般以来势急、出血量多的称为"崩"，出血量少的称为"漏"，正如《济生方》谓"崩漏之疾，本乎一证，轻者谓之漏下，甚者谓之崩中"，发病原因有血热、气虚、血瘀等，尤以血热、气虚者较为多见。

2. 立法要点 颜老认为子宫肌瘤引起的崩漏，每因瘀血为患，其表现为经前腹痛，月经淋漓不断，血量时多时少，伴有血块，此为胞宫瘀血不去，新血不得归经所致。《血证论》谓"女子胞中之血，每月一换，除旧生新，旧血即是瘀血，此血不去，便阻化机"，治疗立法，经前固当调经止血，经后即宜活血化癥为治。

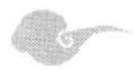

3. 用方特色

(1) 衡法并不是单纯用活血化瘀药，而是根据疾病的寒热虚实，取活血药与其他功效的药物有机配合而发挥出各种疗效。颜老在临床上习取牡蛎、鳖甲、海藻等软坚散结药与活血化瘀药同用，治疗瘀血结聚导致的癥结肿块，如肝脾大、甲状腺结节、子宫肌瘤及各类肿痛等，效果显著。

(2) 本案三诊方中所入鳖甲煎丸出自《金匮要略》，一名人参鳖甲煎丸，功能化瘀消痞，原治久疟不愈，胁下痞硬有块之疟母，因方中有人参、丹皮、芍药、阿胶、桃仁等益气养血凉血之品，与鳖甲、赤硝、蜣螂、䗪虫、大黄、葶苈子等搜剔络邪、消导攻积之味相伍，兼具扶正攻邪作用，颜老曾用其原方治愈顽固性经闭患者。

（颜乾珍）

九、卵巢囊肿

王某，女，40岁。1981年8月19日初诊。

病史：患者右下腹隐痛年余，近来腹痛部位有块隆起，扪之如鹅蛋大小，推之可移，经B超检查提示为“右侧卵巢囊肿”。

初诊：面色萎黄，胸闷脘痞，少腹胀痛，经期其苦更甚，经量少，有紫块，舌淡、边有瘀点，脉弦滑。肝郁气滞，血凝成瘀，气瘀搏结，发为癥瘕。治当理气活血，化瘀软坚。

处方：桃仁9g，红花9g，三棱9g，莪术9g，香附9g，延胡索9g，青皮9g，川芎15g，乳香9g，当归12g，黄芪15g，白术9g，丹参15g，威灵仙15g。14剂。

本例患者右下腹隐痛，自觉有块隆起，经量少，有紫块，舌淡、边有瘀点，脉弦滑，可知血气凝滞，肝胃不和，土受木制，冲任不行。治当理气活血，化瘀软坚。

初诊颜老取王清任《医林改错》之膈下逐瘀汤加减，以桃仁、红花、川芎、当归合香附、延胡索养血活血，祛瘀消积，治瘀在膈下，形成积块之证。在此基础上，配三棱、莪术辛散开泄，破瘀消积，为治疗气滞血瘀而致的癥瘕瘀块之要药；乳香，辛、苦，微温，行气活血，善治心腹疼痛及跌打损伤等，伍以青皮，破气破血，则止痛之力更著；丹参味苦，性微寒，功能治瘀血、生新血、凉血，今人常用于治疗胸痹，前贤贺季衡先生多用丹参以养血和肝，活血调经；威灵仙，二诊：药后胸闷腹痛渐减，经色正常，紫块消退，诸症向安。舌紫，苔薄，脉细滑。再拟前法化裁。

处方：黄芪 15g，当归 12g，桃仁 9g，红花 9g，三棱 9g，莪术 9g，香附 9g，延胡索 9g，白术 9g，生牡蛎（先煎）30g，王不留行 9g，制南星 6g，路路通 9g，生蒲黄 9g，黄药子 15g，海藻 9g。14 剂。

患者先后服药一月，精神渐振，面色萎黄少华已退，经前腹痛亦平，舌红，苔薄白，脉细。正气得复，瘀血得化，再以原意续服，以求全瘳。

三个月后复查 B 超，肿块已消。

味辛、咸，性温，常用于祛风湿，因其性善走，无处不至，亦善治癥瘕积聚；黄芪、香附二味同用，有相辅相成之妙，盖香附乃足厥阴肝、手少阳三焦气分之主药，香窜能兼通十二经气分，与莪术、威灵仙相合则气行血亦行，湿化痰不聚；白术合黄芪益气扶正，气旺则行血，亦能化湿行痰，故其效甚捷。

二诊少腹胀痛、胸闷已减，守方继以益气理气，养血活血，增投化痰软坚、通行冲任之品。加生牡蛎、王不留行、路路通、制南星、海藻、生蒲黄、黄药子之属，因痰浊羁于下焦，气血凝滞，冲任不调故也。

1. 识证精义 卵巢囊肿属中医“癥瘕”范畴。《诸病源候论》云“癥瘕者，皆由寒温不调，饮食不化，与脏气相搏结所生也”，《血证论》谓“瘀血在经络脏腑之间，则结为癥瘕”。颜老指出妇科癥瘕是指妇人胞中结块，其症状或胀，或痛，或满，甚或出血等，其形成原因，每与妇人体质相关，如叶天士谓“女子以肝为先天”，肝为风木之脏，又为将军之官，主藏血而司疏泄气机，一旦失常，最易引起气血郁结而癥瘕。

2. 立法要点 南宋严用和《济生方》谓“夫妇人乃众阴所集，常与湿居，贵乎血盛气衰者也”，又谓“惟妇人血气为患尤甚”。颜老认为妇科之肇端均不离气血，故治疗妇科诸癥瘕结聚，既要活血化瘀以化肿块，又须视个体体质，分别参以疏肝理气、调畅血气诸法，以求气通血活，冲任和调。

3. 用方特色 颜老治疗卵巢囊肿等癥瘕积聚，每取黄药子与海藻相配。黄药子味辛、苦，性凉，功擅化瘀散结；海藻性寒，味咸，亦能消痰散结。二者加入合用，有痰瘀同治之妙，适用于各类增生性疾病，如囊肿、瘿瘤、血管瘤等，均有一定疗效。颜老指出，黄药子存在一定毒性，须安全炮制，且不宜久服或大剂量使用，每辅以苍白术、陈皮等以护胃气。

（颜乾珍）

十、更年期综合征

陆某，女，61岁。1981年10月19日初诊。

病史：心烦面赤三年余，每感心中烦懑汗出，多语亦面赤汗濡，夜间阵热，汗出如蒸，遍治无效。

初诊：心烦面赤，潮热盗汗，艰于入寐，胸胁隐痛，厌与人交往，头痛悸惕。舌紫苔腻，脉小数。心肝二经瘀热交搏，营卫乖违，法当疏肝清心，化瘀泄热。

处方：柴胡9g，山栀子9g，川黄连2.4g，生地黄12g，当归9g，桃仁9g，红花9g，赤芍9g，枳壳6g，桔梗6g，牛膝6g，川芎9g，青皮6g，莪术9g，海藻9g。14剂。

二诊：服药14剂，热懑汗蒸悉除，再以原方续服14剂，自感身轻体捷，缠绵三年之苦恼即告痊可。

患者心烦面赤、异常出汗三年余，遍治无效，颜老认为，病程日久，久治不效之疑难病，多有瘀血作祟，即“久病必有瘀，怪病必有瘀”，本例患者舌色发紫，多言汗出，胸胁隐痛，头痛心悸，心烦面赤，潮热盗汗，厌与人交往，为气郁瘀热交结之象，治以化瘀泄热之法，方用血府逐瘀汤加清心除烦、泄热逐瘀之剂。

血府逐瘀汤出自王清任《医林改错》，“立血府逐瘀汤，治胸中血府血瘀之症”，以桃仁、红花、赤芍、川芎活血化瘀，畅通气血为君；柴胡、枳壳、桔梗、牛膝理气行滞为臣；生地黄、当归养血和血为佐；甘草调和诸药为使。《医林改错》中记载其适应证高达19种之多，包括疼痛、发热、失眠、心悸、异常出汗等。颜老以血府逐瘀汤为基础，加川黄连清心，山栀子清三焦之热，青皮、莪术理气行滞，海藻咸能软坚、引火归宅，有泻南补北之效。

服药两周，热懑汗蒸悉除；续服两周，宿疾则解。

1. 识证精义　汗证，指不自主地全身汗出，或局部出汗的病证。汗为心之液，肾主五液，汗出皆与心肾有关，或阳虚为自汗，或阴虚为盗汗。然而历代文献也有从实证论治的记载，以自汗为例，朱丹溪《金匮钩玄》谓自汗“属气虚、湿热、阳虚……火气上蒸胃中之湿，亦能作汗，凉膈散主之”。颜老在临床实践中总结出妇人更年期综合征出现的潮热汗出，多由肝郁化火，灼熬津血为瘀，瘀热内蕴，迫津外出所致，主张从肝论治，取丹栀逍遥散、血府逐瘀汤等加减治疗，疗效满意。

2. 立法要点

(1) 明代方谷《医林绳墨大全》谓：“大率自汗由阳虚所致，盗汗因阴虚所乘。阳虚者，心气之不足，宜收以敛；阴虚者，肾气之不足，宜补而实。”故凡阳虚自汗者，多投以玉屏风散合桂枝汤；阴虚盗汗者，则取当归六黄汤合生脉散。

(2) 本例潮热汗出三年有余，遍治无效，视虚补之，视热寒之，或攻补兼施，或寒热并用，以此常法论治不效者，多由气血失和，运行不畅，以致寒热夹杂，虚实互见，攻之无效，补之无益，唯有调畅气血，平衡阴阳，方能获效。针对本例瘀热的病机，颜老施血府逐瘀汤奏调气活血之功，并加黄连、山栀、海藻泄心肝之热，莪术、青皮调心肝之气，仅28剂而获功，治愈患者三年之病苦，其效卓著。

3. 用方特色　颜老根据《医林改错》所谓“醒后出汗，名曰自汗，因出汗醒，名曰盗汗，盗散人之气血，此是千古不易之定论，竟有用补气、固表、滋阴、降火，服之不效，而反加重者，不知血瘀亦令人自汗、盗汗，用血府逐瘀汤，一两付而汗止”之说，治疗妇人更年期综合征属肝郁化火，血热致瘀者，习取血府逐瘀汤加减治疗，有立竿见影之效；尤妙在每于方中加入海藻一味，取其咸味能入血分而润下，性寒能入气分以泄热，善清心肝之瘀血，用于潮热汗出者，多能中的。

（梁　琦）

十一、不孕症

董某，女，36岁。1980年9月15日初诊。

病史：婚后不孕三年。患者既往有痛经史，结婚三年，痛经加重，月经潮前乳房胀痛，

患者结婚三年，未作避孕而无生育，根据其痛经严重，经色紫暗，行而不畅，眼圈发黑，脉沉迟，舌色紫等诸象，颜老辨为寒

甚则影响休息与工作，经量少，色紫暗，经行不畅，伴腹痛恶心，痛剧时面色苍白，用一般止痛药无效。检查显示“子宫内膜正常”，其夫精液检查亦正常。

初诊：婚后不孕，痛经，眼圈发黑，脉沉迟，舌苔薄腻，色紫。治当理气化瘀，暖宫散寒。

处方：小茴香 3g，延胡索 9g，官桂 4.5g，赤芍 9g，生蒲黄 12g，五灵脂 12g，干姜 2.4g，川芎 4.5g，没药 4.5g，紫石英 30g。7 剂。

二诊：药后乳房胀痛及痛经均减轻，舌脉如前，随嘱患者每月于月经前连服上方七天，坚持三月。

三诊：经治四个月，随即怀孕，育一子，痛经等症状也随之消失。

凝血瘀之证。古医籍虽有“黑主肾衰”之说，但临床并不尽然，颜老根据清代汪宏《望诊遵经》所谓“黑为痛，又言多血少气……亦寒水之色也”，认为妇人眼圈发黑为寒凝血瘀之特征，主张取祛寒化瘀法治之。

少腹逐瘀汤出自王清任《医林改错》，王氏称其“更出奇者，此方种子如神，每经初见之日吃起，一连吃五付，不过四月必成胎”。颜老的经验为每次月经前服 5~7 贴，三个月为一疗程，停药后可望怀孕，如不效，可连服两个疗程。本案暂舍方中当归不用，而加紫石英以增其温通之力。经来乳房胀痛，常规思维多视为肝郁气滞之象，但综合分析本案，患者以寒凝血瘀病机为显，从血论治为当务之急。方中本有川芎之血中气药，小茴香之理气散寒，当可执简御繁。

患者于每月月经前连服七天，四个月后不仅顺利怀孕，喜获麟儿，而且诸如痛经等不适症状也得以根治。

1. 识证精义 妇人不孕，古人每将这类疾病列入“种子”“嗣育”范畴，并谓“种子必先调经”，虚者多以补肾为治，实者则取疏肝化痰诸法。颜老则遵《济阴纲目》“妇人之无子者，其经必或前或后，或多或少，或将行作痛，或行后作痛，或紫或黑或淡，或凝而不调，不调则血气乖争，不能成孕矣”之说，取活血化瘀法治疗不孕症，主张“血病以行气为先”“血病以热药为佐”，执简御繁，收效显著。

2. 立法要点 痛经不孕，病位在小腹、少腹部，颜老根据阳升阴降之理论，认为人体上部为患，以阳火居多，下部疾病以阴寒为主，诚如黄元御《四圣心源》所谓“血瘀之证，其下宜温而上宜清”，况且《素问·调经论》谓：“血气者，喜温而恶寒，寒则泣不能流，温则消而去之。”本例患者除血瘀之象外，脉显沉迟，也为寒凝之指征，须用辛温之品以祛寒化浊，温暖胞宫，颜老选用干姜、肉桂、小茴香温经散寒，配以诸多活血化瘀之品，俾胞宫寒浊得以温化，血瘀得以温通，经水得以通畅，终得受孕。

3. 用方特色 少腹逐瘀汤温寒化瘀，调和冲任，王清任称其能“令人有子”，洵属经验之谈。颜老加用紫石英一味，加强暖宫之力，紫石英性温味甘，入心、肺、肾经，功能镇心安神，温肺暖宫，《本草经疏》谓“其主女子风寒在子宫，绝孕无子者，盖女子系胎于肾及心包络，皆阴脏也，虚则风寒乘之而不孕，非得温暖之气则无以祛风寒而资化育之妙，此药填下焦，走肾及心包络，辛温能散风寒邪气，故为女人暖子宫之要药”。患者三年不孕，寒凝血瘀，经行腹痛，心神不安，紫石英既可温暖胞宫，又能宁心安神，颜老用之，确有一举两得之妙。

（梁 琦）

第十一章

杂　证

一、失眠(一)

赵某某,女,42岁。2005年11月4日初诊。

病史:患失眠七年余,近一月来加剧。入睡困难,且睡后易醒,乱梦纷扰,平时头晕、头胀,心烦、乏力,精神欠佳,易情绪波动,思虑繁多,胃纳一般,二便正常。

初诊:七年来,肝气郁结,失于调达,思绪纷纭,阳不入于阴则入寐不宁。近一月,甚则通宵达旦,难以入睡。脉沉涩;沉取小弦。舌紫满布,经事量少,有乳癖,按之则痛。曾经晕厥。姑为养心怡神,化瘀柔肝。

处方:淮小麦30g,炙甘草6g,大枣6枚,百合30g,川黄连3g,肉桂1.5g,丹参15g,石菖蒲9g,赤芍9g,白芍9g,当归9g,五味子9g,麦冬9g,鸡血藤15g。14剂。

本例患者失眠长达七年之久,既有入睡难,又有易醒、乱梦,患者常易情绪波动、思虑繁杂、心烦,皆为肝气郁结之象,颜老尝言"肝主谋虑,主疏泄,主藏魂,与气血之调畅关系最密,论治顽固性失眠,尤当以治肝为先"。患者头晕、头胀有肝郁化火生风之势;且月经量少,虑其肝阴肝血亦有不足;气郁则血瘀,气血不畅,营卫涩滞,故脉沉涩小弦,舌紫亦为气滞血瘀之象。治宜养血滋阴以顾肝体,活血通窍以助肝用,兼取交通心肾法。

初诊以甘麦大枣汤合交泰丸加味。甘麦大枣汤出自《金匮要略》,方中重用小麦,取其味甘性凉,归心肝经,养心补肝,安神除烦;甘草甘平性缓,补养心气,柔肝缓急;大枣甘平质润而性缓,补血调营,养心安神,补中益气。药仅三味,共奏甘润平补、养心缓肝、和中安神之功。交泰丸源自《韩氏医通》,主治心火上亢,心肾不交,心神失养之证,以苦寒之黄连清心泻火,启肾水上承以益心阴;肉桂辛热,引火归元于肾。

二药相配，寒热并用，以使心火得降，阳入于阴，心肾相交，水火既济。颜老用交泰丸常取黄连用量倍于肉桂。在二方基础上，重用百合，清润之品，悦心安神；参入当归、赤白芍柔肝之体，养血活血；麦冬、五味子为生脉饮之主要组成，因舌紫、脉涩，气血涩滞，故易党参（人参）为丹参，养血活血，以养心神；配以鸡血藤活血通络；石菖蒲，味辛，性温，开窍解郁，化湿除痰，常用于热入心包、痰迷心窍及痰郁气滞所致心悸、神失所养等症。诸药相伍，体用兼顾，以清养心神、柔养肝木、交通心肾为主，而不忘化瘀、开窍。

二诊：药后显效，睡眠情况好转，复因感冒，失眠又作，脉沉涩，舌紫，苔薄，巩膜瘀丝，故转予血府逐瘀法，从调达气血着手。

处方：柴胡 9g，枳壳 9g，桔梗 9g，川芎 9g，当归 9g，生地黄 12g，赤芍 9g，葛根 9g，川黄连 3g，怀牛膝 9g，桃仁 9g，红花 9g，甘草 3g。14 剂。

患者药后失眠改善，然外感之后失眠又作，乃因外邪入侵，致阴阳气血平衡再次打破，恙起于七情不遂，气滞血瘀，阴血不能敛阳，阳气不能入阴，气血乖违，故失眠复发。察其脉沉涩，舌紫苔薄，巩膜瘀丝，皆为瘀血之象，故用血府逐瘀汤，加黄连以清心安神。

三诊：患者虽能入睡，但易醒多梦，且心烦忧虑，气瘀交困，阴阳失于条达。随拟柴胡加龙骨牡蛎汤以调畅气机，燮理阴阳。

处方：桂枝 4.5g，龙骨 30g，牡蛎 30g，磁石 30g，柴胡 9g，当归 9g，白芍 9g，甘草 4.5g，生姜 2 片，大枣 6 枚，茯苓 9g，黄连 3g，党参

三诊患者虽入睡改善，但仍有易醒、心烦忧虑等症。颜老诊为瘀血初化，但肝郁气滞，郁久化火之象依然，故以柴胡加龙骨牡蛎汤加减。取小柴胡汤之半为主药，调畅气机，疏肝解郁，升清降浊；辅以茯苓、桂枝平冲安神；龙骨、牡蛎、磁石镇静定志；当归、白芍酸甘化阴，柔肝体、遂肝用；生姜、大枣调和营卫；党参健脾安中；甘草调和诸药并顾护胃气；黄芩易黄连以清心安神。诸药相配，共奏疏肝气、泄郁火、定肝魂、镇心神之功。

15g,半夏9g。14剂。

四诊:经柴胡加龙牡法调燮阴阳,已能入睡,神清气爽,脉细缓,舌红苔薄白,再拟攻补兼施法。

处方:

(1)上方7剂。

(2)党参9g,白术9g,茯苓神各9g,黄芪15g,酸枣仁15g,木香6g,当归15g,远志9g,甘草3g,黄连3g。7剂。

以上两方交替口服。

随访两月,患者睡眠基本正常,情绪稳定。

四诊患者已能安睡,心烦亦减,拟攻补兼施法,以柴胡加龙骨牡蛎汤从肝论治(柔肝疏肝,潜镇安神)以清源;归脾汤从心脾论治(益气补血,健脾养神)以固本,其中黄连清心,一以贯之,加茯神助眠。两方交替服用,随访两月,患者睡眠基本正常且情绪稳定。

1. 识证精义 失眠,亦称不得眠、目不瞑、不得卧。《内经》认为造成失眠的原因有二:其一,《灵枢·邪客》谓"行于阳,不得入于阴……阴虚,故目不瞑";其二,《素问·调经论》载"胃不和则卧不安"。颜老曾提出"失眠从肝论治"之观点,认为肝主魂,主藏血,又主疏泄气机,若肝失其职,气血乖违,以致肝魂不宁,也可导致入眠困难等症状。本例患者失眠伴有思虑繁多,情绪不宁,脉弦等肝家气火有余之征象,且"女子以肝为先天",故颜老先后用甘麦大枣汤以缓肝急,以血府逐瘀汤疏通肝血,取柴胡加龙牡汤以调畅肝气,从始至终,均重视养肝、疏肝,畅达气血。

2. 立法要点

(1)颜老诊治失眠从气血立法,提出失眠一证常与肝失疏泄相关,治疗失眠痼疾更是不忘气血,肝气郁结者取柴胡加龙骨牡蛎汤,肝血瘀结、气血不畅者则选血府逐瘀汤,核之临床,确有佳效。

(2)颜老在辨治各种失眠时,或从气治,或从血治,或气血双治,处方用药多从"通"字着眼,以调畅气血而安脏腑为治疗原则。本案自始至终反映此观点,处方用药均注重通补结合,以达气血流畅、五脏安和之目的。

3. 用方特色 颜老临床常取柴胡加龙骨牡蛎汤治疗顽固性失眠。此方源出《伤寒论》,原治"伤寒八九日,下之胸满烦惊,小便不利,谵语,一身尽重,不可转侧者"。颜老应用此方已超出外感热病范畴,广泛应用于内科杂病,如治疗顽固性失眠属肝郁湿热者,每取此方出入,疗效显著。

(刘爱华)

二、失眠(二)

俞某某，男，59岁。2006年4月5日初诊。

病史：十年来失眠，入眠困难，近两月加重，口干喜饮，面色偏红，偶有腰酸，活动后加重，无盗汗，少梦，胃纳可，二便正常。

初诊：水亏木旺，适值春回大地，肝失疏泄，少寐腰酸，神萎无力，脉小数，舌红少津，口干喜饮，姑拟疏泄肝阳，交通心肾。

处方：霜桑叶9g，白菊花9g，桑寄生9g，当归9g，白芍9g，生地黄9g，女贞子9g，墨旱莲9g，白蒺藜9g，天麻9g，钩藤(后下)9g，茯神9g，远志9g，莲子心4.5g，酸枣仁9g，炙甘草3g。14剂。

二诊：药后已能入眠，近日鼻塞、畏风、稍咳，每年春秋两季鼻过敏，脉细，舌红苔薄。气阴两亏。拟养阴生津，益气固表。

处方：黄芪15g，防风6g，白术9g，辛夷9g，酸枣仁15g，炙远志9g，白芍9g，茯神9g，白菊花9g，天麻9g，钩藤(后下)10g，白蒺藜9g，南北沙参(各)9g，当归9g。14剂。

本案患者失眠十余载，面赤腰膂酸楚，口干喜饮，素秉水亏木旺之质。当下已年逾“七八”，《素问·上古天真论》曰“七八，肝气衰，筋不能动”，下元日渐亏损，水不涵木；时值春季，肝气、肝阳欲升发，而原本水亏木旺，致升发太过，入夜则阳不入阴，而病加剧，如《景岳全书》谓“阴精血之不足，阴阳不交，而神有不安其室耳”。颜老治拟清肝滋肾，而安心神。

方取霜桑叶、白菊花平肝阳，清头目，其中桑叶经霜，则清肃之力更显；天麻、钩藤、白蒺藜平肝风；当归、白芍养肝血、柔肝阴；生地黄、二至丸(女贞子、墨旱莲)、桑寄生滋补肝肾；茯神、远志交通心肾，补中寓通；酸枣仁、甘草补益心脾，安神定志；莲子心清心降火，以安心神。全方共奏平肝潜阳，滋肾清心，安神定志之功。

药后已能安睡。因春季易于过敏，出现肺卫不固之象，故增玉屏风散(黄芪、白术、防风)以益卫固表祛风；佐以辛夷宣通鼻窍，通补兼施；因舌红苔薄而脉细，为气阴不足之象，故以南北沙参养肺胃之阴，寓金水相生之意，其中南沙参补中有疏，北沙参清补之力更胜一筹，故并取之；加大酸枣仁用量，养血安神；处方重点已转向养肺调肝(气阴双补)，且虑风邪驻于上焦肺卫，故酌减去桑寄生、生地黄、女贞子、墨旱莲、莲子心诸滋肾清心之品。

服方后睡眠已安，鼻过敏亦解。

益卫固表，肃余焰，生津液，而滋化源，药后不仅安睡，鼻过敏亦解。

1. 识证精义 失眠一证，即入夜不能入眠，临床有阴阳寒热之辨。凡属阴虚有火者，患者至夜则烦躁不安，心神不宁，以致难以入寐；而阳虚气弱者，至夜神疲欲睡，但久久不能入眠，似睡非睡，似醒非醒。颜老通过长期实践认为失眠之证，五脏皆有，以热证居多，可分为热郁胸膈、肝阳上亢、心火炽盛、湿热内蕴、相火偏旺等。

2. 立法要点 《景岳全书》谓不寐症“其所以不安者，一由邪气之扰，一由营气之不足耳，有邪者多实证，无邪者皆虚证”，但临床所及失眠一证，每每虚中夹实，故阴虚失眠，当补其不足，泻其有余，调其虚实。如阴虚夹火者，则宜兼以清心凉肝；夹痰热者，则宜辅以化痰理气等。其立法总以补阴清火，养心安神为准则。如本案患者失眠十余年，其证虚实夹杂，虚在心脾血虚、肾水亏乏，实在肝风、肝阳、肝火旺盛，致心肾不交，水不涵木。故治疗方面，颜老以促进水火既济而致阴阳之平衡为法则，通补兼施，清润结合而取效。

3. 用方特色 颜老传承孟河医家马培之学术经验，在治疗阴虚火旺失眠证中，处方用药不主张用滋腻之品呆补，倡导应用金水同补、营血同源之法，如取南沙参补肺，二至丸补肾，当归、白芍补血以养阴，并佐以霜桑叶、白菊花凉肝泻火，以求清一分热即救一分阴之效。颜老在临床喜用霜桑叶，认为霜桑叶性寒，味微苦而带甘，入肺、肝经，禀肃降之气，甘寒能化阴，苦寒不伤阳，凡肝肺之实火、肾虚肝旺之虚火，均可随证加入，常获满意效果。

（刘爱华）

三、自汗

徐超，男，23岁。2006年4月11日初诊。

病史：患者近十年时感畏寒乏力，动则汗出，平时胃纳欠佳。自2002年进入大学后，出现大量脱发现象，体检发现脂肪肝，自汗加剧，夜寐不安，乱梦纷扰，时有便溏。

本案患者先天不足，年方弱冠即现脾肾两虚之象；又因用脑过度，心脾两虚，以致脱发，多梦，舌质偏红。近十年自汗病程，反复不愈。治宜调燮阴阳，脾肾双补，而安心神。

颜老合化《伤寒论》桂枝加附子汤、桂枝加黄芪汤、桂枝加龙骨牡蛎汤三方以温阳益气固表，并固摄浮越之心神。三方均为桂枝汤加味。

初诊：脾肾两衰，形寒乏力，多汗纳差，延绵十余年，比前又增脱发，夜寐多梦，脉细弦，舌红苔薄。亟为调燮阴阳，而安心神。

处方：淡附片 9g，桂枝尖 4.5g，白芍 9g，黄芪 30g，煅龙牡（各）30g，巴戟天 9g，苍白术（各）9g，丹参 15g，益智仁 9g，五味子 9g，百合 30g，淮小麦 30g，大枣 6 枚，炙甘草 4.5g，生姜 2 片。14 剂。

颜老运用桂枝汤不局限于外感风寒表虚之证，认为营卫不和之病机在外感、内伤疾病均可出现。本例患者虽属内伤杂病，根据其自汗及畏寒乏力表现，当从营卫不和论治；又因汗为心之液，治疗汗证时还需加入养心怡神之品，故颜老以甘麦大枣汤、大剂百合怡养心神，润补并兼顾舌红；五味子收敛心神，收涩止汗，并防桂、附等辛温太过，是为佐助兼佐制之品；益智仁一味，亦为辛温之品，功能暖肾脾、缩小便、摄唾涎、止泄泻，颜氏内科创始人颜亦鲁先生习用于脾肾亏虚、阳气不足诸症；更加巴戟天温补肾阳，以固表阳；苍白术健运脾胃，既可领众味阴阳之药入内，又可防龙骨、牡蛎之化石、介类药物难消；久病及血，再入丹参一味，功同四物，可清心凉血，活血安神。

二诊：药后汗出已减，仍乏力，思绪不宁，纳食不馨，脉细弦，舌红苔薄。脾肾两亏，所愿不遂，复有肝失调达之象。

处方：党参 15g，淡附片 4.5g，清炙草 4.5g，黄芪 30g，柴胡 6g，郁金 9g，淮小麦 30g，百合 30g，丹参 15g，黄连 0.6g，肉桂 0.3g，大枣 6 枚，苍白术（各）9g，生麦芽 30g，檀香 1.5g，当归 9g。14 剂。

药后自汗减轻，大便成形，近因大学毕业工作尚未落实常为之烦闷，复有肝失调达之象，故在上方基础上，去桂枝尖、白芍、煅龙牡、巴戟天、益智仁、五味子、生姜等辛温及酸收之品，取柴胡入气分以畅通气机，当归入血分以柔肝养血活血，郁金血分之气药，能散能行，既能活血，又能行气解郁；加檀香而与丹参合为丹参饮，取生麦芽易丹参饮原方中砂仁，三药同用，疏肝活血，和中理脾；继以初诊方中附片、黄芪温阳益气固表，而减半附片用量，加党参以增强益气之功；入交泰丸（黄连、肉桂）交通心肾，既济水火，小其制者，为引经药之用；甘麦大枣汤、百合、苍白术等之运用则一如前方之制，其中百合一味，味甘，性平，一般治疗肺胃阴伤及燥邪伤肺所致诸症，颜老对于中脘不适而偏热证者，习用百合，偏寒证者则与乌药同用。

三诊：仍有神萎，自汗，心烦，脉弦数，舌红苔薄。拟柴胡加龙骨牡蛎汤加减。 处方：柴胡9g(醋炒)，桂枝4.5g，煅龙牡(各)30g，甘草6g，白芍9g，黄柏9g，川黄连3g，当归9g，淮小麦30g，附子3g，泽泻9g，百合30g，灵芝15g，丹参15g，茯苓9g，党参9g。14剂。	三诊患者睡眠渐安，仍时感抑郁，转用柴胡加龙骨牡蛎汤加减，调和营卫，疏泄肝气而安心神。取柴胡加龙骨牡蛎汤方中主药柴胡、桂枝、煅龙牡、党参、茯苓等，调和营卫，燮理阴阳，其中柴胡用量至9g，而以醋炒，以引药入肝经；无阳明腑实及痰浊内阻之象，故去原方铅丹、大黄、半夏等攻伐之品，而以白芍、当归、丹参、淮小麦、百合、甘草等柔肝养血缓急之品代之，顾护本气之衰；加灵芝，取其养心安神定悸；黄柏、川黄连易黄芩，与泽泻同用，清心肾之湿热，降上升之阴火，俾火清则水坚；方中加入小剂量附子，作为增效剂，颜老认为其功兼通补，温补阳气，有利于气血复原，散寒通阳，可促使气血畅通，对经治不愈的难治病，每在辨证基础上辄加附子而获效。
药后汗减神收，精神渐复。	上方燮理阴阳，协调营卫，寒温并投，虚实兼顾，而收佳效。

1. 识证精义

(1) 白日出汗为自汗，入夜汗出为盗汗。自汗多由阳气不足，导致心液不固外泄，汗出之后多有神疲、畏寒等症状；盗汗多因阴虚热扰，逼迫心液不能敛藏，即《内经》所谓“阳加于阴谓之汗”，汗出之后多有潮热、口干等症状。

(2) 本案初诊，颜老投调和营卫、温阳固表诸品，并注重养心安神，如李用粹《证治汇补》所谓“心虚自汗宜安神”，汗为心之液，与心之关系密切，故加入甘麦大枣汤、百合、丹参等养心宁神之品；二诊及三诊肝失条达之象显，继以疏肝活血，温阳补气，交通心肾，养心安神，以“疏其血气，令其调达而致和平”。

2. 立法要点

(1) 自汗之证，治宜补气以卫外，固卫则表气实而腠理紧密；盗汗之证，治宜补阴以营内，填阴则水足而心液不泄。正如《医林绳墨大全》论汗证“阳虚者，心气之不足，宜收以敛；阴虚者，肾气之不足，宜补而实”。

(2)本例初诊时，患者汗出伴有畏寒乏力，颜老辨证为阳气不足，营卫不和；复诊又因情志不遂而出现心烦、脉弦数等肝郁化火之候，故处方加入柴胡、郁金等，佐以健运中州，冀土厚木敛，随证立法，见效亦速。

3. 用方特色　颜老根据《伤寒论》“太阳病，发汗，遂漏不止，其人恶风，小便难，四肢微急，难以屈伸者，桂枝加附子汤主之”之论述，在临床上习用桂枝汤治疗自汗证。曾治一位北京干部，自汗多年，在北京及全国各地求医，均未见效。遂至上海请颜老会诊，给予桂枝汤加味，数剂后即汗止而愈。颜老认为桂枝汤不仅能调和营卫，而且是调理气血、平衡阴阳的有效方。不仅治疗自汗证有效，对盗汗者，在辨证论治的基础上，加入桂枝汤并适当配伍，也能起到固卫护营，平衡阴阳，从而止汗之效果。

（刘爱华）

四、背热

孙某，女，85岁。2006年5月16日初诊。

病史：背部发热四年。平时性格较急躁，常感心烦易怒，近四年来自觉背部发热、出汗、口干、耳鸣。胃纳一般，大便干结，两日一行。患者有高血压病史二十年，常服降压药控制。

初诊：高年水亏木旺，自觉背部灼热，多汗，心烦，便秘，口干喜饮，两耳失聪，脉弦数，舌红，苔剥。心失所养，亟为滋泄。

处方：玄参9g，生大黄(后下)4.5g，牡蛎(先煎)30g，鳖甲(先煎)30g，莲子心4.5g，

患者背部发热多年，耄耋之年，水涸木枯，相火炎炽，症见性格急躁，多汗，口干喜饮，双耳失聪，脉弦，舌质红，苔剥；颜老根据其大便干结，可知热结大肠，阴耗愈甚。证属阴虚火旺，热结肠腑。法当标本同治，急下存阴治其标，补益肝肾之阴治其本，佐以气血调补之品。

初诊取《温病条辨》增液承气汤之旨，滋阴增液，清热通便，急下存阴。方中玄参性咸寒润下，善滋阴降火，润燥生津，重用生地黄12g以滋阴增液，配以鳖甲滋阴、退虚热，三药合而用之，大补阴津，即以增水，水满则舟自行；在此基础上加上大黄通腑，乃急下存阴之法；生紫菀有提壶揭盖之功，宣肺气以通大便；二至丸、怀牛膝、桑寄生补益肝肾，且怀牛膝与桑寄生并有降压作用；考虑“阴血同源”，用

连翘心 9g,桑寄生 9g,怀牛膝 9g,浮小麦 30g,女贞子 9g,墨旱莲 9g,生紫菀 9g,白芍 9g,生地黄 12g,当归 15g,黄芪 15g。14 剂。

当归、白芍养血滋阴;患者自汗过多,恐阴伤加剧,颜老选用牡蛎散(牡蛎、黄芪、麻黄根、浮小麦)去麻黄根以固表敛汗;肝肾之阴悉具相火,相火以肝肾精血为物质基础,其妄动与心火之动关系密切,如朱丹溪《格致余论》言"心动则相火亦动",故以莲子心、连翘心清降心火。全方肝肾同治,气血并调,共奏补益肝肾、滋阴清热、通腑泻火之功。

二诊:服药后大便通畅,每日一行,背部发热逐渐消失。守上方,去大黄,14 剂。

药后大腑通畅,背热减轻,滋阴降火之法已见初效。考虑患者年事已高,久泻势必伤阴,故而去峻下之大黄,仍以滋阴潜阳法治之。

三诊:药后背部发热消失,汗出、心烦等症状也次第消退。嘱咐患者续服六味地黄丸以观察疗效。服药一月,诸症消失。

阳虚易治,阴亏难复,故嘱患者续服六味地黄丸以巩固疗效。

1. 识证精义 颜老认为背为阳,其内应于肺,背热之症,首当从肺热论治,诚如《杂病源流犀烛》所谓"背为阳,腹为阴,阳不足则背冷而恶寒……背热,此则属肺,盖肺居上焦,故肺热则应于背而亦热也",肺为华盖,其位至高,凡其他脏腑病变每每上冲犯肺,其中以肝肾为多,如《血证论》谓:"肺为乾金,象天之体,又名华盖,五脏六腑受其覆冒。凡五脏六腑之气,皆能上熏于肺以为病……金不制木则肝火旺,火盛刑金则蒸热,喘咳,吐血,痨瘵并作。"本例心烦易怒,口干耳鸣,大便干结,脉弦数等,肝旺火亢四年之久,势必伤津耗液,伤及肾阴,以致虚火上炎于肺,而出现背部灼热不休,治当滋水涵木,则肺热可除,背热可平。

2. 立法要点 叶天士医案中有一例背热医案,其谓"热起脊背,直至巅顶,清之补之无效,未免藏阴内乏,阳气独升之旨,古人以肾藏内寓真阳,非温不纳,肝藏内寄相火,非清不宁。用药之法,填实精气,以固其下,佐咸味以达之,兼气重以镇之,介类以潜之,酸味以收之,复入滋清以凉肝,引之导之,浮阳内风,勿令鼓动",颜老认为本例背热之证属肾阴不足,肝火上亢,水衰则木枯,木枯则火炽,火炽则水益涸,水涸木枯,导致木失涵养而阳浮于上,龙雷之火上升,而致背部灼热。治可遵循《柳洲医话》所说"龙雷之起,总因阳亢,宜滋补真阴",颜老用滋养肾阴以补肝阴的方法,乃滋水涵木、乙癸同源之法,俾阴复火熄，而背热得愈。此外，患者并有汗出、便秘、心烦、口干诸症，颜老以开上通下，滋清并施，兼顾心、肝、肺、肾诸脏而获愈。

3. 用方特色 颜老治疗阴虚火旺之证，多取“金水双补”“阴血同源”之法。方用玄参、沙参、麦冬等补肺之品，多与女贞子、墨旱莲等滋肾之药同用，与孟河医家上补肺阴、下培肾精之法相合，金水同治；方用生地黄、当归、白芍等补血之品，与鳖甲、龟甲、桑寄生等滋阴之药相配，以求阴血同源之效。颜老指出，凡气虚之证，多兼气机下陷之象，故补气必佐升提之药；阴亏之证，多兼虚火上亢之候，故滋阴必辅潜降之品。本例阴虚火旺，方取怀牛膝，一为引病势下行，一为降压之用，即取此意。

（费鸿翔）

五、肌营养不良

项某，男，21岁。2006年3月14日初诊。

病史：进行性肌肉无力十八年，瘫痪十年。患者两岁时发现走路不稳，家族中有类似病史而求诊，被确诊为肌营养不良，至初三时须扶持才能站立及缓缓行走，高三时无法站立，须依靠轮椅，经多方求医疗效不明显。目前下肢瘫痪，上肢尚能活动，二便尚可，纳尚可，寐尚安，下肢畏寒，有时头晕。

初诊：瘫痪十载，始而步履不稳，而需扶持行走，继之下肢瘫痪，二便正常，饮食尚可，惟下肢形寒，牙齿排列不齐，脉沉细，舌红，苔薄，舌体偏大。据治痿独取阳明，加味补肾壮骨，病势沉痼，势难速效。

本例患者进行性肌肉无力长达十八年，诸治无效，当属久病范畴。颜老认为患者两岁时已行走不稳，当属先天不足之证；后又被诊断为肌营养不良，下肢乏力，为后天亦不足。舌体偏大，脉沉细，双下肢畏寒，为本虚之佐证；时当青年，见牙齿参差不齐，乃先后天俱不足，生化乏源，故肌肉、齿骨均现痿状。证属脾肾两亏，土不生火。治当健脾补肾，益火补土。颜老取“治痿独取阳明”之义，以补中益气汤加温补脾肾之阳等味治之。

补中益气汤出自李东垣《脾胃论》，功能补中升阳，益气举陷。颜老取此方加减，意在大补后天之本。方中黄芪味甘性温，入脾肺经，补气固表止汗，托疮生肌，利水消肿，炙用补气，生用固表、托疮，本案取其补中寓升之性；伍以党参、白术补气健脾，

处方：苍白术(各)9g，党参15g，豨莶草15g，伸筋草15g，山药15g，炒升麻15g，丹参15g，赤芍9g，葛根15g，巴戟天10g，淫羊藿15g，白扁豆9g，黄芪30g，当归15g。28剂。

当归养血和营，协党参、黄芪补气养血；重用升麻至15g，升发清阳；在原方基础上去陈皮、柴胡、甘草，加山药、白扁豆平补肺脾肾，避免出现上实下虚浮越之证；另加苍术运脾，以资化源；重用葛根至15g，主入阳明，升脾胃清阳，冀恢复肌肉功能；辅以巴戟天、淫羊藿补肾温阳，许叔微称之为峻补肾气之品，其补肾主张戒用刚燥，力主温润之法，使之能精中化气，气中生精；豨莶草、伸筋草强筋壮骨，并有通经络作用，脑梗死后遗症的治疗中颜老多取豨莶草与经验方脑梗灵同用，又因其清热解毒作用，对于湿热内阻之肝功能异常，颜老则常以豨莶草与茵陈等配伍；赤芍、丹参活血通脉使诸药补而不滞，共为佐药。全方脾肾同治，气血同调，共奏健脾补肾、益火补土之功。

二诊：患者从外地来沪求医，随后一直保持电话随访，持续服用上方三月，下肢肌力渐渐恢复，已能去杖走路，头晕肢冷等症状也见好转。

慢病缓治，坚持服药，方能奏效。

1. 识证精义 肌营养不良，属于中医“痿证”范畴，主要表现为肢弱而无力，筋弛而不收。《内经》谓五脏皆可致痿，其中肺热叶焦和阳明虚弱为主要病因，如《素问·痿论篇》谓“肺热叶焦，发为痿躄”“阳明虚则宗筋纵，带脉不引，故足痿不用也”。颜老从气血论治痿证，谓肺肾精血不足，筋骨失养乃其本；脾胃气滞，湿热内生是其标。颜老指出，先天禀受于父母“两神相搏”之精，乃先天之精所化生的先天之气；后天脾胃摄入营养物质消化、吸收水谷精微，共同化生气血，以温煦滋养躯体。除此之外，肾精不足，湿浊下注，亦为导致痿证之常见病机。

2. 立法要点 《黄帝内经》立“痿论”专篇，从“五脏 - 五体”分型论治，并提出“治痿独取阳明”的治疗法则，对后世医家诊疗“痿证”具有关键指导意义。颜老在学术上推崇李东垣“脾胃内伤，百病由生”之说，认为痿证的病理关键在于脾胃虚弱，阳气不升，故在治疗上强调补脾胃之气，升阳明之气，使脾胃健，元气充，则诸病可愈。因此，本例采取补火生土、脾肾同治、精气互化之治法，待元气来复，精血充足，周身滋养，筋肉得以恢复。除东垣之说外，清代王清任亦重视元气，善用黄芪补气，其创制的补阳还五汤，治疗成人、儿童的半身不遂及痿证有验。

3. 用方特色 颜老在应用调补脾胃治疗痿证的方药中，重视升麻的功效，认为升麻体轻上升，味辛升散，最能疏引脾胃之气上升；配以黄芪补益元气，则功擅升阳益气，升阳而不伤气，益气而不壅滞。临床每取补中益气汤、清暑益气汤化裁，或佐以葛根、丹参、赤芍等活血化瘀之品，气血双治；或辅以淫羊藿、巴戟天、肉苁蓉等补益肝肾之剂，脾肾同补，旨在升阳振颓起废，以冀恢复肌肉以及行走、活动功能。

（费鸿翔）

六、坐骨神经痛

朱某，女，59岁。2006年3月21日初诊。

病史：患者五年前出现左臀及大腿根部疼痛，但症状不严重，每年只发作几次。近两月左大腿疼痛剧烈，影响行动，平卧则舒，局部有热感，外院X线片无异常，寐尚安，纳可，近半年来大便两日一行，干结，无腹痛。舌苔根部黄腻，脉结代。

初诊：始而高血压合并糖尿病、脂肪肝，继之左大腿疼痛，日以益甚，腑行干结，脉弦数结代，舌红苔黄腻。治当宣化湿热，活血通络。

本案夙有高血压、糖尿病、脂肪肝诸病，气血必然乖违，复有风寒湿邪乘虚而入，合而为痹。痹证三邪所胜之不同，表现各异——风痹疼痛游走，痛痹疼痛剧烈，湿痹痛处重着。风寒湿邪郁久多易化热，故临床病程较长者多见风湿热痹。本例患者左大腿疼痛，日以益甚，腑行干结，舌红苔黄腻，瘀热阻络，属风湿热痹。

风湿热痹夹瘀日久，颜老临床多用四妙散，方中黄柏清热，苍术燥湿，牛膝补益肝肾，薏苡仁渗湿泄浊，善治疗湿热下注之痹证。本例患者舌苔根部黄

处方：苍术9g，白术9g，黄连3g，知母9g，黄柏9g，地锦草30g，泽泻9g，川萆薢9g，土鳖虫9g，木瓜9g，川牛膝9g，怀牛膝9g，薏苡仁30g，桂枝尖3g，苦参9g，赤芍15g，生蒲黄(包)9，当归9g，大黄(后下)6g，土茯苓15g，甘草4.5g。14剂。

腻，且疼痛以下肢为主，故用之甚为合证。本案以四妙散合桂枝芍药知母汤加减，并参考东垣当归拈痛汤方义。桂枝芍药知母汤为《金匮要略》方，功能通阳行痹，祛风除湿，患者局部灼热，大便干结，有化热之象，故去辛温之麻黄、附子、干姜；病位较固定，故去性轻之防风；更配川萆薢、土茯苓、木瓜利湿通络，佐用土鳖虫搜剔，加大黄、黄连解二阳之结，地锦草、当归、生蒲黄等活血化瘀。

二诊：左下肢痛势已减，腑行已畅，唯尚感酸楚，按之更甚，不利于行。脉小数，舌红，苔薄。拟续宣化湿热，活血通络，并加味搜剔。

处方：苍术9g，白术9g，黄连3g，知母9g，黄柏9g，泽泻9g，川萆薢9g，土鳖虫9g，木瓜9g，川牛膝9g，怀牛膝9g，桂枝尖3g，苦参9g，赤芍15g，生蒲黄(包)9g，当归9g，土茯苓15g，甘草4.5g，露蜂房9g，蚕沙(包)9g。14剂。

二诊宣痹通络见效，服药后左下肢痛势大减，二阳之结得散，故见腑行通畅，湿热减轻，苔黄腻已化。患者疼痛仍有，伴有酸楚，按之更甚，前方已经见效，当守原方加减，乘胜前进。因腑行已畅，故去大黄；湿热减轻，苔黄腻已化，故加露蜂房、蚕沙搜剔余邪。本案患者络病日深，属血液凝坚之沉疴痼疾，非一般辛温通络之品所能获效。颜老效叶天士通络法"每取虫蚁迅速飞走诸灵，俾飞者升，走者降，血无凝著，气可宣通"，治疗顽固性瘀血证习取土鳖虫、水蛭、全蝎、露蜂房等虫蚁之类以搜剔络脉瘀血，松动其病根。晚蚕沙祛风湿，活血止痛，和胃化浊，颜老常用治下焦湿热之证，昔王孟英《霍乱论》中用其组成蚕矢汤，治夏秋间热霍乱，可资借鉴。

三诊：药后左下肢痛势明显缓解，诸症悉减。

再服14剂后，诸症悉减，血糖亦平稳。本案运思清晰，方药精准，故获良效。

1. 识证精义 坐骨神经痛属中医"痹证"范畴，患者久痹兼有多种慢性病。痹病迁延不愈，经脉气血长期不畅，往往产生瘀血和痰浊，阻滞经络，出现疼痛、麻木、肿胀，活动受限。由于痹病日久，血瘀与痰浊郁而化热，以致患者痹痛局部有灼热感，舌苔黄腻，加上素有高血压、糖尿病、脂肪肝等阳化内风，运化受制之证，整体病机湿热痰瘀交困，当属湿热痹证。颜老审机制方，异病同治，治以清热化湿通络，不仅痹痛见缓，血糖等也得到控制。

2. 立法要点 痹证闭也。立法当以通痹为原则，根据《内经》所谓“风寒湿三气杂至，合而为痹”之说，中医治疗痹证每以祛风、散寒、化湿为主。颜老通过临床观察，认为风湿热痹也不少见，其治法则宜在祛风化湿剂中加入清热之品，方如桂枝芍药知母汤、当归拈痛汤、四妙散等。

3. 用方特色

(1) 颜老临床喜用虫类搜剔之品治疗邪伏络脉之证，取其攻毒散邪，其透骨搜风之力，能外达皮毛，内通经络，以达到止痛蠲痹的效果。临床常取露蜂房、全蝎、蜈蚣、乌梢蛇四药组成药对，认为四药均为虫类药物，擅长走窜，内至脏腑气血，外达经络血脉，功擅搜剔风寒湿诸邪，共奏祛风、通络、止痛之效。凡风湿痹痛、顽固头痛等症，尤其关节变形者，常用此类药对，治疗邪气壅滞不去，深入关节筋骨之恙根深痼。颜老同时强调搜风剔络虫类药，当注意初用之际用量宜小，根据病情逐渐加量，并配以调护脾胃之品，如与苍白术、陈皮等健脾和胃药同用，以防败胃之弊。

(2) 颜老早年曾根据王清任《医林改错》中主治痫证、瘫腿之龙马自来丹(马钱子、地龙、朱砂)，加入土鳖虫、全蝎，取名龙马定痛丹，治疗顽固性痹痛，如风湿性关节炎、类风湿关节炎、痛风性关节炎、颈椎病、肩周炎、退行性关节炎、雷诺病、腰肌劳损等 2 000 余例，效果满意。因马钱子(又名番木鳖)之毒性，受药品管理新规限制，后不复制作与使用，引为憾事。

(潘 新)

七、强直性脊柱炎

周某，男，45 岁。2006 年 5 月 31 日初诊。

病史：患者近六年来时感腰背酸痛，转侧不利。发病初期仅感两侧腰臀微痛，剧烈运动时稍有影响，当时未予重视。疼痛逐渐沿腰臀上行至胸背，出现活动受限，方引起重视。六年来病程连绵反复，腰痛不断，活动不利。曾外院就诊，拟诊强直性脊柱炎。

本案腰痛六载，缠绵不愈，转侧不利，遇寒易发，口咸，舌淡苔薄，脉沉细，颜老认为此属寒湿着腰之见证。病已六年之久，久必及肾，其口咸、脉沉，为肾液亏损之表现。而反复发作，必有寒湿之邪入侵之诱因，正如《证治汇补·腰痛》指出“治惟补肾初诊：俯仰不利，食入运迟，口中微咸，左胁饱胀，放射至腰膝，舌苔薄腻，脉沉细，肝肾不足乃其本，寒湿交困乃其标，治当扶正达邪，方取独活寄生汤化裁。

处方：桑寄生 15g，羌活 9g，独活 9g，细辛 4g，苍术 9g，白术 9g，狗脊 9g，川续断 9g，杜仲 9g，肉桂 4g，白芍 9g，甘草 6g，党参 15g，当归 9g，茯苓 15g，土鳖虫 6g。28 剂。

为先，而后随邪之所见者以施治，标急则治标，本急则治本，初痛宜疏邪滞，理经隧，久痛宜补真元，养血气”，故取独活寄生汤补肾祛风通络为基本方加减。

独活寄生汤源于唐代孙思邈《备急千金要方》，书中首次详细记载独活寄生汤，其曰：“夫腰背痛者，皆由肾气虚弱，卧冷湿地，当风所得也。不时速治，喜流入脚膝，为偏枯冷痹，缓弱疼重，或腰痛挛脚重痹，宜急服此方。”故适用于肝肾两亏，气血不足，外为风寒湿邪侵袭而致之痹证。方中用独活、细辛散少阴伏风；因症状范围较广，故加羌活以增强疏风之力；桑寄生、杜仲、川续断、狗脊健腰固下；左胁饱胀，食入运迟，苔薄腻，寒湿交困于中州，肝强脾弱，故以四君子加苍术益气健脾燥湿，治痹证亦重脾胃；颜老赞同丹溪“久腰痛必用官桂以开之”之说，故加肉桂性达下焦，辛温开导；佐以当归、白芍养血活血，酸甘化阴，缓急止痛；土鳖虫祛瘀通络。全方共取补肾壮腰、祛风除湿之效，切中病机，效如桴鼓。

二诊：药后感腰部酸痛有减。上方又续服三月，自觉腰痛较服药前明显减轻。

诊治慢性疾病，不宜速攻，但求缓图，效不更方，嘱患者持续服上方三月有余，以巩固疗效。

1. 识证精义

(1) 强直性脊柱炎的病名在中医文献中并无明确提及，根据其临床症状表现，当属中医学“腰痛”“大偻”“痹证”“骨痹”“龟背风”“竹节风”等范畴。《素问·痹论》中的“肾痹者，善胀，尻以代踵，脊以代头”酷似本病，《素问·生气通天论》曰“阳气者，精则养神，柔则养筋，开阖不得，寒气从之，乃生大偻”，《素问·脉要精微论》云“腰者，肾之府，转摇不能，肾将惫矣”，故中医认为本病属本虚标实之证，乃是以肾气亏虚，督脉经络痹阻为发病之本。督脉夹脊贯腰中，总督一身之阳，肾阳不足，筋骨失养，正虚复感风寒湿等外邪而致腰背痛。颜老认为，痹病日久，气血衰少，正虚邪恋，筋骨失养，年老及久病而成顽痹之人多见,然亦可见于先天禀赋不足久痹之青壮年。临证可有关节肌肉酸痛,留连难已,时轻时重,筋骨抽掣跳动,治疗当以扶正祛邪、调补气血为主。

(2)本案患者发病在青壮年,病位在腰背,脏腑与经络辨证在肾与督脉,颜老认为强直性脊柱炎多有先天禀赋不足为内因,治疗还当补肾温督顾其先天之本脏,同时因为先天之本有赖于后天之本的滋养,况又舌苔薄腻,故组方用药内含苍术、四君健脾运脾之法。

2. 立法要点

(1)颜老治疗强直性脊柱炎,主张扶正达邪,虚实兼顾,曾谓:若正气不足,风寒湿邪外客,肢体疼痛者,妄行疏散,更伤正气,病必不愈。诚如《类证治裁》云"总以补助真元,宣通脉络,使气血畅通,则痹自已"。

(2)颜老秉承家严亦鲁老先生重视脾胃的理论,认为脾为太阴之脏,职司运化,喜温燥而恶寒湿,凡寒湿外受每因太阴之阳受伤,不能运布中阳,俾阴寒窃踞,中焦滞钝,而见湿邪壅滞、阳失斡旋之证,每在补益肝肾、滋养气血同时,配用苍白术健脾、运脾、启脾,体现了颜老一贯重视斡旋中焦的诊疗思路。

3. 用方特色

(1)独活寄生汤原方中含川芎、防风与秦艽,川芎入血分而能行气,故有"血中气药"之称。可主治气滞血瘀的诸多病证,是颜老喜用之药。颜老认为此药性偏走窜,既能活血化瘀,又可行气通滞,辨证而施,随症加减,则有"气通血活,何患不除"之功。但在此案颜老认为川芎虽为调气活血之良品,但于本案之口咸、脉沉细之际,可暂缓应用,避其辛燥之气;秦艽与防风虽可祛风胜湿,但属于风中润药,燥湿不及二(羌、独)活、二(苍、白)术,皆非本案大偻寒湿着腰之下腰痛适宜用药,故舍之。

(2)细辛性味辛温,芳香走窜,通达百骸,无微不至,以其辛温散寒止痛之力尤强,《本草纲目》谓其"辛温能散,故诸风寒、风湿头痛、痰饮、胸中滞气、惊痫者,宜用之"。颜老临床习用细辛主治各种原因引起的头痛、胸痛、肢体关节疼痛等痛症。细辛入肾经且阳升之质,芳香最烈,其气直升,善开结气,宣泄郁滞,且入肾经善于宣发风气,助阳而可胜湿邪。对于虚损腰痛之证,颜老认为独活寄生汤中细辛为灵魂之药,温通任督而止疼痛。古医籍记载"细辛不过钱",指的是研末口服不宜过钱,若放入汤剂中,剂量可以适当加重,本案颜老细辛用至4g,也是与人启迪之处。

(潘 新)

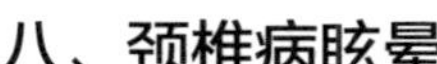

八、颈椎病眩晕

王某，男，50岁。2006年4月11日初诊。

病史：患者近年来时感头晕不适，伴有恶心呕吐，平素心情急躁，胃纳一般，常觉口干，大便溏薄，小溲畅。以往有颈椎病史，否认高血压病史。

初诊：眩晕时作，咽痒多痰，无高血压病史，易烦欠安。木旺土弱，腑行不实，脉弦数，舌淡苔薄。当健运脾土，兼疏肝木。

处方：苍术9g，白术9g，泽泻9g，半夏9g，橘皮6g，竹茹6g，天麻6g，钩藤9g，白蒺藜15g，藁本9g，葛根9g，羌活9g，杏仁9g，薏苡仁9g，象贝母9g，丹参15g，赤芍9g。14剂。

二诊：服药期间头晕未作，以后又自服上方两月，继续随访三月，头晕只发作1次，程度较轻微，余症悉除。

本案以眩晕为主诉，伴有恶心呕吐，大便溏薄，颜老抓住患者平素情绪急躁的特点，断为木旺土弱之证。盖木旺则克土，脾土虚弱，则水谷精微失于运化，大便溏薄，痰湿内生，清阳受蒙，故眩晕常伴有恶心呕吐，平时咳嗽多痰。

元代朱丹溪《丹溪心法》有云"头眩，痰挟气虚并火，治痰为主，挟补气药及降火药。无痰则不作眩，痰因火动"，颜老认为本案病机当责之木旺克土，脾虚不运，化生水饮痰浊上泛，取泽泻汤加味。泽泻汤出自《金匮要略》卷中，利水化饮，健脾制水，主治饮停心下、头目眩晕、胸中痞满诸症。颜老处方以苍术、白术健运中州为君，薏苡仁、半夏、泽泻、橘皮、竹茹健脾化湿，白蒺藜、天麻、钩藤平肝抑木为臣，佐以杏仁、象贝母、丹参、赤芍、葛根化痰除瘀，使以藁本、羌活引药上行头目，方药对证，故药后中州复运，肝阳渐靖，诸症自安。

急则治其标，缓则治其本，首诊见效当守方再进，其功在潜移默化之中。

1. 识证精义 眩指目眩，晕指头晕。眩晕为颈椎病最常见的症状之一。颜老辨别眩晕有虚实二端：实者多因肝风上扰、脾湿内蕴、瘀血阻滞等所致，虚证则由气血不足、阴亏火旺等引起。颜老抓住患者平素情绪急躁的特点，判断患者内在病机为素体肝阳偏旺，经曰"诸风掉眩，皆属于肝"，盖肝乃风木之脏，体阴用阳，其性刚，主动主升，若烦劳过度或情志抑郁，久则化火生风，皆使肝阳偏亢，内风上旋，且风火相煽，必灼津为痰，肝风夹痰热上扰颠顶，而致眩晕，本案患者症见咽痒多痰，恶心呕吐，大便溏薄，皆是木旺克土，脾虚化生痰饮所致。

2. 立法要点 《临证指南医案·眩晕》谓“头为六阳之首，耳目口鼻皆系清空之窍，所患眩晕者，非外来之邪，乃肝胆之风阳上冒耳，甚则有昏厥跌仆之虞，其症有夹痰、夹火、中虚、下虚，治胆、治胃、治肝之分”，颜老认为，本案发作时头晕不适，伴有恶心呕吐，初诊时症见眩晕时作，咽痒多痰，证为木旺土弱，痰湿内阻。论治必须肝脾同治。急性期眩晕骤发，以平肝息风治标为主，健脾助运为辅；缓解期则又当以治本即治脾为主，治标即治肝为辅。

3. 用方特色 颜老在临床上善用古方治疗疑难病症，如用泽泻汤治反复不已的眩晕。《金匮要略》曰“心下有支饮，其人苦冒眩，泽泻汤主之”，方取泽泻祛痰饮之邪，用白术化脾经之湿浊，特别适宜于脾虚湿重，清阳不能上走头目的眩晕证。若夹有肝风内动者，则配以天麻、钩藤、桑叶以平息其风；兼有血瘀者，则加入丹参、赤芍、白蒺藜以活血化瘀，随证加减，每能奏功。

（潘 新）

九、三叉神经鞘瘤术后眩晕

郑某，女，60岁。2006年3月24日初诊。

病史：头晕伴头顶发麻四月余。患者去年7月因头部三叉神经鞘瘤行手术，后于11月行颌面咽血管平滑肌瘤手术，第2次手术后出现头晕，略有视物旋转，右耳有“嗡嗡”声，自觉有气体溢出，伴头顶发麻，右耳部肌肉萎缩，右面咀嚼欠利，两侧头项板滞疼痛。纳可，食后腹胀，嗳气，口干而腻，气短胸闷，双下肢乏力，二便调，夜寐安。

患者行头部三叉神经鞘瘤手术与颌面部咽部血管平滑肌瘤手术。术后多瘀，气血乖违，脉络不通而致头晕伴头顶发麻，舌紫；患者肌肉萎缩，咀嚼不利，右耳“嗡嗡”有声，有气体溢出感，食后腹胀，嗳气，乃气阻血瘀，营卫循序失常，胃乏生化之象。证属瘀血阻窍，治当活血通窍，升清降浊，颜老取通窍活血汤之义化裁。

通窍活血汤为王清任名方，颜老临床取此方化裁变通，治疗脑卒中后遗症及耳鸣、耳聋、脱发、眩晕等多种脑病每有捷效。本例取通窍活血汤义合颜老经验方脑梗灵加减，

初诊：三叉神经鞘瘤，四月两次手术，瘀浊交阻清阳，脉络不通，头顶麻木，右侧面部肌肉萎缩，咀嚼不利，偶尔头部抽痛，舌紫，苔薄腻，脉弦。头为诸阳之会，清灵之司，取通窍活血汤之义化裁。

处方：白芷 9g，细辛 3g，羌活 9g，生蒲黄（包）9g，赤芍 9g，五灵脂 9g，石菖蒲 9g，通天草 9g，水蛭 2g，葛根 15g，麦冬 9g，生甘草 6g。14 剂。

取脑梗灵（水蛭、通天草、石菖蒲、生蒲黄、海藻、葛根）去海藻；加引经药羌活、细辛、白芷等风药，善治头面部诸风百疾，且可代通窍活血汤原方麝香、老葱、鲜姜等辛香走窜之用；水蛭活血化瘀，通天草清轻上逸，兼有引经上达脑络之功；生蒲黄合五灵脂为失笑散，辅以通窍活血汤原方之赤芍，祛瘀通络而止痛；石菖蒲化痰开窍，与祛瘀药相合而痰瘀并治；佐以麦冬，监制诸药升散燥烈之性；使以甘草，调和诸药。诸药合用，共奏活血通窍，升清降浊之功。

二诊：药后头皮麻、头晕等症有所好转，胃纳欠佳，觉口干。术后气血凝滞，肝脉失养，局部大肉尽脱，脉数，舌红，苔薄。当肝脾同治。

处方：白术 9g，山药 15g，当归 9g，赤白芍（各）9g，升麻 9g，伸筋草 30g，地龙 9g，枸杞子 9g，女贞子 9g，木瓜 9g，鸡血藤 15g。14 剂。

复诊时，头皮麻木、头晕及舌紫之象均有改善，说明瘀血内阻之局初得化解；现症以口干、舌红、纳差、右耳部肌肉萎缩为主，乃肝脉失养，脾虚失健，饮食不为肌肤之证。术后气血阻滞，新血不生，血亏不能养肝，肝为将军之官，体阴而用阳，血虚肝旺，累及脾土，故纳呆；脾不能为胃行其津液，故口干。故当肝脾同治，颜老处方取白术、山药、升麻补脾健运，以助生化；当归、白芍、枸杞子、女贞子、鸡血藤益肝养血，以资化源；伸筋草、地龙、木瓜、赤芍舒筋通络，俾气血得通、得养，筋脉与肌肉功能有所恢复。

三诊：药后面部抽紧感、头皮麻、头晕大减，胃纳增加。病已见退，原方续进，以求全功。

处方：上方，14 剂。

气通血活，诸症皆减；续以前法，以收祛瘀生新之功。

1. 识证精义 头晕耳鸣、头顶麻木等症状，中医当按“眩晕”论治。眩指目眩，晕指头晕，历代医家论其病因有风、火、痰、虚等不同观点。如《内经》所谓“诸风掉眩，皆属于肝”，朱丹溪提出“无痰则不作眩，痰因火动”，张景岳则谓“虚者居其八九，而兼火、兼痰者不过十中一二耳”。颜老论治眩晕常从气血着手，认为瘀血致晕，临床也不少见。外感六淫，内伤七情，造成气血失畅，血滞致瘀，阻遏经隧，脑窍失养，则目眩、头晕频发。本例手术后必有离经之血溢出脉外成瘀，瘀浊交阻清阳，脉络不通，则头晕诸症随之而发，治当活血通窍。

2. 立法要点

(1) 颜老认为瘀血阻于络脉相关之头痛、眩晕等证，采用活血化瘀法确可通络而止痛。瘀血久伏潜入络道，病势深痼，则取活血化瘀药与虫类药合投，以剔除脑络新旧瘀血，使瘀化络通，脑窍复开。此外，颜老继承前人“高巅之上，唯风可到”之说，治疗头部疾患多配以祛风之药，风药多轻清上扬，善走头部，其升发清阳之功，既能引营卫气血畅行头部，又能引其他药物上行。如颜老方中细辛代麝香辛透开窍，羌活逐风胜湿，通天草清轻上逸，去除风邪，舒展清空之阳，使气血得流通，头痛自解。

(2) 关于脾胃治法，李东垣重视脾阳升发，多用甘温法；叶桂重视胃阴通降，多取甘凉法；缪希雍提出脾阴治法，以甘柔法为主旨；周慎斋则多取甘淡平补法，均为中医脾阴理论及方药体系的发展作出贡献。本例二诊，颜老用白术、山药等甘平之品，配合柔肝、养血诸法，肝脾同治，而获佳效。

3. 用方特色 颜老善用水蛭配通天草治疗脑血管阻塞诸病。水蛭味咸而腥，专入血分，功能破血瘀，通经脉；通天草为荸荠的地上部分，味苦性凉，其梗中空，其性下可通利水道，上可轻扬入脑。二药同用，可引药性上行至颠，剔除脑络新旧瘀血，使瘀化络通，脑窍复开，临床用于瘀血引起的眩晕、头痛、失聪等疾病，多有效验。

（费鸿翔）

十、脾切除术后腹痛

冯某，女，57岁。2006年4月21日初诊。

病史：左少腹疼痛四年余。2002年2月因脾脏破裂予脾切除手术，此后左少腹牵痛，近一年加重。劳累则加重，疼痛性质为胀痛，呈持续性。头晕乏力，气短，时有头部、上肢震颤，半夜口干喜冷饮，经常发口腔溃疡，四年前停经后，有时会突然发热但不汗出。纳尚可，二便尚调，夜寐早醒。

初诊：脾切除术后瘀血内阻，左少腹隐隐作痛，脑外伤史，瘀浊阻于清阳之巅，上肢震颤时作，口干喜饮，燥热，脉弦数，舌紫，苔腻。刻值春木当令，风阳与瘀热交困所致。拟化瘀清热，通络止痛。

处方：川芎9g，葛根9g，白芍9g，赤芍9g，生蒲黄(包)9g，五灵脂9g，延胡索9g，土鳖虫5g，广地龙5g，当归9g，甘草9g，全蝎1g，香附9g。14剂。

二诊：化瘀通络，腹痛大减；近因跌仆后，气血瘀阻脉络，下肢及右膝瘀肿作痛，肌肉骨骼皆为瘀阻，不利行动，脉小数，舌苔薄腻。旧瘀未化，新瘀复生。拟血府逐瘀法加味调其血气，畅通脉络。

处方：柴胡9g，赤芍9g，桃仁9g，红花9g，桑寄生15g，

本例患者行脾脏破裂脾切除术后，少腹疼痛四年有余，当属里证、久病范畴。刻值春木当令，厥阴司升，内风夹痰浊上凌清窍，多致颠顶、上部诸疾，故见口干、燥热、上肢震颤等症；其疼痛性质为胀痛，呈持续性，且术后发作，舌紫，苔腻，脉弦数，均为肝阳僭越，挟内蕴之瘀上扰清窍，下阻肝络之象。证属瘀阻少腹，风阳交阻。治当活血化瘀，清热通络，颜老取失笑散加活血、柔肝、通络等药。

失笑散出自宋代《太平惠民和剂局方》，功效活血化瘀，行气止痛。颜老取此方加味治之，方中五灵脂苦咸甘温，入肝经血分，功擅通利血脉，散瘀止痛；生蒲黄甘平，行血消瘀，二者相须为用，为化瘀散结止痛的常用组合。在此基础上，加用延胡索、赤芍，以增强活血止痛之功；当归、白芍、甘草养血柔肝，缓急止痛；土鳖虫、地龙、全蝎搜剔软坚，通络止痛；使以葛根、川芎升清阳，利头目；佐以香附，味辛、微苦，性平，其性宣畅，能通行十二经、奇经八脉气分，被称为“气中血药”，与“血中气药”川芎相伍可通达上下一身气血，又与延胡索相伍则善于行气活血止痛。全方共奏活血化瘀，通络定痛之功。

二诊患者腹痛大减，但又因近期跌仆而加重肢体脉络瘀血，颜老根据病情变化，及时调整用药，取血府逐瘀汤加减以化瘀止痛。以血府逐瘀汤中桃红四物部分去地黄之滋腻；配以柴胡疏理气机，使气行则血行；牛膝培补肝肾，逐瘀通经，并引药下行；使以甘草，调和诸药。在此方基础上，加用三七、生蒲黄活血祛瘀以止痛；桑寄生、羌独活补肾强筋，除风通络，其中

羌独活(各)9g，地龙9g，豨莶草15g，蚕沙9g，生蒲黄(包)9g，牛膝9g，川芎9g，三七粉(吞)2g，土鳖虫4g，鸡血藤15g，当归9g，甘草4g。14剂。

服药后腹痛及两腿、膝关节疼痛已除，头部与双手震颤大减，继服上方加减两月后震颤亦大定。

羌活除一身之湿，独活蠲下肢之痹；鸡血藤、地龙、豨莶草、土鳖虫通络止痛；蚕沙一味，为家蚕的干燥粪便，味甘、辛、性温，主治风湿痛、关节不遂、腰部冷痛等症，清代医家王孟英治霍乱转筋，自制蚕矢汤一方，以蚕沙既引浊下趋，又能化浊归清，颜老常用治下肢足部痿躄、湿疹等证且兼见苔腻者。诸药合而用之，则气通血活，何患不除。

血瘀生风，当以血药治之，取“血行则风自灭”之旨。

1. 识证精义 腹痛一证，涉及诸多脏腑。元代医家王好古即已提出“中脘痛属太阴，脐腹痛属少阴，少腹痛属厥阴”，其说为后世沿用。产生腹痛的原因众多，其中寒邪是引起腹痛的关键病因，如《素问·举痛论》谓“寒气客于肠胃之间，膜原之下，血不得散，小络急引，故痛”。清代叶天士善治络病，发明通络之法，并曰“络瘀则胀”，为后世认识腹痛拓宽了思路，可见瘀血窒痹，气机交阻，亦能表现为腹部胀痛之状。颜老诊治本例，强调“术后必有瘀”，认为患者手术后，必有残留之血流注于脉外，留滞于腹内，以致腹中“血不得散”而为腹痛；其头部及上肢震颤也属血瘀阻于脉络，郁而动风之象，故治当取活血化瘀法。

2. 立法要点

(1) 颜老治疗腹痛，多从气血论治立法。凡气郁而痛，宜理气；血瘀而痛，宜活血。诚如《景岳全书》所谓：“痛证当辨有形、无形。无形者痛在气分，凡气病而为胀为痛者，必或胀或止而痛无常处……有形者痛在血分，或为食积，凡血癥食积而为胀痛者，必痛有常所而胀无休息。”本例脾切除术后持续性左少腹牵痛，伴有头晕、肢颤、舌紫等血瘀之表现，故其证当属血分有瘀。

(2) 从历代文献的记载来看，颤证多从风或虚论治；“诸风掉眩，皆属于肝”，凡由风邪引起的肢体震颤大都与肝脏有关。颜老治疗颤证推崇气血学说，在古人“血虚生风”的理论上创立“血瘀生风”的观点，遵循“疏其血气，令

其调达而致和平”“治风先治血，血行风自灭”的治疗原则，认为颤证多由瘀血作祟，以致筋脉病变。心主血液以养脉，肝主气机疏泄以濡筋，若气滞血瘀，血气不能滋润筋脉，则颤振频发。本例患者因术后留有瘀血内阻，络脉不通，虚风内动，上扰清窍，筋脉失养而为颤证。因此，颜老以活血化瘀之法贯穿始终，最终瘀血祛，新血生，风亦定。

(3) 二诊前患者复受跌仆之伤，又新增下肢及右膝瘀肿作痛，影响波及全身气血经络。初诊与二诊病机皆以血瘀为主，但病变部位、范围不同，颜老立法处方由初诊主于局部瘀血之失笑散，转为畅通一身气血之血府逐瘀汤，其中辨证之精细，处方之灵动，可资临床借鉴。

3. 用方特色

(1) 颜老临床习用失笑散治疗瘀血疼痛，认为本方药性平和，祛瘀而不伤正，对瘀血停滞之各类疼痛，效如桴鼓。本例病痛日久，络病日深，血液凝滞，络脉久痹，非一般辛温通络之品所能获效，故颜老尊叶天士“每取虫蚁迅速飞走诸灵，俾飞者升，走者降，血无凝著，气可宣通”之法，投以土鳖虫、地龙、全蝎等虫蚁之类，以搜剔络脉之瘀血，松动其病根。

(2) 本案初诊赤、白芍同用，为颜氏内科临证配伍特色。其中白芍偏于养血柔肝，性收而补，善治血虚疼痛，常与当归、甘草配伍，则为酸甘化阴之常用组合；赤芍偏于行血活血，性散而泻，善治血瘀疼痛，并有凉血之功。二者合用，则寓养血、活血为一体，并能柔肝体、平肝阳，长于调血、调肝，虚实、体用兼顾。

（费鸿翔）

参考文献

[1] 颜新, 颜乾麟. 颜德馨用药经验集 [M]. 北京: 人民卫生出版社, 2019.
[2] 余小萍. 颜德馨急性热病诊治从新 [M]. 北京: 中国中医药出版社, 2010.
[3] 韩天雄, 邢斌. 餐芝轩医集: 颜氏三代医人耕耘录 [M]. 北京: 中国中医药出版社, 2009.
[4] 邢斌, 韩天雄. 颜德馨内科学术经验薪传 [M]. 北京: 中国中医药出版社, 2010.
[5] 颜德馨. 颜德馨诊治疑难病秘笈新编 [M]. 上海: 上海科学技术出版社, 2023.
[6] 程门雪. 书种室歌诀二种 [M]. 北京: 人民卫生出版社, 2012.
[7] 屠执中, 艾静. 颜德馨临证实录 [M]. 北京: 中国中医药出版社, 2010.
[8] 李露露, 颜新, 韩天雄, 等. 颜德馨教授诊治疑难病临证思维的研究 [J]. 浙江中医药大学学报, 2012, 36 (1): 11-13.
[9] 胡泉林, 王宇峰. 颜德馨医案医话集 [M]. 北京: 中国中医药出版社, 2010.
[10] 魏铁力. 融会旧学　发皇新意: 颜德馨治痹证五法 [J]. 上海中医药杂志, 1993 (9): 17-19.
[11] 颜乾麟. 颜德馨中医心脑病诊治精粹 [M]. 北京: 人民卫生出版社, 2009: 22.
[12] 胡晓贞. 颜德馨中医气血理论与临床实践 [M]. 北京: 科学出版社, 2015.
[13] 颜德馨. 颜德馨诊治疑难病秘笈 [M]. 上海: 文汇出版社, 1997.
[14] 颜乾麟. 颜德馨心脑血管病医论医案选 [M]. 北京: 科学出版社, 2011.
[15] 颜德馨. 颜德馨 [M]. 北京: 中国中医药出版社, 2011.
[16] 颜新. 孟河医派脾胃证治存真 [M]. 北京: 中国中医药出版社, 2019.
[17] 高尚社. 国医大师颜德馨教授治疗高血压验案赏析 [J]. 中国中医药现代远程教育, 2013, 11 (8): 4-6.
[18] 颜德馨. 从"气为百病之长, 血为百病之胎"论治心脑病 (一)[J]. 天津中医药, 2009, 26 (5): 353-354.
[19] 邵竞祎, 陈霞, 韩天雄, 等. 颜氏"脑病宜清"治疗脑梗死恢复期临床探索 [J]. 中国中医药信息杂志, 2021, 28 (4): 128-131.
[20] 蔡昱哲, 全咏华, 周德生. 国医大师对脑出血学术思想的新发展 [J]. 中医药学报, 2019, 47 (3): 1-5.
[21] 魏江磊. 颜德馨方药心解 [M]. 北京: 中国中医药出版社, 2010.
[22] 颜德馨. 跟名师学临床系列丛书: 颜德馨 [M]. 北京: 中国医药科技出版社, 2010.
[23] 颜乾麟. 国医大师颜德馨 [M]. 北京: 中国医药科技出版社, 2011: 245.
[24] 张小燕, 颜乾麟. 颜德馨治疗颤证经验 [J]. 中医杂志, 2006, 47 (7): 494.
[25] 孔令越. 颜德馨教授以气血为纲辨证治疗血管性痴呆经验 [J]. 四川中医, 2005, 23 (8): 4-5.
[26] 颜乾麟. 颜德馨治疗老年期痴呆的经验 [J]. 中国医药学报, 1997, 12 (2): 45-46.

[27] 颜乾麟, 韩天雄. 海派中医颜氏内科 [M]. 上海: 上海科学技术出版社, 2015.
[28] 刘爱华, 费鸿翔. 颜乾麟医话医论医案集 [M]. 上海: 上海科学技术出版社, 2020.
[29] 孙春霞. 颜德馨诊治疑难病临证经验选 [M]. 北京: 科学出版社, 2015.
[30] 颜德馨. 活血化瘀疗法临床实践 (增订本)[M]. 昆明: 云南人民出版社, 1980.
[31] 叶天士. 临证指南医案 [M]. 北京: 人民卫生出版社, 2018.
[32] 颜乾麟. 颜亦鲁诊余集 [M]. 北京: 北京科学技术出版社, 2017.
[33] 颜新. 颜德馨治疗肝病经验方二则 [J]. 江苏中医, 1998 (10): 12-13.
[34] 颜新. 颜德馨治疗乙型肝炎的经验 [J]. 黑龙江中医药, 1985 (2): 3-4.
[35] 韩天雄, 邢斌, 施红. 颜德馨教授治疗传染性肝炎的思路与方法 [J]. 中国中医急症, 2007 (8): 959-960.
[36] 颜德馨. 颜德馨临床经验辑要 [M]. 北京: 中国医药科技出版社, 2000.
[37] 颜乾麟, 刘小雨. 颜德馨论衡法 [M]. 北京: 中国中医药出版社, 2010.
[38] 颜德馨. 中华名中医治病囊秘: 颜德馨卷 [M]. 上海: 文汇出版社, 1999.
[39] 谢鸣. 方剂学 [M]. 北京: 人民卫生出版社, 2002.
[40] 颜乾麟. 颜德馨医论十讲 [M]. 北京: 北京科学技术出版社, 2020.

敬　启

尊敬的读者朋友：

人民卫生出版社中医双创编辑工作室(人卫杏华)致力于出版助力读者医道精进的原创图书，这里是学者的立言平台，是读者的精神家园，也是编辑挥汗如雨的地方。为旱作润，为饥作浆，为弱作助，为暗作光，是我们的出版使命，服务读者是我们义不容辞的责任，读者服务工作永远在路上。

为使本书出版后能发挥更大的价值，也为创造作者 - 编者 - 读者沟通交流的和谐环境，我们依托人民卫生出版社强大的网络服务能力，为本书读者设置了专属的二维码，缘此而入，我们可以共同开启新的学术之旅，其中：

读者可以分享作者讲座视频、作者答疑；

可以展开针对某个知识点的广泛讨论；

可以得到最新的勘误信息；

等等。

我们还可以结合读者更深层次的需要，开发新的栏目。

由是，读者在购买本书的同时，可以获得相应的增值服务。

附：中医双创编辑工作室征稿暨读者服务邮箱

fuwuduzhe5978@163.com